U0295321

"十四五"国家重点图书出版规划项目

Innovative Medical Devices

智 能 医 疗 器 械 前 沿 研 究

总主编 | **杨广中**
樊瑜波

医疗健康信息系统

Healthcare Information Systems

李劲松　田雨　周天舒　编著

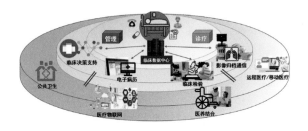

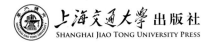
上海交通大学出版社
SHANGHAI JIAO TONG UNIVERSITY PRESS

内容提要

本书为"智能医疗器械前沿研究"丛书之一。本书以作者在医学信息学领域的多年研究经验及原创性成果为基础,结合实际工作案例,全面而系统地介绍了各类医疗健康信息系统的国内外最新研究进展、面临的挑战及未来的发展趋势。本书从医学信息学的形成、发展与典型研究成果出发,从概述、主要功能及前沿研究等方面详细介绍了较为成熟的医疗健康信息系统,包括电子病历系统、临床检验系统、影像存储与传输系统、临床决策支持系统、医疗物联网系统、远程医疗与移动医疗系统、公共卫生信息系统,也从大数据技术基础与医疗信息化演变入手,详细介绍了大数据时代快速发展的互联网医院、主动健康系统与医养结合智能系统。

本书可以作为具有一定专业背景并从事医疗健康信息系统相关前沿研究的科研或工程人员的参考用书,也可以作为相关领域研究生或本科生的教学参考用书。

图书在版编目(CIP)数据

医疗健康信息系统/李劲松,田雨,周天舒编著
. —上海: 上海交通大学出版社,2023.4
(智能医疗器械前沿研究)
ISBN 978-7-313-27622-3

Ⅰ.①医… Ⅱ.①李… ②田… ③周… Ⅲ.①医疗卫生服务—管理信息系统 Ⅳ.①R197.324

中国版本图书馆 CIP 数据核字(2022)第 254413 号

医疗健康信息系统
YILIAO JIANKANG XINXI XITONG

编　　著:李劲松　田　雨　周天舒			
出版发行: 上海交通大学出版社	地　　址: 上海市番禺路 951 号
邮政编码: 200030	电　　话: 021-64071208
印　　制: 苏州市越洋印刷有限公司	经　　销: 全国新华书店
开　　本: 787 mm×1092 mm　1/16	印　　张: 18.5
字　　数: 354 千字	
版　　次: 2023 年 4 月第 1 版	印　　次: 2023 年 4 月第 1 次印刷
书　　号: ISBN 978-7-313-27622-3	
定　　价: 188.00 元	

顾问委员会

（按姓氏首字母排序）

戴尅戎（上海交通大学医学 3D 打印创新研究中心首席科学家，中国工程院院士）

樊　嘉（复旦大学附属中山医院院长，中国科学院院士）

Peter Hunter（新西兰奥克兰大学奥克兰生物工程研究所教授）

Andrew Francis Laine（美国哥伦比亚大学生物医学工程系教授）

Steffen Leonhardt（德国亚琛工业大学亥姆霍兹生物医学工程研究所医疗信息技术主席与教授）

李　松（美国加州大学洛杉矶分校生物工程系主任，教授）

梁志培（美国伊利诺伊大学厄巴纳-香槟分校电子与计算机工程系教授，美国国家发明家科学院院士）

卢秉恒（国家增材制造创新中心主任，中国工程院院士）

聂书明（美国伊利诺伊大学厄巴纳-香槟分校贝克曼研究所生物工程、化学、电子与计算机工程教授）

John A. Rogers（美国西北大学生物集成电子中心教授兼主任，美国国家科学院院士、美国国家工程院院士、美国艺术与科学院院士）

田　伟（北京积水潭医院院长，中国工程院院士）

汪立宏（美国加州理工学院医学工程系主任、医学工程系和电子工程系教授，美国国家工程院院士）

王宝亭（中国药品监督管理研究会副会长、医疗器械监管研究专业委员会主任委员，原国家食品药品监督管理局医疗器械监管司司长，教授）

杨华勇（浙江大学工学部主任，中国工程院院士）

张兴栋（国家生物医学材料工程技术研究中心/四川大学生物材料工程研究中心教授，中国工程院院士、美国国家工程院外籍院士）

编　委　会

总主编

杨广中（上海交通大学医疗机器人研究院创始院长，英国皇家工程院院士）

樊瑜波（北京航空航天大学医工交叉创新研究院院长，教授）

编　委
（按姓氏拼音排序）

白景峰（上海交通大学生物医学工程学院副院长，研究员）

曹谊林（上海交通大学医学院附属第九人民医院教授）

金　岩（中国人民解放军空军军医大学组织工程研发中心主任医师、教授）

李劲松（浙江大学生物医学工程与仪器科学学院教授，之江实验室健康医疗大数据研究中心主任）

王东梅（美国佐治亚理工学院和爱默蕾大学华莱士·H·库尔特杰出教授和佐治亚杰出癌症研究员、生物医学大数据主任）

王金武（上海交通大学医学院附属第九人民医院主任医师、教授）

王卫东（解放军总医院生物工程研究中心主任，研究员）

王　晶（西安交通大学机械学院教授）

魏勋斌（上海交通大学生物医学工程学院特聘教授）

张　斌（浙江大学机械工程学院研究员）

作者简介

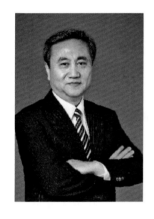

李劲松，日本京都大学医学博士（医学信息学），现任之江实验室健康医疗大数据研究中心主任，电子病历与智能专家系统教育部工程研究中心常务副主任，浙江大学教授、博士生导师，浙江省特聘专家，享受国务院政府特殊津贴。曾任浙江大学生物医学工程与仪器科学学院院长、国务院学位委员会第七届学科评议组成员。长期从事医工交叉领域的科研、教学工作，主要研究方向包括医学信息学、数字医学技术与医学信息系统、医学本体建模及知识图谱、健康医疗大数据、医学人工智能等。承担过多项国家级科研项目，包括国家高技术研究发展计划项目、国家科技支撑计划项目、国家重点研发计划项目、国家自然科学基金项目等。获得浙江省科技进步一等奖 2 项、二等奖 1 项；全军科技进步一等奖 1 项、二等奖 1 项、三等奖 1 项。兼任中国生物医学工程学会常务理事、数字医疗及医疗信息化分会主任委员，浙江省生物医学工程学会理事长，中国仪器仪表学会医疗仪器分会副理事长，中国研究型医院学会医疗信息化分会副会长，中国健康管理协会互联网健康管理分会副会长，中华医学会数字医学分会常务委员、医学信息学分会常务委员等。发表论文 200余篇，主编或参编专著/教材 10 余部，获得国内外发明专利授权 50 余项，获得软件著作权 100 余项。发表在领域权威期刊上的研究论文先后 2 次被国际医学信息学会（IMIA）评为"年度最优秀论文"并收入学会年鉴，为中国大陆首次。

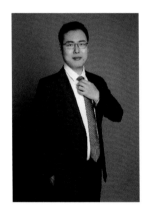

　　田　雨,现任浙江大学生物医学工程与仪器科学学院研究员。主要从事医学信息学、临床决策支持、多中心临床数据隐私计算领域研究。主持及参与国家高技术研究发展计划项目、国家重点研发计划项目、国家自然科学基金项目、美国 NIH R01 项目等国家级及国际合作项目 10 余项。获得浙江省科技进步一等奖 1 项、全军科技进步三等奖 1 项。兼任中国生物医学工程学会数字医疗及医疗信息化分会委员、副秘书长,中国生物医学工程学会医学人工智能分会青年委员,中国研究型医院学会医疗信息化分会青年委员,中国医院协会信息专业委员会青年委员,中华医学会医学信息学分会青年委员,浙江省生物医学工程学会理事、副秘书长,浙江省医学会数字医学分会委员。在 *IEEE JBHI*、*JMIR*、*AIIM*、*JBI* 等医学信息学领域权威期刊发表高水平论文 40 余篇,获得国家发明专利授权 30 余项,获得软件著作权 40 余项。

作者简介

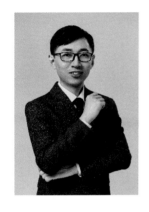

周天舒，现任之江实验室健康医疗大数据研究中心研究专家。主要从事医学人工智能、医学信息安全及隐私保护、医学知识图谱等研究工作。获得浙江省科技进步一等奖 1 项、全军科技进步三等奖 2 项。兼任中国生物医学工程学会数字医疗及医疗信息化分会委员，中国健康管理协会互联网健康管理分会副秘书长，中国生物医学工程学会医学人工智能分会青年委员，中国医院协会信息管理专业委员会青年委员，浙江省医学会数字医学分会委员，浙江省数理医学学会精神医学专业分会委员等。发表研究论文 50 余篇，其中一篇论文被行业顶级期刊《美国医学信息学协会杂志》选为封面论文，被国际医学信息学会评为"年度最优秀论文"并收入学会年鉴，为中国大陆首次。参编著作 4 部，获得发明专利授权 30 余项，申报标准 4 项。

总　序

医疗器械是国之重器,是医疗服务和公共卫生体系建设的重要基础,是保障国民健康的战略支撑,在健康中国战略中的地位日益凸显。由于发展相对滞后、创新力量不强,产业基础薄弱,我国医疗器械创新和自主保障水平不高。经过多年的发展,尤其是"十三五"以来,我国重点加强了医疗器械领域的科技部署,把医疗器械领域列入我国科技发展的战略重点(科技部《"十三五"医疗器械科技创新专项规划》),我国医疗器械领域自主创新的内生动力、创新活力、产业实力显著增强。高端器械智能化是其重要特征,是现代生物医学前沿与工程科学前沿深度融合的产物,人工智能、虚拟现实、机器人、新传感、新材料、智能制造,以及干细胞、基因编辑、器官芯片等前沿技术无不体现,是医工交叉、多学科、跨层次的现代高技术的结晶,因而也是各科技大国、国际大型公司相互竞争的制高点。为了迎接新形势下对医疗器械理论、技术和临床应用等方面的需求和挑战,迫切需要及时总结智能医疗器械前沿领域的研究成果,编著一套以"智能医疗器械前沿研究"为主题的丛书,从而助力我国智能医疗器械领域的发展,带动医疗器械科学整体发展,并加快相关学科紧缺人才的培养和健康大产业的发展。

2020年1月,上海交通大学出版社以此为契机,启动了"智能医疗器械前沿研究"系列图书项目。这套丛书紧扣国家大健康事业发展战略,配合创新医疗器械发展的态势,拟出版一系列智能医疗器械前沿研究领域的专著,这是一项非常适合国家医疗器械发展时宜的事业。我们作为长期深耕医工交叉领域科研和人才培养、长期开展创新医疗器械战略研究的学者,很荣幸,欣然接受上海交通大学出版社的邀请担任该丛书的总主编,希望为我国智能医疗器械发展及医学发展出一份力。出版社同时也邀请了戴尅戎院士、卢秉恒院士、张兴栋院士、杨华勇院士、樊嘉院士、田伟院士、John A. Rogers院士、梁志培院士、汪立宏院士、Peter Hunter教授、Andrew Francis Laine教授、Steffen Leonhardt教授、李松教授、聂书明教授、王宝亭教授等智能医疗器械领域专家担任顾问委员会专家,邀请了白景峰教授、曹谊林教授、李劲松教授、王东梅教授、王金武教授、王卫东教授、魏勋斌教授等智能医疗器械领域专家撰写专著、承担审校等工作,邀请的编委和撰写专家均为活跃在智能医疗器械领域最前沿的、在各自领域有突出贡献的科学家、临床专家、生物信息学家,以确保这套"智能医疗器械前沿研究"丛书具有高品质和重大的社会价值,为我国智能医疗器械领域的发展提供参考和智力支持。

编著这套丛书,一是总结整理国内外智能医疗器械前沿研究领域的重要成果及宝贵经验;二是更新智能医疗器械领域的知识体系,为医疗器械领域科研与临床人员培养提供一套系统、全面的参考书,满足人才培养对教材的迫切需求;三是为智能医疗器械研究的规划和实施提供有利的理论和技术支撑;四是将许多专家、学者广博的学识见解和丰富的实践经验总结传承下来,旨在从系统性、完整性和实用性角度出发,把丰富的实践经验和实验室研究进一步理论化、科学化,形成具有我国特色的智能医疗器械理论与实践相结合的知识体系。

"智能医疗器械前沿研究"丛书是国内外第一套系统总结智能医疗器械前沿性研究成果的系列专著。从智能医疗器械覆盖的全产业链条考虑,这套丛书包括"医学影像""体外诊断""先进治疗""医疗康复""健康促进""生物医用材料"等内容,旨在服务于全生命周期、全人群、健康全过程的国家大健康战略。"智能医疗器械前沿研究"将紧密结合国家"十四五"重大战略规划,聚焦智能化目标,力求打造一个学术著作群,从而形成一个学术出版的高峰。

本套丛书得到国家出版基金资助,并入选了"十四五"国家重点图书出版规划项目,体现了国家对"智能医疗器械"项目以及"智能医疗器械前沿研究"这套丛书的高度重视。这套丛书承担着记载与弘扬科技成就、积累和传播科技知识的使命,凝结了国内外智能医疗器械领域专业认识的智慧和成果,具有较强的系统性、完整性、实用性和前瞻性,既可作为实际工作的指导用书,也可作为相关专业人员的学习参考用书。期望这套丛书能够有益于智能医疗器械领域人才的培养,有益于医疗器械的发展,有益于医学的发展。

希望这套丛书能为推动我国智能医疗器械的发展发挥重要的作用!

总主编

2023 年 4 月 26 日

前　言

自 21 世纪以来,信息技术飞速发展,尤其是在与其他学科的交叉融合中展现出巨大的潜力。人们对医疗健康需求的持续增长推动了信息技术在医疗健康领域的广泛应用,各类医疗健康信息系统深入人们生活的各个领域,在体系建设、机构运营、临床研发、诊断治疗及生活方式等方面产生了深远的影响。与此同时,医疗健康信息系统的飞速发展使得医疗健康数据呈现爆发式增长。社会经济的增长、人民生活水平的提高、人口老龄化的加速和疾病谱的变化,使得人们在医疗健康领域的需求已经从"看好病、好看病"扩展到新的层次。在新技术与新需求的驱动下,医疗健康信息系统将会发挥越来越重要的作用,进一步提高人民群众的健康水平,推动医疗卫生事业的高质量发展。

本书是"智能医疗器械前沿研究"丛书的一个分册,以作者在医学信息学领域的多年研究经验及原创性成果为基础,结合实际工作案例,对各类医疗健康信息系统的国内外最新研究进展、面临的挑战及未来发展趋势进行了系统介绍。我们希望通过本书,向相关领域的工作者介绍蓬勃发展的信息技术在医疗健康领域发挥的重要作用,并以此推动科学技术进一步赋能医疗发展。

本书分为三个部分,共 12 章。第 1 章为绪论,从信息学、医学信息学及医疗信息化三个层面简要介绍医学信息学的形成、发展与典型研究成果;第 2～8 章系统地介绍了电子病历系统、临床检验系统、影像存储与传输系统、临床决策支持系统、医疗物联网系统、远程医疗与移动医疗系统及公共卫生信息系统等较为成熟的医疗健康信息系统;第 9～12 章从大数据技术与医疗信息化演变入手,介绍大数据时代快速发展的互联网医院、主动健康系统与医养结合智能系统。

参与本书资料整理及编写工作的有之江实验室茹画,浙江大学吕可伟、刘强华、潘昌蓉、沈朱懿、邓博洋、时晶、李想、吴文昊、路子豪、陈松、赵浩淇等。本书的编写工作也得到了诸多领域内专家学者的帮助。在此,真诚地感谢各位给予的关心和支持!本书在编撰过程中,引用了一些学者的论著与研究成果,在此表示由衷的感谢!

因编撰时间较为紧迫,书中难免存在疏漏甚至错误之处,恳请读者批评指正。

编著者

2023 年 4 月

目　录

7　远程医疗系统与移动医疗系统 ···················· 150

10　互联网医院 ･････････････････････････････････ 224

11　主动健康系统

12　医养结合智能系统

1

绪 论

　　20世纪40年代,系统论(system theory)、信息论(information theory)、控制论(cybernetics)被相继提出[1]。它们在自然科学、社会科学等领域产生了重大而深远的影响,被誉为"二十世纪三大理论"。特别是信息论,它系统科学地提出了信息系统(information system)、信息熵(information entropy)、数据压缩(data compression)等信息处理的基本理论。到了21世纪,随着计算机科学、材料科学等的迅猛发展,信息获取的渠道不断扩展,信息量级不断提升,信息的类别日趋丰富,信息论对人类未来发展的价值日趋重要。毫无疑问,21世纪是信息时代。

　　随着电子病历(electronic medical record,EMR)、医院信息系统(hospital information system,HIS)、实验室信息系统(laboratory information system,LIS)、影像存储与传输系统(picture archiving and communication system,PACS)等相继在医院部署,医疗领域已然成为一个信息高度密集的领域。早在2013年,中国一个中等城市(约100万人口)50年所积累的财务数据、医疗影像、手术录播、视频及健康档案等数据量就会达到10 PB级,而处理这些数据所获得的信息更是不计其数。医学信息学正是在此背景下诞生的。它在信息论的指导下,分析这些庞大的医学数据以获取有效的医学信息,帮助医生开展临床决策、患者健康管理及公共卫生监测等医疗活动。

　　本章将从信息学、医学信息学及医疗信息化三个层面简要介绍医学信息学的形成、发展及一些重要的研究成果。

1.1　信 息 学

　　信息学(informatics),旧称情报学,是指以信息为研究对象,包含对信息的分析、收集、分类、处理、存储、检索、传播和保护等方面的研究。

1.1.1　信息论概述

早在19世纪初期,人们就对信息有了模糊的概念,当时不少科学家在研究如何传输和处理波形。例如,美国物理学家奈奎斯特(Harry Nyquist)在热噪声、反馈放大器的稳定性、传真等方面做出许多贡献,哈特利(R. V. H. Harley)曾提出用 $N \lg D$ 来进行信息度量。但是,对于如何将消息转换为传输的波形(信息)并没有形成全面系统的了解与认知。1948年10月,香农(Claude Elwood Shannon)在奈奎斯特等的理论基础上,在《贝尔系统技术学报》发表了名为"*A mathematical theory of communication*"的文章。他定义信息是对事物运动状态或存在方式的不确定性的描述,并把哈特利的公式扩大到概率不同的情况。该论文的发表被认为是现代信息论研究的开端,香农也因此被认为是"信息论之父"[2]。

信息论最重要的内容之一是信息的度量方式,最著名且最普遍的度量方式便是熵(entropy)。熵原是物理学中的概念,它是热力学系统的某种状态函数,对系统紊乱程度进行度量。著名物理学家玻尔兹曼(Boltzmann)曾提出过"熵是对失去的信息的度量"的说法。香农在前人的理论基础上提出了"信息熵"的概念,并将其定义为接收的每条信息所包含的平均信息量。因此,信息熵也被称作信源熵、平均自信息量及香农熵(Shannon entropy)等。香农认为,越随机的信源,熵越大。因为在不可能的事情发生后,它会提供更多的信息。例如,确定掷硬币的结果(两个等可能结果)比确定掷骰子的结果(6个等可能结果)所提供的信息量更少(熵更小)。熵的常用单位是比特(bit),它也是信息量的最小单位。目前,在香农熵的基础上,学术界和工业界衍生出了许多其他度量单位,包括条件熵(conditional entropy,在已知第二个随机变量 X 的值的前提下,随机变量 Y 的信息熵还有多少)、联合熵(combination entropy,集变量之间不确定性的衡量手段)、互信息(mutual information,变量间相互依赖性的量度)等。

目前,随着通信技术的快速发展,信息的定义已经不再局限于香农的定义,它还包括维纳的微弱信号检测理论、估计理论、调制与信号处理等的研究。广义的信息论从客观和主观两个角度全面分析信号(从获取到利用的全过程),它不像香农信息论只涉及电子通信领域,而是包括与信息论相关的其他领域,如心理学、语言学、语义学及控制论等,信息论与其他领域的关系如图1-1所示。但由于加入了主观因素的考虑,广义信息论还不能得到全面合理的解释,仍处在发展中。因此,现在的信息论通常还是香农提出的狭义信息论。

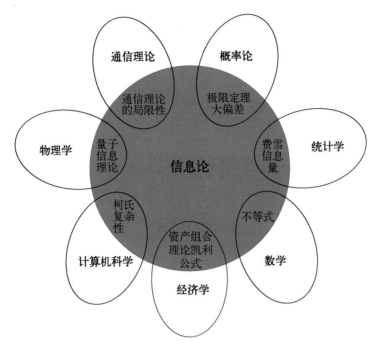

图 1-1 信息论与其他领域的关系

1.1.2 信息的性质

1.1.2.1 信息的性质简介

此处主要介绍信息的特性:抽象性、普遍性、表征性、寄载性、传递性、可压缩性、转换性及时效性等。

1)抽象性

信息是抽象的。信息不同于具体客观存在的物质,也不同于可以被认为是物质运动形式的能量,它是人类认识世界和改造世界过程中的一个新的层次。人类通过大脑对物质进行思考和处理以获取信息,并利用该信息来指导生产生活。信息存在于生活的方方面面,它可以被度量,可以被共享,可以被掌握在少数人手里,也可以被大多数人熟知。信息的本质,一直是当今哲学界和科学界的一个热门研究话题。

2)普遍性

信息具有普遍性。任何事物的运动过程都可以产生信息,信息无处不在。例如,通过一个人喜怒哀乐的表情,其他人就可以获知他心情的信息。

3)表征性

信息可以说是客观事物普遍属性的表征。人通过大脑对外界事物的属性进行加工，形成信息存储在头脑中，不同信息的表征方式各不相同。信息的常见表征方式包括文字、图像及音频等。

4）寄载性

信息必须通过某一物质才能体现。例如，在"烽火戏诸侯"的典故中，向诸侯传递敌寇侵犯时的紧急军事报警信息，需要通过"烽火"这种形式。可以说物质是信息存在的基础。

5）传递性

信息的价值需要通过传递、共享或者发布才能够体现。萧伯纳对此曾有一个著名的"苹果论"：如果你有一个苹果，我有一个苹果，我们彼此交换，每个人仍只有一个苹果；如果你有一种思想，我有一种思想，我们彼此交换，每个人可拥有两种思想。

6）可压缩性

信息是可压缩的。在现实世界中，为了实现大量信息的高效快速传递，往往需要对信息进行压缩。常见的压缩格式包括无损压缩（如 ZIP 格式）和有损压缩（如 MP3 和 JPEG 格式），压缩后信息的熵会更大。

7）转换性

信息可以转换。为了让信息得到充分的利用，往往需要转换信息的表征形式。例如，对于合理用药的决策支持系统，当患者当前处方方案中存在两种药物的不合理联合使用时，该信息可以通过界面警告浮窗或者警报声音等不同形式向医生或者护士发出警报。

8）时效性

信息具有时效性。信息的时效性是指从信息源发送的信息经过接收、加工、传递及利用的时间间隔及其效率。时间间隔越短，使用信息越及时，使用程度越高，时效性越强。

1.1.2.2 信息、消息、信号、数据和知识

在信息的介绍过程中，人们往往容易将信息与消息、信号、数据、知识等概念混淆。它们其实是有本质区别的，其范围如图 1-2 所示。

信息是隐含于消息中的抽象的东西，能使受信者的知识状态或对某事物的不确定性发生改变。

消息是一段独立的沟通内容，由发送者传达给一个或多个对象。消息可以通过不同的方式传达，包括信差、报纸及数据线等。人们通过消息的传递，消除不确定性，从而获得信息。可以说消息是信息的载体，但消息不具有物理性，难以进行传输。

信号是消息的物理体现。在消息传输过程中，工程师往往需要对消息进行数字化、调制等一系列加工处理，将其转化为离散的物理量进行传输。信号是信息的物理载体。

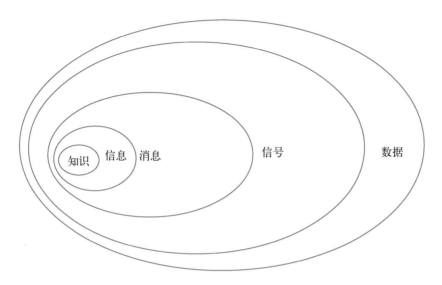

图 1-2 信息、消息、信号、数据和知识

数据是通过观测得到的数字性的特征或信息,包含对人们有用的信息,但相当一部分数据内容是无用的,可以说:数据＝信息＋冗余数据。而如何从数据中提取信息,是当前数据科学家们的研究重点和研究难点。

知识是信息被进一步处理得到的对事物规律性的认识。知识通常没有时效性,它是被验证过的、正确的并且被人们广泛相信的消息。

1.1.3 信息系统

信息系统是信息论的基本模型和主要研究对象。信息系统对信息进行处理和传输,以保证信息传输的可靠性和准确性,其结构如图 1-3 所示。

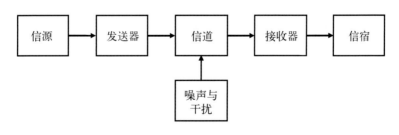

图 1-3 信息系统结构

1.1.3.1 信源

信源(source)是消息的发出者,它可以是人,也可以是物,它产生传送到终端的消息

或者消息序列。消息的类型有多种,如电报中的字母序列、电话或函数。

1.1.3.2 发送器

将消息转换为合适的传输形式,并发送给信道。

1.1.3.3 接收器

与发送器功能相反,主要是将信道传送过来的信号尽可能还原成原始消息。

1.1.3.4 信道

信道是信号的传输媒介。它可能是电线或同轴电缆、无线电频段及光纤等。

1.1.3.5 信宿

信宿(receiver)是消息的接收者和信息传递的对象,它可以是人,也可以是物。

1.1.3.6 噪声与干扰

信息系统通常是在有噪声的环境下工作。常见的噪声与干扰包括白噪声(white noise)、高斯噪声(Gaussian noise)等。其中,白噪声是一种功率谱密度为常数的随机信号或随机过程,高斯噪声则是一种具有正态分布(也称作高斯分布)概率密度函数的噪声。

在此基础结构上,工程界根据信源输出的是模拟信号还是数字信号衍生出了模拟信息系统模型和数字信息系统模型,它们主要对发送器和接收器进行调整。模拟信息系统的发送器由信号转换器和调制器组成,接收器由解调器和信号转换器组成,模拟信息系统主要对模拟信号直接进行时域或频域处理(如放大、滤波及调制等)后进行传输,并在接收端进行频带处理和解调,最终将信号还原为原始信号。数字信息系统模型由于要将模拟信号转换成数字信号,因此相较于模拟信息系统,信源输出的消息需要经过压缩编码和加密编码,将消息转换为数字序列,提高通信效率和传输安全性。此外,该系统还将对数字序列进行信道编码,通过对序列进行差错控制编码、码型转换等,抵抗信道的噪声干扰,以使其具有一定的检错能力。同样,在接收端,系统增加了信道和信源解码器,以使其对信号进行译码,即编码的反转换,将信号恢复成原始信号。

1.2 医学信息学

1.2.1 医学信息学概述

医学信息学(medical informatics)是一门交叉学科。它主要利用信息技术对医学信息展开研究。医学信息的来源和种类非常丰富,常见的来源包括院内的电子病历、临床笔记、医学影像学、医学试验,院外的医保索赔、医学研究的文献等。多元化的来源也使医学信息具有多样的形式,有来源于医学杂志、医学报告、处方及医嘱等的文本信息,有来源于医学试验、公共卫生调查的结构化数据,有来源于心脑电图、磁共振成像(magnetic resonance imaging,MRI)及电子计算机断层扫描(computer tomography,CT)等的图像信息,有来源于心音或呼吸音检查的声音数据等[1,3]。

关于医学信息学的定义,学术界有过不少的表述。1980年,在东京举办的第三届国际医学信息学大会[The Third World Conference on Medical Informatics(MEDINFO 80)]上曾对医学信息学下定义为"医学信息学是将计算机技术应用到医学的所有领域——医疗保健、医学教育和医学研究的学科"。曾任美国医学信息学会主席的Jan H. van Bemmel和Edward H. Shortliff都曾对医学信息学做出过定义。Bemmel认为,医学信息学由信息处理和通信理论及应用两个方面组成,而这两个方面的处理对象是医疗卫生过程中获得的知识和经验。Shortliff认为,医学信息学是一门新兴的、快速发展的交叉学科,以生物医学中的信息、数据和知识为研究对象,收集、存储、展现并检索其规律,可用于在卫生管理、临床诊疗和知识分析中做出决策和解决问题[4-5]。

尽管医学信息学的定义各不相同,但是可以看到医学信息学是随着医学的不断发展,与计算机科学、卫生保健学、数据科学等学科不断交叉、融合、应用而产生的一个多交叉学科,它主要探究如何将信息技术最佳地应用于患者护理、临床诊疗、临床科研等环境中。

当前医学信息学的应用领域非常广泛,既包括细胞水平的研究,如生物信号的处理,也包括器官水平的研究,如MRI、CT等影像分析,还包括个体水平的研究,电子病历、机构水平研究,数字化医院、社会水平研究,公共卫生信息系统等。常用的信息技术包括信号处理分析、医学成像技术、网络技术、通信技术、人工智能等。

在信息领域,人们经常把医学信息学、生物信息学(bioinformatics)、生物医学信息学(biomedical informatics)、健康信息学(health informatics)等概念混淆。实际上,这几个概念的侧重点是不同的,如表1-1所示。

表 1-1　医学信息学相关概念的区别

概　念	研 究 对 象	研 究 目 的	研 究 方 向
医学信息学	主要是医学研究、临床诊疗、医学管理等过程中产生的信息	研究医学信息的性质、获取、转换、编码、传输、控制及应用等,以解决医学领域的问题	医学信息系统、医学大数据、医学人工智能等
生物信息学	主要是遗传信息,如基因组信息、蛋白质组信息等	研究生物体系和生物过程的信息存储、传递和表达,尤其是分子生物学数据,以探索生命遗传的奥秘	序列比对、生物芯片、生物计算等

(续 表)

概　念	研　究　对　象	研　究　目　的	研　究　方　向
生物医学信息学	范围较广,涵盖了生物信息和医学信息	研究如何将基础研究的成果,如基因的蛋白质表达过程等,向临床应用转化	精准医学、转化医学、生物医学整合研究信息系统
健康信息学	主要是所有医疗保健提供者所产生和应用的信息	研究获取、存储、检索和使用医疗保健信息,以确保患者与其医疗保健提供者之间的最佳协作	可穿戴健康、移动健康、医疗教育等

1.2.2　医学信息学发展历程

　　医学信息学是一门"年轻"的学科,它起源于 20 世纪 50 年代。1946 年,美国宾夕法尼亚大学发明了世界上第一台通用计算机"ENIAC"。随着计算机的问世,人们开始尝试将其应用于医学领域。1950 年,美国 Robert Steven Ledley 教授将计算机应用于牙科,帮助牙医确定牙齿的咀嚼角度,这是计算机技术在医学中最早的应用。随着计算机科学与医学间产生越来越多的交叉应用,当时许多医学文献中出现了"医学计算机科学""生物医学计算""医学信息科学"等多种名称来指代信息技术在医学中的应用,那时医学信息学还没有完全发展成为一个独立的学科。在这个时期,重要的医学信息成果包括斯坦福大学开发的 MYCIN 系统(为菌血症的治疗提供决策支持,这是第一个基于规则推理的决策支持系统)、匹兹堡大学开发的 Internist-I 系统(用于指导内科医生开处方药的系统)、美国 Octo Barnett 实验室开发的马萨诸塞州总医院通用多程序系统(Massachusetts General Hospital Utility Multi-Programming System,MUMPS)等。

　　由于研究成果日趋丰富,相关理论不断被提出。因此,在 20 世纪 70 年代,西方国家正式提出将"医学信息学"列为独立的学科,并在大学开展该门学科的教学工作。1967 年,国际医学信息学学会(The International Medical Informatics Association,IMIA)成立。1974 年,信息处理国际联盟医学信息学论文丛书(*IFIP's Technical Committee No. 4*)第一卷《卫生保健人员信息学教育》中第一次将"medical informatics"作为专业词汇使用。1976 年 *Medical Informatics-Medicine et Informatique* 杂志创刊。Bleich 和 Slack 在哈佛医学院创办了第一个临床信息学部。Shortliff 于 1982 年在斯坦福大学开始了医学信息学的研究生学位课程。自此,医学信息学教育得到了快速发展。众多欧美国家的大学纷纷开设医学信息学专业,培养了大批医学信息学专业人才,同时也涌现了许多重要的研究成果和理论。例如,van Bemmel 提出了医学信息学的结构框架,为理解该学科所需的方法论和技术知识的范围提供了基础;Reichertz 讨论了医院信息系统的功能和架构观点;医学研究所提出了将纸质医疗记录转换为电子记录的方法,并首次论证了电子健康记录(electronic health record,EHR)在临床中的应用价值。此外,医学信息标准化研究也随之展开,卫生信息交换标准(health level seven,HL7)、逻辑观察标识符命名与编码(logical observation identifiers names and codes,LOINC)、医学系统命名法——临床术语(systematized nomenclature of medicine — clinical terms,SNOMED CT)等标准的指定规范了医学信息的实践活动,提高了信息系统的互操作性和数据可利用性[6]。

我国的医学信息学起步较晚,最初主要集中在医学情报研究等方面。1980 年,我国成立了中国医药信息学会(China Medical Informatics Association,CMIA);1994 年,中华医学会医学信息学分会成立;1995 年,卫生部提出了"金卫工程",开始了国家医疗信息骨干和医疗卫生信息管理局域网的建设。在人才教育方面,1985 年至 1987 年,我国先后批准在同济医科大学(现华中科技大学同济医学院)、白求恩医科大学(现吉林大学白求恩医学部)、中国医科大学和湖南医科大学(现中南大学湘雅医学院)开设了医学图书情报专业,这是我国医学信息学教育的开端。2003 年,"医学信息学"正式成为高等教育专业目录外专业。截至 2009 年,经过教育部备案或批准设置面向医药卫生领域的信息管理与信息系统专业和医学信息学专业的高等院校,已经达到了 40 多所[7]。

近年来,随着我国医学信息化的不断加深,我国与西方国家的差距也在不断缩小。2019 年新型冠状病毒肺炎(简称新冠肺炎,Corona Virus Disease 2019,COVID-19)突如其来地暴发,我国迅速利用信息化手段开展了新型冠状病毒肺炎高风险人群的筛查,开发了来院人员信息采集系统和预检分诊筛查系统,对急诊科、呼吸科等门诊人员进行了有效疏导;部分医院还开展了新冠肺炎网上免费咨询门诊、网络便民门诊和线上药品配送服务等多渠道、全方位智慧医疗服务;杭州率先推出了"健康通行码(health code)"以对市内人口流动和健康状况进行筛查。该码后被逐渐推广至全国,帮助国家有序科学地开展复工复产活动。这一系列快速而高效的信息利用手段正是基于我国多年来医学信息化成果的积累,而我国抗疫的成果也得到了海内外国家和舆论的高度评价。世界卫生组织(World Health Organization,WHO)总干事谭德塞评价"中国应对疫情行动令人钦佩"。

当前,随着信息技术和医学的不断发展,医学信息化也进入了一个新阶段,人工智能算法、知识图谱及移动物联网等新技术不断地应用到医学领域,越来越多医学信息产品被批准用于临床以改善临床实践。相信在未来,医学信息学将会更大程度地推动人类健康事业的发展。

1.2.3 医学信息学的作用与意义

医学信息学的主要作用可以归结为以下几点。

（1）为医学的临床应用、教育、研究等提供理论的指导。由于医学信息学是一门交叉性学科，考虑到医疗行业的特殊性，在实际应用中无法照搬照抄计算机科学等学科的理论，而需要对其进行改造和有机融合，以指导相关从业者开发和使用工具。例如，Shortliff 开发了世界上第一个基于规则推理的临床决策支持系统（clinical decision support system，CDSS）。他将患者信息库和知识库独立，形成一个采用分类法来构建知识库的 CDSS，这加快了搜索并提高了效率。该 CDSS 的构建模式也成为后来许多专家们构建 CDSS 所参考的依据。此外，面对医学数据和医疗过程的异质性，为了实现医学数据交换，HL7 FHIR（fast healthcare interoperability resources，快速医疗互操作性资源）被提出，它整合了计算机领域的 web 标准和之前 HL7 V2、V3 和临床文档结构（clinical document architecture，CDA）的优点，对于医学过程涉及的诊断、治疗、检查等各种概念，以及诊疗过程涉及的患者、医生、护士等不同角色，均可利用标志、元数据、基本语言及固有规则进行描述和定义，以帮助不同系统识别和了解这些医学概念和数据的真正含义，并且采用模块化组装方式，可以简单高效地处理医疗机构复杂多样的信息系统间的互操作问题。

（2）应用标准化、智能化、自动化、数字化的信息手段，努力使医学科学现代化。当今社会是信息化社会，随着信息技术的发展，困扰医学专家的许多问题都迎来了解决的曙光。例如，对于医疗区域发展不平衡、基层医疗机构无法满足基层群众看病需求、突发公共卫生事件难以快速调集医疗资源等问题，利用通信技术、音视频技术及虚拟现实（virtual reality，VR）技术等开展远程医疗，可以提高基层医疗机构的诊疗水平，改善我国城乡医疗资源分布不均的局面。同时，传感器技术的发展可以帮助患者随时随地地检测人体的一些健康指标，并且辅助医生开展随访工作。可以说，信息技术将许多之前医学的"不可能"变成了"可能"，推动了医疗事业的快速发展。

（3）利用积累的大量医学数据开展数据挖掘，促进医学新知识的产生和发现。医学设备、医疗软件等的发展扩展了人类感知的范围，帮助医务人员能够观察人体更多的结构和组织变化，开展准确的决策和诊断，也为医学信息专家利用数据驱动方式发现新知识提供了数据保障。尤其是在药物重定位领域，由于新药开发是一个极其耗时费力的高风险过程，一个新药从抽象概念的提出到被批准进入市场平均需要 10～15 年和8 亿～15 亿美元的投入。而大量药物数据库的积累也为发现现有药物的新作用提供了知识的基础。因此，许多药厂都在研究如何利用计算机辅助药物重定位。例如，Liu 等利用因果推理和机器学习算法模拟了大规模医疗索赔数据库中存在的药物的随机临床试验，成功识别了可显著改善冠状动脉疾病但尚未用于治疗的药物和药物组合。在新冠肺炎导致的疫情暴发期间，许多研究者利用人工智能方法，对用于治疗严重急性呼吸综合征（severe acute respiratory syndrome，SARS）、中东呼吸综合征、艾滋病和疟疾的几种现有抗病毒药物进行药物重定位研究,快速找到了法匹拉韦、托珠单抗等候选药物,并对其进行了临床试验。利用信息技术,医生可以从大量数据中发现新的规律,加快医学研究的进展[8-9]。

医学信息学的意义主要包括以下几个方面。

(1) 改善患者护理质量,提高医疗质量。随着医学理论的爆发性增长和诊疗人次的逐年增加,医生面临着信息负载高、重复劳动强度大等问题,这使其在真实诊疗中易出错。而临床决策支持系统(Clinical Decision Support System,CDSS)正好可以帮助医生解决这些问题。基于海量知识库,CDSS 可以提醒医生、患者用药和手术可能存在的不良反应,提示医生鉴别诊断的要点和诊疗方案,预测患者未来存在的患病风险等。移动医疗的发展也促进了患者在诊疗过程中的参与度,提高了他们对自身疾病和健康管理的认识。著名医疗健康数据收集和分析服务提供商 CloudMedX 曾在医院做过预测患者再入院风险实验,结果显示,他们的算法能够帮助医院降低 30% 的重新住院率。这意味着可以极大地改善医疗的质量。

(2) 降低医院运营成本:医学信息学在医院中最早的应用之一就是计价和收费管理。医学信息系统可以辅助医院开展精细化管理,提供自动、涵盖医院全业务流程的管理体系,解决医院运营中常见的信息传递缓慢、流程关系和服务主体不明确等问题,对医疗耗材和医疗设备规范管理,定期对医院财务成本进行核算和统计,降低了医院的运维成本。同时,由于医学信息学可以帮助医生减少诊断错误,提高医疗质量。因此,可以缩短患者住院时间,降低服务成本。有研究者发现 DXplain 可以帮助医疗中心每年节省超过 200 万美元[10-11]。

(3) 加快医学新知识发现:大量医学数据中存在许多还未发现的新规律,如何利用信息技术寻找其中蕴含的规律是当今研究的热门话题之一。隐含知识发现(literature based discovery)是基于文献等数据利用计算机数据寻找现有知识之间的新关系,在药物发现、药物重定位、药物不良反应等方面开展了大量研究。据统计,基于药物重定位开发的药物和疫苗新用途约占美国 FDA(Food and Drug Administration)近年来批准的药物和疫苗的 30%。此外,由于中医学与现代医学不同,中医学包含阴阳学说、五行学说等哲学思想,许多研究者也利用中医学知识寻找疾病与基因之间的关系。例如,Shen 等寻找肾阳虚证相关的基因,并成功确定了其中一个基因 *CRF*(c1q related factors)。

(4) 辅助医学专业人才的培养:部分医学信息系统有大规模知识库和医学规则库,这些数据库均是基于大量医学文献、医学指南、专家共识、权威教材等构建,并且它们往往具有一定可信的鉴别诊断的能力,可以作为教育工具提供给医学生进行模拟和学习。例如,著名临床决策支持系统 DXplain,它是美国医学院常见的教育工具,被广泛用于临床医生培训。许多研究已证明诊断决策支持工具对第一年住院医师的鉴别诊断和管理计划的质量有显著的有益影响[10-11]。

（5）辅助医院和政府机构开展科学决策：信息技术在医学的普及改变了医学领域传统手工报表上传数据的模式，实现了数据快速自动的上传，同时医学信息系统集成的统计工具也为其管理者和领导者制订和实施决策提供了可靠的依据。自2003年非典疫情后，我国加强了以传染病和突发公共卫生事件监测报告为核心的公共卫生信息系统建设，该系统的建设为我国公共卫生服务管理和应急指挥提供了保障。在新冠肺炎期间，北京基于公共卫生信息系统实现了从医疗机构诊断到网上报告用时只需要42分钟，同时病例数据的快速收集也为我国及时调配和优化医疗应急资源提供了依据。

1.3 医疗信息化

1.3.1 医学信息系统概述

医学信息系统（medical information system）是指结合生物医学和卫生健康的科学理论与方法，应用信息技术解决医疗卫生和健康问题，为临床和管理决策提供支持的信息系统。它是一类系统的泛称，常见的医学信息系统包括医院信息系统（hospital information system，HIS）、公共卫生信息系统（public health information system，PHIS）、临床决策支持系统（clinical decision support system，CDSS）及远程医疗系统等。

医院信息系统又称为医院管理软件（hospital management software，HMS）或者医院管理系统（hospital management system），它是指利用计算机硬软件技术、网络通信技术等现代化手段，对医院及其所属各部门的人流、物流、财流进行综合管理，对在医疗活动各阶段中产生的数据进行采集、存储、处理、提取、传输、汇总、加工生成各种信息，从而为医院的整体运行提供全面的、自动化的管理及各种服务的信息系统。根据应用领域的不同，它又细分为门诊信息系统、住院信息系统、药品信息系统及医务管理信息系统等。

公共卫生信息系统是综合运用计算机技术、网络技术和通信技术，按照卫生行政、疾病预防控制、卫生监督中心、妇幼保健等各级各类公共卫生部门的应用目标，对信息进行数字化采集、交换、加工、存储、检索的系统。公共卫生信息系统按照用途不同分为应急指挥信息系统、社区卫生服务信息系统、疾病预防控制信息系统等。

临床决策支持系统主要是辅助改善临床工作流程中的决策制定，它将实际观察与医学知识联系起来，以影响临床医生的决策，进而改善医疗保健。CDSS主要分为基于知识库和基于非知识库两种类型。

远程医疗(telemedicine)系统是利用远程通信技术、音视频技术及临场感技术等提供医疗信息服务。按照功能不同,它可细分为远程会诊系统、远程咨询系统、远程监护系统及远程教育系统等。

1.3.2 医学信息系统国内外研究现状

医学信息系统早期的发展与数据库技术的发展息息相关。它起源于20世纪60年代,当时基于主机的医院信息系统已经被研发出来,可以将患者数据集成到单个数据库中,如麻省总医院开发的COSTAR系统。此时,计算机存储能力和存储的高成本极大地限制了数据库容量,如当时临床检验系统主要是离线的、面向批次的系统,使用穿孔卡将数据传输到医院主机。到了1970年,随着即时存取磁盘存储的出现,集成的数据库管理系统应运而生。许多研究者尝试设计更高效的数据库,使其独立于其应用程序和子系统,以便处理几乎涵盖全部类型的数据,并满足患者记录的功能。在这一时期,许多医学信息系统被提出,1972年,Regenstrief研究所开发了第一个电子病历系统;1974年,NASA与休斯敦SCI系统进行了远程医疗会诊试验;1976年,斯坦福大学Shortliff团队研发了第一个专家系统MYCIN;随着存储技术的效率不断提高,1980年,医学数据仓库(data warehouse)应运而生,它是大量各种来源的医学数据的集成,以便支持医学信息系统能够快速高效地获取大量数据并展开分析。此时,美国部分州的卫生部门开发了基于计算机的系统来监测传染病。后来随着移动终端设备、传感器、多媒体的成熟和发展,移动医疗系统随之诞生。它的出现帮助了患者在家检测健康状况,为其提供更加方便的医疗保健服务[5]。在此基础上,我国于2015年提出了主动健康概念,主动健康系统结合了远程医疗和移动医疗特性,结合线上健康管理和线下健康检测,帮助患者积极主动地参与自身健康管理过程中。

当前,随着信息技术的发展,医学信息系统的发展也非常迅猛。越来越多的新技术被应用于医学信息系统中,除了常规的院内管理、决策支持外,医学信息学正在渗入更广泛的应用领域,尤其是患者在院外的健康管理。例如,Jiang等利用移动健康技术对肺移植患者进行检测,以为其提供健康管理的决策支持[12]。据2015年美国的一项调查统计,58%的智能手机用户下载了与健康相关的应用程序以进行生活方式自我管理。Vergara等利用物联网(internet of things,IoT)技术检测和监测局灶性肌阵挛癫痫发作。Santos等基于物联网构建了智能个人助理,它利用身体传感器网络自动收集有关用户位置、心率和可能跌倒的信息,并将这些信息发送到智能终端设备中,帮助看护人随时了解被看护人的健康状况。同时,为了解决物联网中的数据处理问题,云计算(cloud computing)和雾计算(fog computing)被提出。云计算为医学数据提供了无处不在、分布式的处理信息的方式。Rao等报道了一项名为"Dhatri"的计划,他们利用云计算和无线技术(wireless technology)帮助医生能够随时访问患者的医疗信息[13]。雾计算是由云计算衍生出的概念,由于云计算输入和响应存在严重延迟等问题,研究者们近几年提出了雾计算的概念。不同于云计算把所有数据保存在基于云的服务器中处理,雾计算将数据和应用程序保存在边缘设备进行计算,有助于实时应用以实现超低延迟,而且数据的分散分布提高了数据的隐私性和安全性。目前,雾计算已逐步代替云计算在医学信息系统中发挥越来越大的作用。

尽管数据的大量积累方便了研究人员挖掘隐藏其中的规律,但是医学信息安全的问题也日益突出,信息泄露会给医学信息系统带来毁灭性打击。因此,数据安全研究也是医学信息系统主要研究方向之一。近年来,安全多方计算、随机扰乱技术、匿名化技术、同态加密技术等在医学信息系统被广泛应用。Ovunc Kocabas 等利用完全同态加密技术,可以在不实际观察数据情况下对私人健康信息进行计算。

此外,VR 也是最近的热门研究课题之一。Tashjian 等利用虚拟现实技术,对住院患者疼痛管理进行了队列研究,发现 VR 可以显著减轻患者的疼痛反应[14]。此外,VR还可以帮助儿童减少癌症治疗和住院治疗的潜在心理影响。

除了广泛应用,如何充分深入地利用医学信息系统应用医学信息也是当今发展的重点。2010 年,美国医疗保险和医疗补助服务中心与美国国家卫生信息技术协调员办公室发布了涵盖电子健康记录激励计划的最终规则,提出了 EHR 有意义使用标准(meaningful use criteria),提出了有意义使用的健康结果政策优先事项 5 项和护理目标10 项,对电子病历系统提出了面向应用质量的评估,促进医疗质量的改善。我国也于2015 年提出了医院信息互联互通标准化成熟度测评,并于 2020 年提出了新版测评方案,该测评方案从定量和定性两个角度对医院信息共享程度进行评估并将其划分为 7个等级(见表 1-2)。

表 1-2　医院信息互联互通标准化成熟度分级方案

等　级	分　级　要　求
一级	部署医院信息管理系统,住院部分电子病历数据符合国家标准
二级	部署医院信息管理系统,门(急)诊部分电子病历数据符合国家标准
三级	实现电子病历数据整合; 建成独立的电子病历共享文档库,住院部分电子病历共享文档符合国家标准; 实现符合标准要求的文档注册、查询服务; 公众服务应用功能数量不少于 3 个; 连通的外部机构数量不少于 3 个

(续 表)

等 级	分 级 要 求
四级乙等	门(急)诊部分电子病历共享文档符合国家标准; 实现符合标准要求的个人、医疗卫生人员、医疗卫生机构注册、查询服务; 在医院信息整合的基础上,实现公众服务应用功能数量不少于 11 个、医疗服务应用功能数量不少于 5 个、卫生管理应用功能数量不少于 10 个; 连通的业务系统数量不少于 15 个; 连通的外部机构数量不少于 3 个
四级甲等	建成较完善的基于电子病历的医院信息平台; 建成基于平台的独立临床信息数据库; 基于平台实现符合标准要求的交互服务,增加对就诊、医嘱、申请单和部分状态信息交互服务的支持; 基于医院信息平台,实现公众服务应用功能数量不少于 17 个、医疗服务应用功能数量不少于 14 个、卫生管理应用功能数量不少于 17 个; 提供互联网诊疗服务,开始临床知识库建设,在卫生管理方面提供较为丰富的辅助决策支持; 连通的业务系统数量不少于 31 个; 连通的外部机构数量不少于 5 个
五级乙等	法定医学报告及健康体检部分共享文档符合国家标准; 增加对预约、术语、状态信息交互服务的支持; 平台实现院内术语和字典的统一,实现与上级平台基于共享文档形式的交互; 实现公众服务应用功能数量不少于 27 个、医疗服务应用功能数量不少于 30 个; 提供较为完善的互联网诊疗服务,初步实现基于平台的临床决策支持、闭环管理、大数据应用; 平台初步实现与上级信息平台的互联互通; 连通的外部机构数量不少于 7 个
五级甲等	通过医院信息平台能够与上级平台进行丰富的交互,实现医院与上级术语和字典的统一; 基于平台提供较为完善的临床决策支持、闭环管理,实现丰富的人工智能和大数据应用; 平台实现丰富的跨机构业务协同和互联互通应用; 连通的外部机构数量不少于 9 个

尽管信息技术促使医疗领域产生了深刻的变革,但是当前仍存在许多问题,如机器学习在医学领域应用的可解释性问题、决策支持系统的警告疲劳问题、公共卫生信息系统的监测灵敏度不足等,期待今后有更多新的技术能够解决这些问题。

1.3.3 医疗信息化发展历程

医疗信息化发展经历了一个从无到有、从小到大的历程。美国外科医师协会在

1928年就开始思考和寻求提高在临床环境中创建记录的标准,但由于当时信息技术发展不成熟,医院仍一直采用纸质病历。后来随着计算机的发明,数据库技术日益成熟,美国大学开始探索计算机和医疗记录的结合,医疗产业开始迈入信息化阶段。

如今,医疗信息化行业已经成为最活跃的行业之一。医疗信息相关的企业如雨后春笋般涌现出来。

1.3.3.1 国外典型代表

1) Cerner 公司

Cerner 公司是美国著名的健康信息技术服务、解决方案设备和硬件供应商。Cerner 公司设计、安装、支持及开发围绕健康网络架构的应用程序。该架构允许诊所、医院、医生和综合健康组织跨多个学科与设施共享临床和管理数据。Cerner 公司知名的产品有 Millennium、Cerner RadNet Radiology Information System(RadNet RIS)、Cerner Learning Framework 等,其中 Millennium 是一种适用于中小型医疗实践的和基于云托管的电子病历系统,RadNet RIS 主要为放射科医生提供快速访问患者数据,并提供个性化的护理服务。Cerner Learning Framework 是一个基于网络的在线教育平台,专为在线网络研讨会和课程而设计。2021年,它与 Apple 公司展开合作,帮助 IOS 15 操作系统允许 iPhone 和 Apple Watch 用户跟踪心率、睡眠和步数等指标。用户可以选择与医疗保健提供者或家庭成员共享个人健康数据。

2) McKesson 公司

McKesson 公司是美国历史最悠久、规模最大的医疗保健公司,为超过75%的美国医院、超过20%的家庭护理机构、超过30%的医生提供服务。McKesson 公司也是最早在药品配送中使用条形码扫描、药房机器人、射频识别(radio frequency identification,RFID)技术标签等技术的先驱者。目前,McKesson 公司提供80多种产品和服务,涵盖临床审计、药品零售、家庭医疗设备、医疗索赔、肿瘤管理等方面。

3) IBM 公司

IBM 公司是美国一家著名的科技公司,它发明了自动柜员机(automatic teller machine,ATM)、软盘硬盘驱动器、磁条卡、关系数据库、SQL 编程语言、UPC 条形码和动态随机存取存储器等多项重要的技术。IBM 公司在医学信息领域最著名的产品是 Waston。它原本是为了回答智力竞赛节目"Jeopardy!"中的问题而开发的,后被 IBM 公司用于临床决策支持,它基于强大的知识库和处理大量数据的能力,可以识别患者诊疗过程中的关键信息,查找与患者病史相关的诊断依据,提供个性化的治疗方案。Waston 的出现也带来了一波医学人工智能的热潮,IBM 公司与美国多家著名医院和诊所,如克利夫兰诊所、梅奥诊所、安德森癌症中心等建立了合作伙伴关系。但是,近年来 Waston 频频遇冷,这也说明了医疗领域相比较于其他领域的复杂性和特殊性,医学人工智能要真正被广泛应用仍有一条很长的路要走。

4）GE 医疗集团

GE 医疗集团隶属于美国知名企业 GE 公司。它主要开发应用于医学成像、医疗诊断、患者检测、药物发现等领域的信息技术，此外，它还生产医学诊断设备，如 CT 仪器、X 射线机、磁共振成像仪器等。GE 医疗集团在医学成像技术方面展开了许多研究。例如，研究超极化气体磁共振成像技术对肺部进行成像，可以为肺部诊断提供肺泡和毛细血管及肺内通气等信息；研究可以在磁共振成像扫描中使患者自由呼吸的扩散加权成像技术，以解决胆系疾病患者在磁共振成像检查中无法屏气的问题等。目前，GE 医疗集团已经形成了从疾病诊断、治疗到监护的全方位精准医疗生态体系。

5）Epic 系统公司

Epic 系统公司是美国最大的电子病历提供者之一。据统计，使用其软件服务的医院服务了美国 54% 及全球 2.5% 的患者。它主要开发、制造、许可、支持和销售专有电子病历软件应用程序。Epic 系统公司不仅为用户提供单独的应用软件，也为用户提供云端存储服务，以降低电子病历的使用和存储成本。Epic 系统公司电子病历系统的主要核心是 EpicCare 软件，用于临床护理。此外，Epic 系统公司与健康追踪厂商均有合作，将可穿戴式设备采集的数据接入到 Epic 系统公司的电子健康档案应用中。Epic 系统公司最被人诟病的一点是它的数据共享性。相比较于 Cerner 公司与 McKesson 公司，它一直拒接加入 CommonWell 健康联盟组织，这个组织旨在实现患者数据流动和互操作性。因此，它无法与其他电子病历提供商开发的系统分享数据。

1.3.3.2 国内典型代表

1）东软集团

东软集团股份有限公司（简称东软集团）成立于 1991 年，是一家 IT 解决方案与服务供应商，也是我国第一家上市的软件公司。在医疗健康领域，东软集团是医疗健康技术和商业创新的引领者和赋能者。东软集团及其在医疗健康领域投资的公司推动信息技术与医疗健康的深度融合，涵盖智慧医疗健康信息化、医疗保障、医疗大数据与智能技术研究、医疗物联网与 5G、医疗设备制造、云医院平台等。

2）创业慧康公司

创业慧康科技股份有限公司（简称创业慧康公司）成立于 1997 年，专注于为医疗卫生领域提供信息化服务与创新。随着 5G、互联网、物联网、大数据等技术的发展，创业慧康公司的产品涵盖医疗、卫生、医保、健康、养老等各种服务场景。

3）思创医惠公司

思创医惠科技股份有限公司（简称思创医惠公司）成立于 2003 年，以物联网、大数据、人工智能、区块链等核心技术为依托，产品覆盖整个数字卫生和智慧医疗信息化应用领域,实现从居民到医护人员全人全程可及、连贯的智慧医疗信息服务。

4) 海泰医疗公司

南京海泰医疗信息技术有限公司(简称海泰医疗公司)是我国专业医疗信息化解决方案供应商,主要提供电子病历系统、医院信息系统等产品。海泰医疗公司目前形成了以"EMR 为中心的医院整体信息化""临床药物试验管理""远程医疗""云电子病历"等为核心的解决方案,并将其应用于 400 余家大中型医院。

1.3.4 医疗信息化体系框架

医疗信息化经过多年发展,取得了许多成绩,尤其是医学信息系统的体系架构发展。作为医学数据获取的最大来源及医疗保健人员最常用的工具,如何设计高效互通的医学信息系统架构,一直以来是医学信息专家和医学信息系统供应商的难题。

医院信息系统的基本体系架构如图 1-4 所示。它主要包括医院管理信息系统、服务信息系统、临床信息系统,以及相应配套的基础设施和外接接口。其中:医院管理信息系统主要支持院内的行政管理和事务管理;临床信息系统主要辅助和支持医护人员的临床活动;服务信息系统主要为患者和所有职工提供事务服务,也为社会和行业间提供协同服务;基础设施主要是为系统的正常运行提供环境保障;外部接口则是提供子系统之间的连接入口,并与其他系统,如公共卫生信息系统等合作,实现数据的实时传输[15-16]。

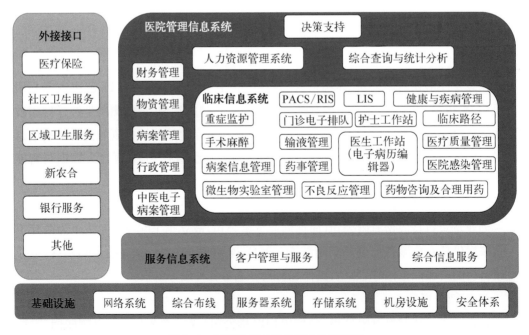

图 1-4 医院信息系统的基本体系架构

医疗信息系统目前主要采用分布式服务框架,相比较于传统的集中式体系架构,分布式架构基于一个大规模计算机网络连接医院的计算机、打印机及医疗仪器等设备,尽管物理上各个系统是分开分布的,但同一个网络中的资源可以共享,这种模式可以保证大容量数据的安全管理,便于系统的扩展和维护。早期医院的分布式架构主要采用 C/S 结构(client/server architecture),它将一台或多台客户端计算机通过网络或互联网连接到中央服务器,大多数应用程序逻辑位于客户端,服务器充当请求提供者。该结构保证客户端和服务器端可以正常执行各自不同的任务,但当医院的客户端请求频繁时,服务器严重过载,会造成反馈的延时或者无法完成客户端请求。针对这一问题,面向服务的架构(service-orient architecture,SOA)被提出,万维网联盟(World Wide Web consortium,W3C)将 SOA 定义为:"一种应用程序体系结构,将该体系结构中所有功能都定义为相互独立的服务,这些服务通过定义明确的接口,就可以以定义好的顺序调用这些服务来形成业务流程。"相比较于 C/S 结构,SOA 更灵活,无论节点在网络中扮演怎样的角色,都可以请求或接收服务。服务不需要在同一个网络,可以穿越多个独立网络。目前,该体系架构已经在预约挂号服务平台等医学信息系统中得到了应用。

1.3.5 医疗信息化前沿研究

随着信息技术的高速发展和人们对自身健康的不断追求,对于如何将信息技术服务于医疗领域,推动医疗领域的进步与发展提出了更高的要求。尤其是人工智能的快速发展,迎来了解决许多医学领域难题的曙光,部分人工智能产品已经通过了美国 FDA 批准,正式被应用于临床环境中。

目前,医疗信息化的前沿研究可总结得出以下几点。

1) 智慧医院

"智慧医院"的概念最早由 IBM 公司提出。2017 年我国卫计委和中医药局印发《进一步改善医疗服务行动计划(2018—2020 年)》,提出了利用互联网技术、物联网技术、云计算技术、可穿戴式设备及大数据处理技术等建设智慧医院。目前,许多医院都开展了智慧医院的建设。智慧医院的建设内容包括以下几个方面。

(1) 智慧医疗。智慧医疗主要面向医护人员,针对临床信息系统复杂、交互手段单一、医疗场景复杂多样、医生信息负载大等问题,以电子病历系统为核心,研究临床辅助决策、智能语音交互、智能影像学诊断、智能病理学分割、手术机器人等一系列应用,提高诊疗效率,减少医疗错误的发生。

(2) 智慧服务。智慧服务主要面向患者群体,针对患者医嘱依存性不高、疾病情况复杂多变、教育水平和经济水平异质性高等问题,研究线上问诊、智能导诊、病床智能交互、智能随访、智能结算等应用,尽可能地改善患者的就诊体验。

（3）智慧管理。智慧管理主要面向医院。医院是一个庞大复杂的组织体系,涉及的诊疗过程非常复杂,为保证医院正常高效地运行,必须开展规范化、精细化及科学化的管理。目前,智慧管理研究的领域包括物流机器人、智能安防、医疗废弃物智能管理、医疗设备智能管理、智能后勤及智能照明等。

2）大数据管理

随着医学信息化进程的快速推进、可穿戴式医疗设备的不断普及,医学数据呈现爆炸性增长的趋势,据统计 2020 年全球医疗数据总量相当于 2009 年的 44 倍。当前,医学数据呈现数据结构多样、类型丰富、增长速度快及数据价值大等特点。大量的数据为医学信息专家探究数据背后的奥秘、为医学研究人员开展医学科研提供了研究的基石。目前,医学大数据管理的研究内容包括以下两个方面。

（1）数据整合。数据整合包括两部分内容,即如何整合多中心医学数据,以及如何整合多模态数据。不同医疗机构之间的数据编码、数据库结构等千差万别,并且不同机构之间患者隐私保护及数据共享策略存在差异,即使在同一个机构内,医学数据有文本、数字、图像、音视频等多种类型,如何安全有效地整合多机构多模态数据并实现数据的标准化表达是当今的研究热点之一。这其中涉及的研究内容包括基于区块链和同态加密的安全和隐私保障技术、基于 hadoop 和图数据库的大数据存储技术、基于数据虚拟化(data virtualization)的数据管理技术、基于 OMOP/I2B2 的医学数据规范化技术、多模态数据融合技术等。

（2）数据处理。医学数据的海量整合使得研究人员在一定时间范围内无法使用常规的软件来处理它们,必须寻找新的处理算法才能快速高效地应用这些数据,从而尽早地发挥它们在医学中的价值。目前,研究的方向包括基于分布式计算的高效计算技术、基于联邦学习的分布式模型训练技术、基于无监督和半监督机器学习算法的医学数据标注技术、基于修建/权重分解/共享权重/精度削减的模型压缩技术、基于卷积网络的病理图像分割技术及基于人工智能技术的图像/疾病识别技术等。

3）无处不在的服务

当前的诊疗模式不再仅仅关注院内的诊疗,而更多地关注患者或者健康人群的院外健康管理,基于智能移动端设备、物联网技术及互联网技术等先进设备与技术,为广大人民群众提供无病不医、无微不至、无处不在及无时不有的医疗服务。

Tan 等基于物联网技术,利用生物传感器获取救护车无法到达的偏远地区患者的生命健康信号,利用网络摄像头获取患者的实时视频,利用 WiMax/3.5G 实时传输无线信号,搭建了一个无处不在的紧急医疗服务系统[17]。Ajami 等基于本体知识库和规则推理为慢性阻塞性肺疾病患者提供有关患者、疾病、位置、设备、活动、环境和服务等无处不在的医疗保健和医疗建议[18]。Ali 等利用物联网技术和泛在检测(ubiquitous sensing)技术开发了能够低能耗实时监测心脏活动的心电信号处理算法,以帮助医生对患者的生理信号和日常活动进行监测[19]。Thaha 等构造了一个名为"UbeHealth"的无处不在的医疗保健框架。他们利用深度学习、大数据和高性能计算预测网络流量,以优化数据传输速率、数据缓存和路由决策,利用边缘计算等识别相同应用协议的不同类型数据,利用物联网技术收集和监测患者的生物医学信号和活动[20]。

如今,越来越多的医院和医生参与到"无处不在"的医学服务构建中,截至 2020 年 10 月底,全国已经有 900 家互联网医院和 5 500 多家二级以上医院提供线上服务。相信在未来,"云大物移智链"技术将帮助打造更好更全面的医疗服务。

1.4 小结

本章从信息论的基础、医学信息学的发展历史、医学信息行业发展、医学信息研究的前沿研究等方面介绍了医学信息学这门学科的基础和发展现状。基于医学信息系统的发展,医学数据呈现爆发性增长趋势,大量数据的积累为开展医学信息研究和医学基础研究提供了重要的数据基础,信息技术的快速发展为处理医学数据提供了重要的技术保障。然而,由于医学数据和医学领域的特殊性,难以将计算机技术直接搬运到医学领域,因此需要对算法和技术进行一定的改造,以达到效益最大化。

尽管信息技术在改善医院就诊环境、提高医院管理水平等方面做出了重要的贡献,但是在将人工智能技术实地应用于临床环境的过程中仍存在许多问题,包括模型泛化性、模型可解释性等问题。同时,由于医学信息技术广泛应用而加深的医疗公平性问题,也是如今许多医学家探讨的话题。

参考文献

[1] 李劲松. 生物医学信息学[M]. 北京:人民卫生出版社,2018:1-7.
[2] GALLAGER R G, CLAUDE E. Shannon: a retrospective on his life, work, and impact[J]. IEEE Trans Inform Theory, 2001, 47(7): 2681-2695.
[3] 高岚. 医学信息学[M]. 北京:科学出版社,2007:8-10.
[4] HERSH W R. Medical informatics: improving health care through information[J]. JAMA, 2002, 288(16): 1955-1958.
[5] AFFAIRS C, PLANNING C. Medical informatics: an emerging medical discipline[J]. J Med Syst, 1990, 14(4): 161-179.
[6] HAUX R. Medical informatics: past, present, future[J]. Int J Med, 2010, 79(9): 599-610.
[7] 黄晓鹂. 我国医学信息学的产生与发展[J]. 现代情报,2006(2):25-27.
[8] RASTEGAR-MOJARAD M, ELAYAVILLI R K, LI D, et al. A new method for prioritizing drug

repositioning candidates extracted by literature-based discovery[C]//2015 IEEE International Conference on Bioinformatics and Biomedicine (BIBM)，2015：669-674.

[9] MARYAM L S，NASSER G，RASOUL M S，et al. A review of network-based approaches to drug repositioning[J]. Brief Bioinform，2018，19(5)：878-892.

[10] ELKIN P L，LIEBOW M，BAUER B A，et al. The introduction of a diagnostic decision support system (DXplain) into the workflow of a teaching hospital service can decrease the cost of service for diagnostically challenging Diagnostic Related Groups (DRGs)[J]. Int J Med Inform，2010，79(11)：772-777.

[11] FELDMAN M J，HOFFER E P，BARNETT G O，et al. Impact of a computer-based diagnostic decision support tool on the differential diagnoses of medicine residents[J]. J Grad Med Educ，2012，4(2)：227-231.

[12] JIANG Y，SEREIKA S M，DABBS A D V，et al. Using mobile health technology to deliver decision support for self-monitoring after lung transplantation[J]. Int J Med Inform，2016，94：164-171.

[13] RAO G S，SUNDARARAMAN K，PARTHASARATHI J. Dhatri - a pervasive cloud initiative for primary healthcare services[C]. 2010 14th International Conference on Intelligence in Next Generation Networks，2010：1-6.

[14] TASHJIAN V C，MOSADEGHI S，HOWARD A R，et al. Virtual reality for management of pain in hospitalized patients：results of a controlled trial[J]. JMIR Ment Health，2017，4(1)：e9.

[15] NENONEN M，NYLANDER O. A theoretical framework for health information systems[J]. IJHCTM，2002，4(6)：467-477.

[16] 胡芳，沈绍武.医院信息系统体系架构构建研究[J].医学信息学杂志，2012，33(11)：16-21.

[17] TAN T H，MUNKHJARGAL G，CHEN Y F，et al. Ubiquitous emergency medical service system based on wireless biosensors，traffic information，and wireless communication technologies：development and evaluation[J]. Sensors，2017，17(1)：202-216.

[18] AJAMI H，MCHEICK H. Ontology-based model to support ubiquitous healthcare systems for COPD patients [J]. Electronics，2018，7(12)：371-399.

[19] SODHRO A H，SANGAIAH A K，SODHRO G H，et al. An energy-efficient algorithm for wearable electrocardiogram signal processing in ubiquitous healthcare applications[J]. Sensors，2018，18(3)：923-943.

[20] MUHAMMED T，MEHMOOD R，ALBESHRI A，et al. UbeHealth：a personalized ubiquitous cloud and edge-enabled networked healthcare system for smart cities[J]. IEEE Access，2018，6：32258-32285.

2 电子病历系统

病历是医疗过程的完整记录,当这些信息通过电子手段被记录、储存、应用时,即为电子病历。经历了纸质病历电子化、结构化电子病历、完整的电子病历等阶段,目前的电子病历系统不仅能够通过支持信息查询、提供记录模板、智能审核与提醒等方式为医务人员提供帮助,以减少和防止失误发生,提升医疗保健的安全性与服务质量,还能够通过院内、区域、互联网多层面的数据、信息的高度共享,开展面向单医疗中心或者多医疗中心的临床医疗服务,深度挖掘利用数据价值[1]。

2.1 电子病历系统概述

2.1.1 电子病历与电子病历系统

电子病历是指医务人员在医疗活动过程中,使用医疗机构信息系统生成的文字、符号、图表、图形、数据、影像等数字化信息,并能实现存储、管理、传输和重现的医疗记录,是病历的一种记录形式,包括门(急)诊电子病历和住院电子病历。

电子病历按照时间顺序,记录了患者在院期间的疾病发展动态及临床治疗情况,这些信息以计算机可以检索和处理的数据形式存在,通过统一的病历结构模型将信息有机地组织起来,形成了高度结构化和数字化的病历数据资源库。高质量、可靠的电子病历数据的收集和利用离不开对电子病历系统的使用。

根据《电子病历应用管理规范(试行)》[2],电子病历系统是指医疗机构内部支持电子病历信息的采集、存储和访问及在线帮助,并围绕提高医疗质量、保障医疗安全、提高医疗效率而提高信息处理和智能化服务功能的计算机信息系统。一个完整的电子病历系统一般包括应用于病房、门诊及治疗室等工作的临床信息系统,支持临床检验、病理学等工作的实验室系统,支持影像学、心电图等工作的检查信息系统,支持临床药学、药品功能够用的药物管理系统,支持血液供应的血液管理系统等。

建立电子病历系统的主要目的是为患者建立动态、连续、完整、真实及结构化的临床数据资源库、实现临床诊疗过程的规范化管理,为临床工作提供临床信息服务和临床决策支持;通过对电子病历信息的共享,促进不同机构、部门之间的医疗协同服务,为患者提供更好的医疗服务;为临床医学研究提供连续、可靠、高质量的研究数据;通过对数据的及时上报,帮助公共卫生管理部门掌握疾病流行态势,建立对疾病等公共卫生问题的应急反应系统。

2.1.2　电子病历系统组成

电子病历系统用于实现对电子病历的应用和管理,主要面向临床科室医师服务。该系统由医疗流程各环节的信息处理系统组成。这些信息处理系统通过系统间共享文档信息和消息从而有机地结合在一起[1]。图 2-1 列出了组成电子病历系统的主要医疗信息处理系统。

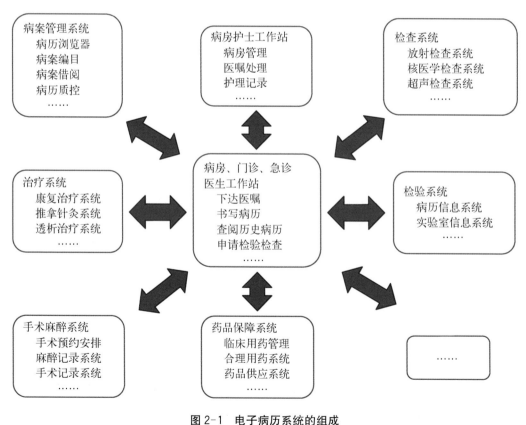

图 2-1　电子病历系统的组成

2.1.2.1 病房、门诊、急诊医生工作站

病房、门诊、急诊医生工作站系统用来支持临床医生的日常医疗工作,该系统基于网络的临床应用,实现电子病历移动化、医嘱执行记录化、医药管理电子化。病房、门诊、急诊医生工作站主要为医生提供医嘱的录入与下达、申请各种检查与检验、记录病历、查阅历史医疗记录等功能。病房、门诊、急诊医生工作站最核心的功能是各类医嘱的下达。病房、门诊、急诊医生工作站是整个电子病历系统中的核心,病房、门诊、急诊医生工作站系统的有效运行,可以提高医院各项工作的效率和质量,降低医生的劳动强度,从而使他们有更多的时间和精力投入到患者的管理和科研的探索中。

2.1.2.2 病房护士工作站

病房护士工作站是电子病历系统的重要组成部分之一,用于协助病房护士对住院患者完成日常的护理工作。这个系统的主要功能有:病房管理,包括患者入出转病房管理、病区床位使用情况管理等;医嘱处理,包括医嘱的录入、审核及执行等;护理记录,包括各种生命体征的测量、各种观察患者情况的记录等;各种操作与核对记录,包括药品配置记录、护理操作执行记录、健康教育记录等;费用管理,包括住院费用清单查询打印、停止及作废医嘱退费申请等。病房护士工作站是病房医疗中重要的观察与执行记录支持系统。

2.1.2.3 检验系统

医院中的检验是对从患者体内取出的样本进行分析的一种检查。检验系统主要包括支持临床检验的实验室信息系统(laboratory information system,LIS)、支持病理科的病理信息系统(pathology information system,PIS)。检验系统主要用于支持各类检验工作中的数据处理,核心功能包括采集、传输、分析和发布检验仪器中的检验数据,使患者、实验室、病理室、医护单元和临检中心等模块连成一个整体,从而为患者提供更加优质的服务。

2.1.2.4 检查系统

检查系统主要用于收集和处理患者在医院检查过程中产生的信息。常见的检查系统包括放射检查系统(radiological information system,RIS)、核医学检查系统、超声检查系统、血管造影检查系统、电生理检查系统及内镜检查系统等。这些检查系统的核心功能包括:检查登记与预约、检查数据记录、检查报告处理、检查图像或图形的采集与管理等。由于许多检查产生的大量图像在采集、交换、存储及重现处理上有特殊要求,因此,医院往往会建立专门的医学影像处理系统,该系统功能更加强大,数据存储更加安全,临床调阅影像的速度也更加快捷。

2.1.2.5 治疗系统

医院中除药物和手术之外,还有许多专门的治疗方法。院内治疗系统通用模型包

括临床申请处理模块、治疗计划模块、治疗预约模块、治疗执行模块、治疗记录模块和治疗记录查询模块。治疗科室医生在该系统内根据患者病情提出相关申请,治疗室技师进行申请接收及缴费验证等,之后在该系统中进行计划和处方的制订,并对患者进行预约排程。患者按照预约时间至诊疗室报到并进行治疗,医师在治疗过程中填写治疗记录等数据、下达医嘱并对相应项目进行计价。医院现在常见的专门治疗包括:放射治疗、透析治疗、康复治疗、高压氧治疗、针灸与推拿等。

2.1.2.6　手术麻醉系统

手术麻醉系统的基本思想是简化手术麻醉的工作流程,实现手术和麻醉工作全流程的自动化管理。该系统的功能主要包括:手术安排、术前访视、麻醉记录及手术记录等功能。医生在患者麻醉及手术过程中会通过麻醉机、呼吸机和各种监护设备采集患者的生命体征数据。手术麻醉系统通过连接这些设备,自动获取患者的血压、心率、呼吸等数据,并对这些数据进行管理和分析。该系统最终能够实现数据的自动采集、报告的自动生成和病历的电子化。

2.1.2.7　药品保障系统

药品是防病治病的特殊商品,是医疗活动中必不可少的基础物资,兼具物资和医疗双重属性,是医院治疗和经济活动中的重要组成部分。

药品保障系统主要用于支持门诊、住院药品的使用,主要功能包括:接收临床医生下达的医嘱或处方,进行合理用药的审核与分析、药品配制与调剂、药品分发、不良反应记录等。在药品保障系统中通常还包括药品的库存管理等物资管理功能。

2.1.2.8　病案管理系统

病案管理系统是电子病历系统中衔接医疗工作与医疗管理工作的重要组成部分,主要为医务科病案管理人员提供集病历质控,病历封存、解封,国际疾病编码(international classification of diseases,ICD)管理,病历借阅管理,医疗统计于一体的病案管理工作平台。电子病历系统中的病案管理系统主要功能有:全院患者病历记录质量情况实时监控、病历使用授权管理、病历在线封存、各类电子病历数据集成、通用病历浏览与阅读支持、病案编目等。

2.1.3　电子病历系统国内外研究现状

到2022年为止,电子病历已有50年的发展历史,按照电子病历系统的功能完善程度,电子病历系统的发展历程可以由低到高分为4个阶段。

第一个阶段是纸质病历电子化阶段。无纸化病历以病历扫描后的电子文件为主或单纯将电子病历作为一个文本编辑器使用,适合病历长时间存储。

第二个阶段是标准化和结构化的电子病历阶段。随着医疗数据的增加,医护人员需要从庞大的电子病历系统中查找到有效信息,结构化数据信息是确保病历信息能够被计算机处理和检索的前提。医护人员通过在电子病历系统中查询患者的结构化数据得到病历的关键信息,然后通过病历的存储规则查找到具体病历。

第三个阶段是支持临床决策的电子病历阶段。随着医疗大数据时代的到来,电子病历系统逐渐成为一个存储着大量医疗数据的医学信息资源库,这使得临床决策支持成为可能。在这个阶段,电子病历系统不仅要能对患者的各类医疗信息进行采集、集成和展现,还要在结构化和非结构化数据并存的情况下,对病历数据进行数据处理和分析,提取和利用有用信息,达到临床决策支持的目的。

第四个阶段是电子病历的高度共享阶段。随着电子病历系统的不断发展,将医院诊疗信息、社区服务信息、病理学研究、药物研究等多种医疗信息紧密地结合在一起。这就需要电子病历不再只是在医院的不同部门之间进行共享,还应该能够在区域卫生数据中心、医疗协同机构、服务保障机构、监管服务机构及居民服务等多个机构、部门之间共享,打破原有的以医院为单位的"信息孤岛",更高效率地实现对医疗数据的利用[3]。

随着计算机技术的快速发展,美国、英国、日本等国逐渐重视电子病历的应用和发展。2009 年,继任美国总统的奥巴马签署了《美国复苏与再投资法案》(*American Recovery and Reinvestment Act*, *ARRA*),旨在大力推广电子病历系统在全美医疗机构中的普及应用。到了 2018 年,电子病历已在美国得到普遍应用。英国国家医疗服务体系(national health service,NHS)成立专职机构,负责开发实施国家卫生信息框架及电子病历,已经在社区全科医疗服务中全面推广电子病历。20 世纪 90 年代初,日本厚生省开始组织研究电子病历的组织和机构之间的数据交换标准化、诊疗标准化、安全性保障等基础研究工作,并在 2005 年形成了完整的报告。得益于较长时间的应用发展,国外现已在电子病历术语标准化、互操作性和隐私权保护等方面取得了丰硕成果[4]。

我国卫生部(后整合为卫计委)自 2009 年起正式启动了电子病历试点工作,公开印发《电子病历试点工作方案》。2017—2018 年,我国卫生健康委印发了《电子病历应用管理规范(试行)》等一系列文件,从行政的角度大力推进电子病历相关工作,取得了显著效果。截至 2018 年底,全国三级医院已基本完成了电子病历系统的建设,平均实现级别从 1 级增长到接近 3 级,实现了医院科室部门内部的数据交换,为部分医疗业务部门建立了跨部门共享的信息系统[5]。

2.1.4 电子病历案例分析

2.1.4.1 EPIC 电子病历系统

EPIC 电子病历系统是美国最大的电子病历提供者之一 Epic 系统公司(Epic

Systems Corporation，EPIC)开发的产品。Epic 系统公司的电子病历系统涵盖了多个领域，包括急诊、专科、住院管理及患者管理等，其中专科系统服务包括麻醉科、心血管科、皮肤科、产科、耳鼻喉科及放射学科等 24 个专科，系统专科化功能非常完善，具体内容和结构如图 2-2 所示。

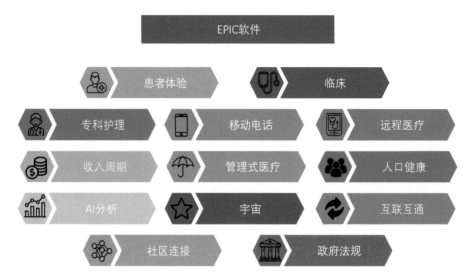

图 2-2　EPIC 电子病历系统的内容和结构

EPIC 电子病历系统的核心是 EpicCare 软件。EpicCare 软件专注于临床护理，具有非常多的功能模块，可以灵活配置应用程序。医生通过该软件可以轻松访问患者的所有病历，通过集成的健康分析和决策支持功能，快速有效地识别患者潜在的危害，并提供适当的干预建议，提高患者就诊的安全性。EpicCare 软件还可以帮助医生招募研究参与者以开展独立研究。患者也可以使用 EpicCare 软件来进行就诊预约、与医生沟通、管理自己的健康保险业务等。该软件也支持手机、计算机等的访问，方便患者就诊预约，帮助医生监测患者病情发展。

EPIC 电子病历系统还为患者提供了一个基于网页的电子健康档案应用，名为 Mychart。该应用可以为患者实时提供有关其病例的医疗摘要信息，同时帮助患者上传有关自己病情的相关文档和图片，从而改变传统的医疗报告模式，大大地增加了患者在医疗过程中的参与度，并且可以帮助医生开展患者随访。

2.1.4.2　VA 医疗系统中的电子病历系统

美国退伍军人健康管理局(Veterans Health Administration，VHA)提供的退伍军人事务(veterans affairs，VA)电子病历系统以美国退伍军人为主要服务对象，是目前全美最大的公立医疗系统,在 2016 年全美电子病历系统调查中也获得最高的医生满意度评分。

VA 电子病历系统的核心是其卫生信息系统和技术框架(the veterans health information systems and technology architecture,VISTA)。VISTA 为患者提供了完整的住院和门诊电子健康记录,并为患者提供了相应的管理工具和对应的医疗服务,目前主要的功能包括临床功能、财务管理功能、基础设施功能和患者网站门户功能,其具体体系结构如图 2-3 所示。VISTA 系统的数据存储和内核是通过 MUMPS 计算机语言实现的,而其电子化患者记录系统(computerized patient record system,CPRS)图形用户界面则是通过 Delphi 实现的。

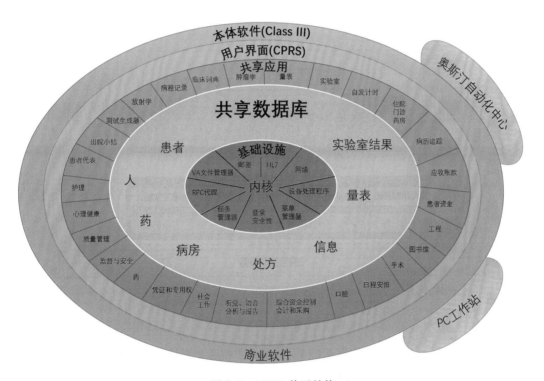

图 2-3 VISTA 体系结构

从 2018 年开始,VHA 开始推动一项名为"EHR Modernization"的计划,于 2020 年秋季在部分地区开始试行,并计划在 2028 年之前在全美推出全新的电子病历系统。该计划旨在提高为退伍军人提供护理的能力,并改善所有机构的患者和医疗服务提供者的体验,同时改变 VHA、美国国防部、美国海岸警卫队和参与社区护理服务提供者共享健康数据的方式。该新系统兼容原有的电子病历系统,以确保用户可以访问完整的患者记录,它将 VA 电子病历系统与美国国防部相关数据储存在单个电子病历系统中,从而彻底改变了患者携带纸质记录的需求,并且实现更安全快速的患者数据交互功能,同时也能为 VA 医疗系统的医护人员提供患者长期完整的诊疗记录。

2.1.4.3 东华数字化医疗信息系统

东华数字化医疗信息系统是由东华软件股份公司推出的医疗信息系统,目前已经在全国 40 余家三级以上医院得到应用。系统分为医院信息服务、公共应用服务、协作交互支持服务三大部分,涵盖了医院 80% 的业务。

医院信息服务是东华数字化医疗信息系统解决方案中最重要的一部分,也是全数字化医疗的核心,由基础业务系统和综合运营管理系统两大系统组成。其中,基础业务系统主要包含系统管理平台、患者管理系统、临床管理系统、医院管理系统和临床工作站。系统应用架构图如图 2-4 所示。

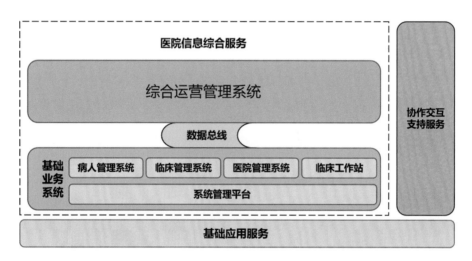

图 2-4　东华数字医疗信息系统应用架构图

系统管理平台是东华数字医院的基石,是技术框架的综合体现,也是整个系统的运行和指挥中枢。整个系统通过系统管理平台所提供的管理工具,有效驱动着系统中所有功能组件、服务和权限。就诊管理系统涵盖医院的主体业务的各个流程。临床管理系统包括所有临床业务管理系统,负责对患者的实时临床信息数据进行采集和记录。医院管理系统是辅助临床系统,包含全院级的协同办公系统、病案管理系统、教学管理系统、科研管理系统和护理管理系统。临床工作站系统是一个以医护人员临床工作为中心,以电子病历系统为核心的工作站系统。

综合运营管理系统利用基础业务系统中的数据,为医院中高层的经济、科研和临床业务管理人员提供数据服务,是医院的综合性管理和决策工具。

2.1.4.4　海泰电子病历系统

海泰电子病历系统是由南京海泰医疗信息技术有限公司自主研发的电子病历系统。为适应科研型医院临床信息化建设的要求,系统中包含有临床研究数据管理系统、临床路径系统、随访系统、临床专科专病数据采集与分析系统等。另外,为了满足构建数字化医院的需要,海泰电子病历系统也集成了手术麻醉信息系统、重症监护信息系统、实验室信息系统、放射科/影像信息系统及血液净化治疗中心信息管理系统等。

海泰电子病历系统采用 Java 2 平台企业版(java 2 platform enterprise edition,J2EE)3 层架构设计,具有较强的拓展性,支持大型医院应用。同时,系统遵循业务模型-用户界面-控制器架构(model view controller,MVC),兼容 Web 服务器,便于扩展互联网应用与远程医疗,能够适用于各种终端。

该系统依托临床资料,将采集、存储和分析集为一体,能够为临床医护人员提供完整的解决方案;采用知识库的方式,实时采集患者临床资料;采用可扩展标记语言(extensible markup language,XML)技术,以结构化的方式存储临床资料;为研究人员提供数据分析引擎,支持前瞻性和回顾性研究;同时,该系统具有完善的病历质量管理机制和医嘱管理机制,确保病历记录符合国家规定,保证用药安全;系统通过集成平台的方式,能够把医院内部的 HIS、实验室信息系统(laboratory information system,LIS)、病理信息系统(pathology information system,PIS)、放射信息管理系统(Radiology information system,RIS)等系统进行无缝整合,实现信息共享;系统支持随访功能,确保临床医护人员对患者临床数据的长期观察,并根据变化修改医疗方案。

2.2　电子病历系统的主要功能

2.2.1　医嘱处理

医嘱处理是电子病历系统中的一项核心功能,主要作用是为临床医生提供各类医嘱的新增、修改、删除、停嘱等操作。电子病历医嘱处理流程是以电子病历为基础,以患者诊疗信息为主线,集成医嘱、门诊,以及检查、检验、护理记录、传染病与医院感染报告、抗生素控制审批、药物知识库等信息的电子病历系统的实现方法,以电子病历为载体实现了临床信息的整合。系统的应用为医生提供多角度、广视野、超越纸质病历而掌握患者病情的有效工具,不仅有利于医生对患者的诊断与治疗,也有利于提高医护人员工作效率,优化医院工作流程,减少差错发生,促进医疗质量的提高。

在医嘱处理的系统中,通常有预先定义好的医嘱字典,作用是方便和规范医生录入医嘱时使用规范的医学术语,同时也能使医嘱记录在后续的检查、治疗、收费等流程中正常使用。电子病历系统中各类医嘱所使用的诊疗项目应该设计成能与药品、检查、检验、治疗、手术、护理、膳食等系统所使用项目一致或能够进行对照,以便进行正常的信息转换。医嘱字典涉及的基础字典通常有:临床药品、用药频次、给药方式、麻醉方法、皮试结果、检验项目与模板、诊疗医嘱项目、药品及检疗项目医保对照、本院药品字典与《药物咨询及用药安全检测系统》药品对照和草药方等。

一些电子病历系统还拥有医嘱组套的功能,即将常用的医嘱组合成一个医嘱组套,只要输入组套名称即可自动生成所定义的一系列医嘱,大幅度提升医嘱处理效率。一些医嘱处理系统还将医嘱组套与临床路径功能结合,使医嘱得到规范化处理、医疗指南得到应用、医嘱处理效率得到提高。但是,也有人认为将常规医嘱进行组套易造成某些不负责任的医生产生依赖心理,并造成患者之间的医嘱雷同和不必要的差错。另外,许多电子医嘱处理系统还提供了智能化的辅助功能,如全样本处方点评、实时审核预警、知识库提示等功能,全面支持"跨科室、跨处方、联合审核"。电子医嘱系统能在医生开具处方时,将本次诊断所开药品与其他医生所开药品进行联合用药合理性审核,针对患者过敏、生理状态、诊断及检验结果等,对不合理用药情况做出实时警示,还可以根据诊断提供建议用药。电子医嘱系统还支持多种特殊人群(如未成年人、妊娠者、肝肾胰损伤者)的规则定制,药学部门则可通过实时审核与处方点评相结合的方式来进行风险管理,以尽量防止医生下达医嘱时发生错误。医生下达的医嘱在系统中将形成医嘱记录,在电子医嘱系统中不同医嘱处理流程不一样,会产生不同执行过程,并对应到医院子系统中,电子医嘱的实现整合了目前医院的各种信息系统,使各类医嘱处理过程中涉及的执行科室及执行人之间信息传递更及时,对医嘱状态进行跟踪,并对医嘱执行过程进行控制,使医疗质量管理可以由事后的管理转变为事前、事中的实时管理。各类医嘱信息传递流程如图 2-5 所示。

2.2.2 病历编辑

性能良好、功能强大的病历编辑器是电子病历系统中的一个基础功能。长久以来,我国在病历记录中习惯用图片、文字、表格等不同形式记录医疗过程中的病史、症状、查体、查房、病程、手术、麻醉、出院小结等自由文本信息。因此,功能丰富的图文编辑器是其必须具备的基础功能,通常采用"所见即所得"的编辑处理方式。许多病历编辑器设置用户名密码登录制度,同时将全院医生分为经治医师、主治医师和主任医师 3 个级别。每个级别医师拥有不同的权限,为病历三级检诊制度的实施打下基础。病历编辑器还能够引入医嘱、检验结果及检查报告等信息,并实现常用的编辑功能,在工具栏设置插入图片、公式、表格及特殊字符等按钮;对患者基本信息等内容实现整块插入,避免重复录入。如可以在病历中将血压、吸烟状况、发病时间等信息专门标记出来,以后在查阅病历或进行临床研究分析时可以直接将这些数据提取出来;支持调用模版规范医

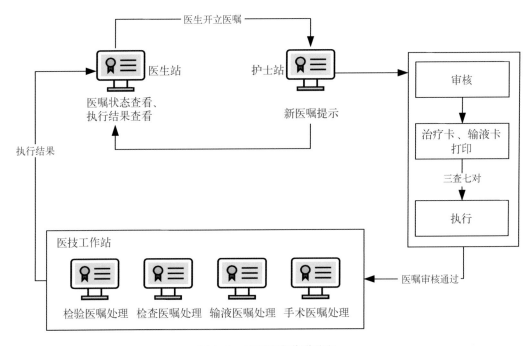

图 2-5　医嘱信息传递流程

生记录病历。现在也有一些病历编辑器带有智能化辅助记录功能。如在病历中记录的体温出现超出常规的数值时系统能够进行管控,病历内容出现与患者性别、年龄等矛盾的内容时及时给出提示;为实现录入过程的智能化提示,病历编辑系统设计时需要有一个专用知识库用于标记出需要在录入时进行处理的词汇、判断条件及处理逻辑等内容。通常,可以让结构化的元素灵活遵循医疗信息交换标准 HL7(health level seven,HL7)或其他标准。实行三级检诊制度,即经治医生记录提交的病历须经主治医师审核,以及主治医师审核通过后再由主任医师进行审核。审核中经治医生不能修改病历,主任医师审核结束提交病历后任何人都不允许修改病历。为确保医疗记录的原始性和完整性,审核中进行痕迹保留。所有删除的内容仍然保留,但添加相应标识,痕迹保留的功能将确保三级检诊制度的实施。

　　2017 年 4 月 1 日起,我国施行《电子病历应用管理规范(试行)》的文件中规定电子病历的书写与存储、使用和封存等均需要按相关规定进行。根据规范:门(急)诊电子病历由医疗机构保管的,保存时间自患者最后一次就诊之日起不少于 15 年;住院电子病历保存时间自患者最后一次出院之日起不少于 30 年。病历编辑器所产生的病历记录在许多电子病历系统中采用文件的方式进行存储。为了便于交换,目前使用的 XML 格式的病历文件存储是常用的格式。如果是结构化的病历记录,通常用关系型数据库来保存。如果是带有图文或表格的非结构化病历记录，通常也将这些内容包含在文件中一同存储；也有一些电子病历系统的病历编辑器采用非关系型数据库来存储病历描述性记录。

2.2.3 护理业务支持

我国最早于 20 世纪 80 年代末将计算机技术应用于临床护理工作中，开始仅仅只是登记患者性别、年龄等基本信息及相关费用的信息系统，后来随着时间推移，以及计算机、互联网等技术的不断进步与发展，逐步发展成了与临床护理密切相关的护理工作站系统。目前，最新一代的移动护理系统将固定护士工作站和个人数字助理（personal digital assistant，PDA）相结合。移动护理系统功能包含身份识别、床旁实时录入、数据处理、医嘱执行、生命体征检测、健康宣传教育等多项移动护理工作，以网络作为基础，以 PDA 为载体，将 HIS、LIS、影像存储与传输系统（picture archiving and communication system，PACS）等各种信息系统对接至移动数据终端，并以护理接受者作为对象，实现了向病房的扩展和延伸，是一种无纸化、无胶片的床旁工作终端执行系统[6-7]。

移动护理系统基于移动计算机技术及条形码或二维码识别技术，具有对患者身份、药品及生化标本等进行信息识别和标志的功能，护士利用 PDA 可在床旁完成信息的扫描和采集，优化了护理流。患者在办理入院手续后，会佩戴特制的腕带。在为患者进行各项治疗护理时，护士使用 PDA 扫描患者腕带，进行患者身份的识别和确认，提高患者身份识别的准确性和效率，有效确保各项护理及治疗措施的安全性。以输液为例，在进行护理治疗前，必须进行双条码扫描，核对输液对象和输液药品是否匹配，避免护理差错的出现，准确且高效，保证医疗安全。新医嘱提醒的功能，即医生在下达一个新医嘱之后，在相应科室就会出现一个提醒页面。该医嘱提醒在确认之前会每隔 5 秒重复一次，直至确认为止。这样，医护人员就能及时地对医嘱进行相应处理操作，避免遗漏或延误医嘱的执行。系统也应提供医嘱校对这一功能，对于确认过的新医嘱，在执行之前还需要经过校对：如准确无误，则该医嘱校对通过，可以执行；如果医嘱有错误之处，则有权对其进行作废或要求医生重新下达。同时，在医嘱校对完毕后，操作人员必须输入校对密码才能完成医嘱的校对，二者叠加就保证了医嘱的准确性。

2.2.4 病历浏览

病历浏览阅读器是电子病历体系中必须提供的一个功能。医务人员需要电子病历能够整合多维度、多系统的数据，提供患者检索、时间检索及关键词检索等多种检索手段，以方便快捷地找到目标病历，并希望其能提供更多相关病历。

整合多系统的病历数据就是将电子病历体系中各个系统产生的相关数据映射整

合,最终在病历浏览中可以全部展现给需要的医务人员。一般而言,相关数据包括患者基本信息、病例记录、医嘱记录、检查报告(包括影像学报告)、护理记录、体征记录及手术记录等,众多数据同时展示时需要提供时间节点。若某些数据具有周期性,则可以生成合适的可视化图形,提供更直观的变化,医生能据此做出更好的治疗。

我国在2017年4月1日起施行的《电子病历应用管理规范(试行)》文件中规定,电子病历系统应当设置病历查阅权限,并保证医务人员查阅病历的需要,能够及时提供并完整呈现该患者的电子病历资料。呈现的电子病历应当显示患者个人信息、诊疗记录、记录时间及记录人员、上级审核人员的姓名等。医疗机构应当为申请人提供电子病历的复制服务。医疗机构可以提供电子版或打印版病历。复制的电子病历文档应当可供独立读取,打印的电子病历纸质版应当加盖医疗机构病历管理专用章。有条件的医疗机构可以为患者提供医学影像检查图像、手术录像及介入操作录像等电子资料复制服务。

2.3　电子病历录入及质量控制前沿研究

2.3.1　电子病历智能辅助录入

电子病历系统是医护人员从事诊疗活动的重要工具,记录了患者整个就诊流程中的重要信息。因此,保证电子病历高效率高质量的录入十分重要。目前,依然有大多数电子病历录入系统智能化程度较低的现象,广大医务人员利用复制粘贴的输入模式来追求效率。这种输入模式导致电子病历质量低下。高质量的电子病历能促进信息抽取的研究,同时信息抽取的研究结果又能促进电子病历系统智能化程度的提高。因此,对智能电子病历输入系统的研究是必要的。

目前,一些系统允许不止一种类型的数据输入,其中最原始的方法是通过在纸上或屏幕上使用静态的预定义的表格来指导数据输入。这种数据输入方式适用于具有可预测的、独立于患者的信息需求模式,如肾脏病、骨科手术等部分定义明确的医学领域,然而在其他医学领域数据输入的模式事先难以预测,如普通内科。这需要动态的数据输入类型,其中先前记录的信息的上下文必须明确下一步数据输入的选项。通过提供可调整的输入表单或菜单选项,智能地显示与先前输入相结合的术语。另一种方案结合了自由文本数据输入和自然语言处理来得出最终的医学表达,也是目前最灵活的解决方案。这种方法首先将病历记录临时存储为自由文本,再通过自然语言处理等机器学习方法将其转化为较为统一的医学表达。如何在这些方法中进行抉择,实际上是在确保输入质量与确保灵活性之间进行权衡。

通过利用医疗大数据和机器学习方法实现电子病历的智能辅助录入,主要应用了自然语言处理、知识图谱等技术，具体如下。

2.3.1.1 电子病历智能辅助录入中的自然语言处理技术

将医生的医疗知识融合于描述性的自由文本中，为计算机自动处理制造了障碍，因而自然语言处理、信息抽取等相关技术在电子病历的分析和挖掘中将发挥重要的作用。同时，病历文本的半结构化特点和语言特点给自然语言处理技术的应用带来新的挑战和机遇。挑战主要在于电子病历文本行文风格与开放领域文本或其他领域文本迥然不同。因此，已有的基础处理工具如分词、词性标注及句法分析在电子病历文本上都有可能失效。如果充分利用电子病历文本这些特点，也会带来一些机遇。比如，将医疗领域大量的知识库用于信息抽取，较强的模式化表达习惯使得模式挖掘相对容易，语言精练准确无歧义使处理难度大为降低，结构化的组织形式使得信息抽取方法可以灵活地实施，并且可以利用结构之间的联系进行信息的归纳和推理。这些特点如果得到充分利用将非常有利于电子病历辅助录入时的准确性和高效性。自然语言处理能够使医学人性化，以便医生能够花更多的时间与患者交流。现在有些电子病历系统实现了可以超越转录范围来搜索现有记录中结构化信息的功能。例如，如果某人记得曾进行过流感疫苗接种，则系统可以搜索其文件以标注其管理日期、供应商、批号和有效期。

2.3.1.2 电子病历智能辅助录入中的知识图谱技术

医疗领域知识图谱的研究包括知识图谱的构建和应用，在大数据浪潮下，吸引了越来越多研究者的关注。电子病历中充斥着大量的医疗术语，医疗领域词典和知识库对电子病历的建立和利用有重要作用。利用这些信息可以在电子病历中挖掘出实体和实体关系，从而构建庞大的医学知识图谱。利用医学知识图谱技术，可以极大地提高录入信息的专业性和规范性，并且可以智能联动相关联的其他专业术语，为医生提供录入提示以提高录入质量和后续查找效率[8]。

目前来看，智能辅助录入系统的普及还面临着巨大的挑战。智能录入电子病历系统能够提升医生的工作效率与病历质量，但其不是医院的刚需。因此，医院采购积极性不高，技术公司还需要与医院合作获取病历数据、提取术语资料，在医院将其落地需要巨大的沟通成本和技术成本。

2.3.2 语音电子病历

随着人工智能和大数据的发展，电子病历的录入方式也越来越丰富和高效。当前的智能电子病历系统已经发展成为可以融合语音识别、自然语言理解及语音合成技术，以软硬一体化语音输入为切入点，结合医疗领域专业定制的降噪麦克风和智能鼠标进行联动控制语音录入；同时提供可灵活编辑的模板录入、医学智能推荐录入等多种录入方式，帮助医生在诊疗过程中实时完成病历编写，全面提升医生的工作效率和病历录入体验,并且在保证效率与质量的同时,允许患者通过语音电子病历系统及时、迅速地获得本人信息[9]。

在 2020 年新冠肺炎疫情防控的严峻形势下,各大防疫定点收治医院的诊疗工作量剧增,医护人员工作负荷高且面临着被感染的高风险。云知声的智能语音电子病历系统也被及时应用到上百家新型冠状病毒定点收治医院。云知声是自 2015 年以来应用落地的智能语音电子病历系统,借助以深度学习、超级计算、临床知识图谱和大数据等为基础搭建的智能医疗语言模型,语音病历录入识别准确率超过 98%,将医生的单日病历录入工作时间节省了近 2 小时,录入效率提升了 60%。该智能语音电子病历系统可通过非接触性的口语录入的方式,在无须接触办公设备的情况下,在门诊病历记录、住院病历记录、医技科室检查检验报告记录等多场景下为医务人员实时录入医疗文书,硬件上配合抑菌抗感染的医疗专用降噪麦克风,进一步降低了医护人员的感染风险。

讯飞医疗的语音电子病历系统是另一个例子。系统提供了灵活的多模态辅助录入,可以满足不同医生的病历录入需求,极大程度上提高医生的工作效率及病历质量和体验、降低医院推广难度,具体表现为支持语音语义智能录入、各专科丰富的模板体系录入、医学智能联想辅助录入等多种录入模式:① 语音语义智能录入,针对不同使用场景和医生使用习惯特别设计了音、义、词 3 种不同语音输入模式;② 模板体系录入,不同权限灵活使用;③ 医学智能推荐输入,通过输入的任意关键词,系统将快速推荐内容丰富的候选词。该系统还可以通过前期学习大量医院病历数据,语音直接口述诊断名词、化学式及医学药品等,实现医学通用领域等特殊专科词汇语音快速生成。硬件层面结合门诊各科环境及业务特点,定制医疗领域医疗专用降噪麦克风,解决医疗环境中电力续航、佩戴方式等问题,具备抗菌处理、排除环境干扰能力,达到更高的语音识别准确率。

语音电子病历能够为医生录入病历信息提供便利,尤其是在部分特殊科室,如诊疗过程需要持续移动的口腔科、检查结果较为模板化的超声科等。语音电子病历允许医生腾出更多的时间和精力关注患者病情,但在实际应用方面也存在较大的难度。一方面,语音识别难度大,需要构建较完备的医学知识图谱,产品使用过程中也需要进行信号采集、降噪、模型训练等过程,产品研发与维护需要强大的技术团队支撑;另一方面,语音电子病历的普及需要改变医生的输入习惯,培养医生灵活使用多模态辅助录入系统的能力。

2.3.3 电子病历智能质量控制

病历是重要的医疗文书,是反映患者病情的原始记录,电子病历的质量也是反映科室和医院医疗水平的一个重要标志。医疗大数据时代更应该从数据的产生、保存及管理等多个角度对数据质量进行把控,减少"脏乱差"数据的产生。

从系统设计角度,可以从以下层面进行特殊设计,来进行电子病历智能质量控制。

2.3.3.1 常规项目信息预填默认值

为防止常规项目空缺和错误,将部分常规待审定项目设置为默认值。如出院提交时将病历质量等级默认为甲级,而最终的病历质量评定等级信息应由病案管理委员会审定后修改录入。

2.3.3.2 既定项目信息自动提取录入

自动录入功能是提高电子病历录入效率和准确性的关键。它可以将患者的部分基本信息、医疗情况等数据通过医院信息系统相关模块自动提取录入至电子病历中,从而减少人工录入的随意性。如患者的基本信息可以从住院登记模块读取身份证件信息以进行自动录入。

2.3.3.3 建立各类知识库,加强专业信息辅助录入引导

对于电子病历中专业性强的数据项目可以通过提供辅助录入知识库加强引导等手段来进行规范,以诊断项目为例,可借助系统提供的"诊断填写指引"辅导录入。在医生录入诊断时,自动弹出 ICD-10 查询录入窗口,辅助医生正确录入 ICD-10 诊断信息。在此基础上,还可以按卫生部的统一标准将 ICD-10 国际疾病分类、ICD-9-CM-3 手术操作分类、手术的麻醉方式等数据维护于网络辅助库中,医生在录入时只能选择标准化内容,不能随意输入字符。

2.3.3.4 通过空项核查防止关键项目空缺

在电子病历中增加空项核查提醒功能,可以防止关键内容空缺。在医生提交电子病历时,系统自动判断是否有未填的患者信息、主要诊断等关键项目,如存在未填写项目,不允许提交,同时提示需要完善的信息。

2.3.3.5 通过逻辑核查功能提高电子病历录入信息的准确性

电子病历系统中可添加自定义质量控制报表功能,通过自定义规则,在诊疗过程中进行质量监控和使用量统计,实现信息的逻辑核查功能,帮助填写者快速检查以纠正录入错误,从而提高数据质量。

从医生录入规范化角度来看,需要进一步加强对医生录入信息的规范化培训,提高录入者对电子病历的重视程度和规范化录入的思维习惯和觉悟。定期召开培训班和问题讨论会议,对电子病历使用过程中的问题和疑问进行改进和解答。提高使用者对电子病历系统的熟练程度,从而达到在使用过程中熟练地使用系统的检测机制,减少错误的发生,使医生充分了解哪些部分需要手动输入;手动输入部分的规范标准和范围有没有特殊要求;哪些部分可以直接从别的模块智能调取;哪些部分专业性较强,要通过知识库辅助引导来进行录入。通过逐渐地熟悉和掌握,使用者可以大大地提高录入数据

的质量,从而从源头上减少了错误数据的发生[10]。

从电子病历管理角度来看,电子病历系统必须由专人审查、修改,确保病历数据安全,从而保证电子病历的真实、完整及有效。通过建立电子病历安全保密制度,完整流程的签收、追踪、归档、借阅、复制及更改等制度及合理的使用机制,设定医务人员和有关管理人员调阅、复印及打印电子病历相应的访问权限,以管理并保障电子病历安全性。同时,做好数据备份,并按规定异地保存,防止病历信息遗失和遭到破坏。传统的医疗管理主要是终末式管理,也就是各种医疗指标在事后统计出来,再反馈医疗过程管理,这样的管理滞后于医疗过程。在电子病历系统中,可以在医疗过程中及时地采集各种原始数据,形成管理指标并及时反馈,达到环节控制的目标。采取可行的技术途径来整合各种资源,通过统计、分析、预警及三级质量评定等事前控制手段,有效地提醒和督促医务人员按时、按质完成病历书写工作,提高电子病历质量,提升病历合格率,从而增强医院综合竞争力。

目前,人工智能技术也被用于病历质量控制中。为了提高电子病历的质检流程效率,并及时反映电子病历质量,一些电子病历系统也进行了尝试,如讯飞医疗应用先进的自然语言处理、机器学习技术等人工智能算法,提出了一种基于逻辑推理的电子病历质检技术。该技术首先对电子病历进行结构化预处理,然后通过对结构化病历内容进行分析,从内容完整性、数值规范性、时效性等方面进行研判,以进一步进行病历形式质检,辅助医生完成电子病历的书写,帮助医生规范和完善电子病历,提升电子病历记录质量,规范医生诊疗行为。

2.4 电子病历数据集成及应用前沿研究

2.4.1 临床数据中心建设

电子病历系统不同业务流程之间通常涉及非常多的数据共享和交换,以保证医生能够充分获取患者的信息,做出准确的临床决策,同时医院追踪特定患者人群,以及医院抗生素使用现状检测、突发公共卫生事件的医院应急管理等,都需要电子病历不同业务的大量数据。

为了满足数据共享和交换的需求,医院需要构建数据中心。电子病历数据中心又称为临床数据存储库(clinical data repository,CDR),CDR是一个实时数据库。它以标准化的方式表示、集成和存储各种临床来源的患者数据,包括实验室测试结果,人口统计学信息,药房信息,影像学报告,病理学报告,住院、出院和转院信息等,以提供患者在医院护理的完整视图,进而实现数据的查询、分析和共享,方便生成相应的医学报告和开展临床研究[11]。

CDR 建立的流程如图 2-6 所示,主要包括数据提取、数据转换、数据加载及应用服务 4 个步骤。

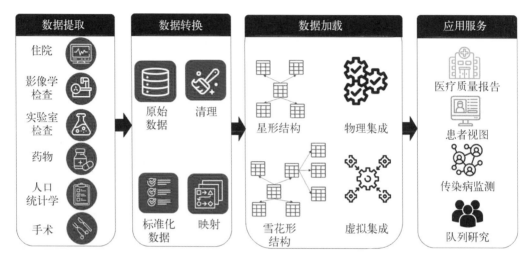

图 2-6 CDR 建立过程

2.4.1.1 数据提取

电子病历系统的原始数据表格十分冗余复杂,需要整合大量数据,以及重构数据表。因此,根据实际诊疗过程和应用需求,首先需要确定提取的数据范围,构建不同的数据表格及其字段。例如,患者个人信息表格、检查数据表格、访问记录表格及药物表格等,确定不同数据表之间对应的映射关系及其相应的临床数据来源,然后从电子病历系统的原始数据表中检索和提取相应的数据。

2.4.1.2 数据转换

数据转换主要是对数据进行标准化处理,将不同来源的临床数据以统一的结构、标准化的受控词表来存储。首先,确定不同种类数据对应的标准化术语表格和数据交换标准,例如,系统间交换消息用 HL7,医疗文档交换用 HL7 临床文档结构(clinical document architecture,CDA),数字医学图像传输用医学数字成像和通信(digital imaging and communications in medicine,DICOM),药物用临床药品标准命名术语表(RxNorm),疾病分类用 ICD 编码,实验室检查用逻辑观察标识符命名与编码(logical observation identifiers names and codes,LOINC)等。由于不同医生临床记录习惯不同,同一疾病/药物、症状等存在多种描述,并且早期医院信息化程度不高,许多记录均采用手工书写。因此,临床数据存在记录错误、前后不一致等情况,需要对原始数据进行彻底的清洗。对于错误数据,构建者可以从患者其他记录进行修复,但是考虑到部分数据错误是多年前发生的，难以发现正确的数据，则可以对其进行删除，确保提取数据的准确性。对于不一致数据，则需要构建者将其转换为一致的数据，如果无法修复，则可以将其删除。通过映射工具将清洗完成后的数据映射到不同表格的字段中。对映射完成的数据可以采用添加索引、计数等优化措施，以加快数据库检索效率。

2.4.1.3　数据加载

CDR 数据加载主要是确定数据加载的结构和集成模式。目前，结构通常采用星形结构和雪花形结构。星形结构的中心思想是将用户实际关心的数据表和用于描述数据的属性表分隔开来，即数据表作为核心，属性表则像星形辐射条一样包围数据表，两张表之间通过"主键-外键"的形式进行关联。该结构的优势是设计较为简单，以便为符合临床标准的群体提供决策支持服务，但可能存在数据冗余情况。基于该结构，美国国立卫生研究院设计了 I2B2（informatics for integrating biology and the bedside）架构，中心事实表将就诊患者、涉及的临床概念、就诊记录及主治医生等信息都记录为 ID，患者、主治医师、就诊和概念的详细信息则记录在属性表中。著名开源数据仓库 tranSMART就是基于该框架构建的。雪花形结构与星形结构类似，都有一个作为中心的数据表，不同的是属性表中的每个属性被规格化为多个相关表，使得数据库整体形状类似于雪花状。实际上，星形结构可以被当作雪花形结构的特例。雪花形结构的主要优势是数据冗余程度低，适用于高维数据的存储，但是数据库设计和数据联接复杂，导致查询不便。

数据集成方式分为两种：物理集成和虚拟集成。物理集成是将所有来源的数据集中在同一个地方，操作简单，这对单医疗中心来说较为可行，但是若涉及多中心电子病历系统数据，考虑到数据隐私、数据安全等问题，许多医疗中心仍有必要对本中心的部分电子病历数据的访问权限保持控制权。因此，对于多中心电子病历系统数据，虚拟集成较为合适。虚拟集成是指设立一个中央站点作为用户和数据之间的中介，并且在每个医疗中心建立子站点，子站点中存储已删除敏感信息的数据库，用户通过中央站点访问各个医疗中心的数据。虚拟集成的优势是安全性高，但是它需要各个站点的数据模型与全局数据模型尽可能保持一致。因此，在现实中实行难度较大。

2.4.1.4　应用服务

医疗应用服务主要是在数据库基础上提供面向单医疗中心或者多医疗中心的医疗服务。常见的临床应用服务包括生成全过程医疗质量服务报告、查看患者就诊的完整视图、检测医院抗生素的使用状况、协助医院传染病的检测、帮助医生构建患者队列以研究疾病进展和管理等。

2.4.2　临床数据中心服务真实世界研究

真实世界研究（real world study，RWS）是指在真实世界环境下收集与患者有关的数据(real world data，RWD)，通过分析，获得医疗产品的使用价值及潜在获益或风险的临床证据(real world evidence，RWE)。主要研究类型是观察性研究，也可以是临床试验[12]。RWS目前已经成为医学界重要的研究手段。2016年，美国总统奥巴马签署了《21世纪治愈方案》，批准食品药品监督管理局(Food and Drug Administration，FDA)可以在适当情况下利用RWE取代传统临床试验来支持监管决策，RWE可作为药物新适应证的审批证据。2018年，中国首个RWS指南《真实世界研究指南》出版。2020年1月，我国国家药品监督管理局颁布了《真实世界证据支持药物研发与审评的指导原则(试行)》[13]。

以电子病历系统为核心的CDR无疑是RWD的重要数据来源。其中记载着关于患者的各类干预措施和干预结果，可以为循证医学提供充分的科学证据。CDR服务真实世界研究的流程一般如图2-7所示。首先，针对具体的临床问题，提出合理的研究假

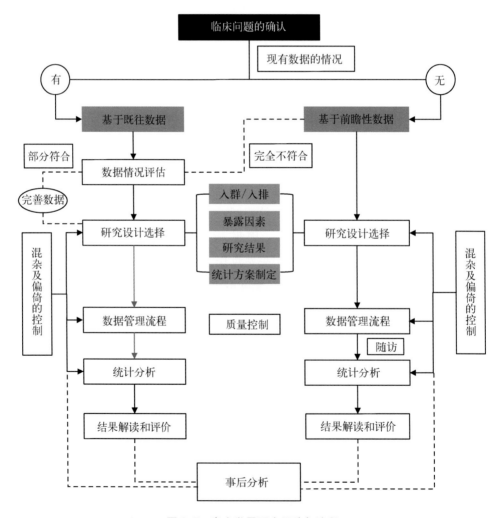

图 2-7　真实世界研究思路与流程

设;然后,根据假设,设计患者队列的构建方案和收集数据的范围,在上述构建完成的CDR基础上,对收集的患者数据进行分析。该数据不一定是患者过往的常规医疗数据,也可以是主动收集的医疗数据。例如,医生设计前瞻性的队列,以及规定患者随访和干预手段,并将这些数据登记在电子病历系统中。目前,利用CDR开展的真实世界研究包括疾病风险预测、药物重定位及药物不良反应事件的检测等[14],具体如图2-8所示。

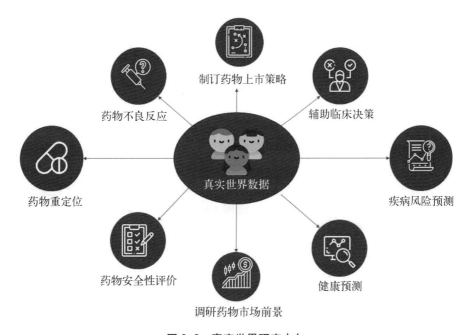

图2-8　真实世界研究方向

尽管RWS已经开展了许多应用,但仍有许多争议,主要集中在RWD的质量上。由于RWD是在日常环境而不是在严格设计的实验室环境中收集的,数据存在许多错误,难以保证可靠性,并且相比较于随机对照试验(randomized controlled trial,RCT),RWS对用户分析数据有更高的要求,如果医生缺乏相应的统计学知识,可能会导致分析结果的错误。

2.4.3　电子病历服务药品上市后研究

药品上市后研究是发现、评价并防控上市后药品在广泛人群中使用风险的重要方法,具体考察在广泛使用条件下药物的疗效和不良反应,并对药品在普通或特殊人群中使用的利益与风险关系、是否需要改进给药剂量方面给予评价。其中上市后药品的不良反应监测在发现药品安全隐患、控制药品安全风险方面起到了至关重要的作用,是保障公众安全用药的重要手段。电子病历数据包含患者用药等诊疗过程的全部信息,结合其他来自移动设备的健康检测数据、患者报告结局数据等,能够作为真实世界证据满足上述需求,是上市后药品安全性研究的主要数据来源[15]。

发现上市后药品的安全性问题有几种常见的途径:一是上市前的临床和非临床的试验研究;二是基于药理学分类效应的安全风险推衍,包括对药物作用机制的认识和同类型药物的风险推衍;三是对药品上市后的大规模人群用药状况进行监测。其中,前两种方式难以及时捕捉到真实的安全性信号,因而需要来自真实世界数据提供更可靠的证据,具体地可以分为被动监测和主动监测。

1)被动监测

被动监测指的是由医疗卫生工作人员将不良反应相关信息主动上报到药品监管机构的过程。这种方式存在天然的局限性,如发现率不高、因信息不完整导致的评价结果不准确等。

2)主动监测

主动监测指的是由一个主体方主动提出要求,基于各种方法展开监测行为的过程,一般由药品监管机构提出,相关医疗卫生机构实际实施。

美国 FDA 使用真实世界证据在检测与评估已批准药品上市后的安全性上已有较长的历史,主要通过传统的风险评估报告、不良事件报告等工具实现上市药品的安全性监测。2015 年 2 月,FDA 加速批准了帕博西尼(palbociclib,商品名为 Ibrance)联合来曲唑用于治疗 ER+/HER2−绝经后晚期乳腺癌。根据临床试验中对 50 例男性和 133 例女性癌症患者进行的药代动力学(pharmacokinetics,PK)分析结果表明,性别差异对药品的 PK 没有显著性影响。2019 年 4 月,制药公司辉瑞根据其上市后的男性乳腺癌患者电子健康记录数据,结合辉瑞全球安全性数据库、IQVIA 保险数据库等其他真实用药数据,向 FDA 提供了真实世界证据,以证明该药在治疗男性和女性相同适应证方面的安全性没有差异。根据证明,FDA 批准了帕博西尼新适应证的补充申请,即联合芳香酶抑制剂或者抗肿瘤药氟维司群(fulvestrant)用于治疗男性 HR+、HER2−晚期或转移性乳腺癌。

如上文所说,为指导和规范真实世界证据用于支持药物研发和审评的有关工作,保障药物研发工作质量和效率,我国国家药品监督管理局于 2020 年 1 月发布了《真实世界证据支持药物研发与审评的指导原则(试行)》[13],其中针对真实世界证据支持上市后药物监管,提出了以下内容:"真实世界证据用于支持药物监管决策,包括为新药注册上市提供有效性和安全性证据、为已上市药物的说明书变更提供证据、为药物上市后要求或再评价提供证据等。"

国家药品不良反应监测哨点联盟是由国家药品监督管理局药品评价中心认定的监

测哨点组成的联盟组织,致力于探索药品不良反应主动监测模式、开展重点监测和上市后评价等研究,促进合理用药,保障公众用药安全。国家药品不良反应监测中心于2017年4月正式启动国家药品不良反应监测哨点(医疗机构)认定及中国医院药物警戒系统(Chinese hospital pharmacovigilance system,CHPS)部署实施工作。CHPS基于医疗机构电子病历系统建立对应数据库,借助药物不良反应(adverse drug reaction,ADR)规则知识库与搜索引擎技术,实现医院对ADR处方事件的智能搜索与主动监测,并直接完成医疗机构ADR信息生成、审核、上报、反馈及分析等系统管理功能,从而改变原有的药品不良反应报告上报模式所存在的漏报率高、报告随意性强及报告信息不完整等局限。

2.4.4 电子病历服务传染病预警

据估计,全球每年约6 000万人的死亡中,至少有25%与传染病相关,其中,未被重视的传染病每年会夺走50多万人的生命,并导致至少10亿人慢性感染。为减少各类传染病带来的不可估量的创伤,需要快速识别和诊断疾病的暴发方式和病原体才能进一步有效地分配和利用资源,以便做出有效、及时的应对。

自2003年非典型肺炎暴发以来,传染病风险评估与预测就已成为疾病控制工作的热点。在传染病预警方面,我国的国家传染病自动预警系统从2008年开始运行,截至2018年初,该系统能够实现33种传染病的异常预警,已覆盖全国7万家医疗卫生机构,实名授权用户近15万个,已成为全球最大的传染病监测网络。系统采用固定阈值法和移动百分位数法,对报告的病例数进行统计,实现预警信号的自动产生和及时发送,并对预警信号相应过程的信息进行及时收集。此外,系统改变了以前沿用的按月逐级上报、以县为单位汇总资料的传统做法,建设了国家传染病报告信息管理系统及其核心子系统国家传染病网络直报系统,并通过打通HIS和直报系统,降低了诊疗医生填写传染病报告卡的难度[16]。

随着医疗机构工作量的增大,医疗服务需求日益提升,这一传染病监测预警体系难以满足高效运转的传染病监测工作,具体存在以下问题:① 现行大量传染病报告由临床医师填写纸质材料,预防保健科医师代为录入系统,这一报告方式导致数据报告的报告率、及时性与准确性均无法得到保证,存在错误率高、漏报率高等问题,并且给医护工作人员带来较大的工作压力;② 随着医院信息化建设的推进,以电子病历系统为核心的医院信息系统有了长足的发展,但在传染病报告中,这些条件尚未被充分利用;③ 现行的疾病预警模型主要针对特定传染病进行统计与预警,在对新发、少见及不明原因疾病的监测方面还存在不足。

2014年9月,上海基于电子病历直推的传染病疫情报告与管理信息系统项目在中国疾病预防控制中心(Chinese center for Disease Control and Prevention，CCDC)的支持下试点实施，松江区作为项目试点区，在居民健康档案和医院电子病历的基础上建设数据交换平台。平台智能化地采集来自医疗机构电子病历中的传染病相关信息，生成传染病报告卡，补充信息后逐级上传至区、市数据库，最终推送至国家传染病网络直报系统，并建立相匹配的数据管理方式。经过实际验证，平台能够较为准确、及时地通过区域平台将传染病报告信息延伸至医生工作站，真正实现了第一时间报告，极大地提高了院内传染病报告的质量与效率[17]。

2.5 电子病历信息共享前沿研究

2.5.1 电子病历系统信息共享框架

为了给患者提供最完善和最准确的诊疗服务，医生往往需要整合电子病历中多个系统的信息。为了保证医疗过程中的各个环节或各个业务科室能够全面及时了解患者情况，掌握上下游诊断与治疗的信息，发挥医院信息化的强大作用，上述的电子病历的各个系统之间需要实现信息共享[18]。

电子病历的各个系统实现信息共享及系统间数据互操作有多种途径与技术架构，目前常见的主要有3种模式：系统接口模式、一体化系统模式及集成平台模式。

2.5.1.1 系统接口模式

医院在建设电子病历系统的过程中往往会引入不同厂商的产品，而且国内厂商开发电子病历专业系统的标准、开发方式和数据格式各不相同，不同的系统之间需要通过数据交换接口进行信息的共享。在实际诊疗过程中，电子病历相关的系统之间需要交换和互操作的信息内容比较多，包括各类结果文档的共享和各种消息的交换。如果构成电子病历有 N 个专业系统，并且每个系统之间都有接口，则理论上最多可能需要 $N \times (N-1)$ 个接口。如果医院新增加一个专业系统，则需要再增加 N 个接口。在实际应用的电子病历体系中，共享信息的需求主要集中在临床医生工作站与各类检查、检验、治疗及药品保障等医技科室和保障科室之间。而各个检查系统之间、治疗系统之间的信息共享需求较少，各个系统之间的接口如图 2-9 所示。

在各个系统之间增加数据交换接口需要有比较大的投入，同时还需要涉及各个系统的开发商配合协同进行系统的改造。常用的接口方式有：调用对方提供的接口服务程序进行同步数据交换接口；连接的系统双方采用约定的数据交换标准进行交换接口；采用共享中间数据库的异步式数据交换接口。为了解决不同系统之间的信息共享，往往需要特别约定接口方式和数据交换标准。目前，也已经有许多组织制定了医院使用的各类信息系统交换数据的各个层级的标准，例如：系统间交换消息的 HL7 V2、HL7

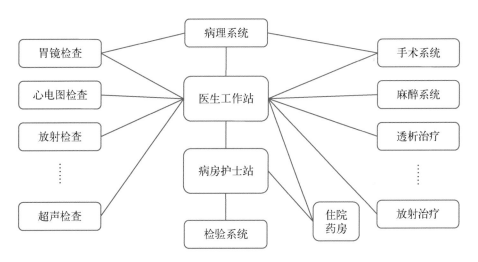

图 2-9 采用系统接口模式实现电子病历各个系统之间的信息共享

V3,交换医疗文档的 HL7 CDA,数字医学图像传输的 DICOM,规范检验观察数据的 LOINC,统一诊断分类的 ICD-10,结构化描述各类医学术语的临床术语标准 SNOMED-CT 等。由于标准众多,在电子病历的不同专业系统之间进行数据交换时选择哪个标准有时也会发生困难。因此,又出现了规范化流程与使用数据标准的医疗信息系统集成(integrating the healthcare enterprise,IHE)。在这个规范中,对医疗过程的基本信息框架和一些主要的检查与治疗流程进行了归纳,并规定了在这些流程中选择哪些信息标准作为接口。

由于每个系统可能由不同系统开发商设计,系统架构和软件环境都不相同,因此系统之间接口的种类也会非常复杂,而且一旦某个系统结构发生变化,则需要对与之连接的系统接口进行调整。该模式在系统变得复杂时,系统的运营成本会变得非常高,后期的软件维护也较为困难,会造成系统间耦合程度要求高、可维护性差。

2.5.1.2 一体化系统模式

一体化系统模式是基于数据共享标准的一种表现形式,医生工作站、检验检查系统等医疗业务处理系统是在同一个技术体系框架下建立的,除少数整合其他体系的系统外,同一个技术体系中各个系统之间的信息共享通常通过内部的数据库进行交换与互操作,如图 2-10 所示。该系统采用一体化的方法,统一规划系统设计、技术标准等方面的要求标准,从而实现系统模块间信息的无接口传输,实现信息的高度共享。该系统的优点是成本低、效率高、系统整合性好,并且用户界面比较一致。各个系统对应的医疗流程是按照一个比较规范的流程进行设计的。因此,通常比较规范,与法规契合度比较高。但这种模式的电子病历系统也存在各个专业系统的功能不够细致,对特殊处理流程无法非常紧密契合等缺点。在实际环境下，一体化设计的电子病历系统通常由同一个系统开发商完成，对医院来说，建设过程相对简单、协调工作量少，但同时也会影响到医院选择产品的范围。

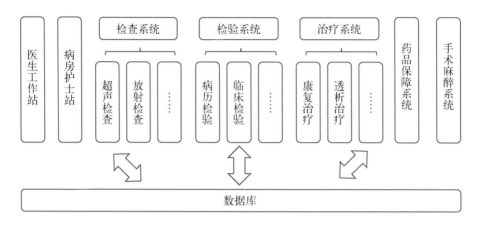

图 2-10 　一体化系统模式电子病历系统通过数据库实现共享机制

2.5.1.3 　集成平台模式

集成平台模式指的是将电子病历各个专业系统按照规范的医疗信息标准和技术进行有效融合，从而实现各系统之间的信息共享和数据互操作。图 2-11 给出了集成平台模式下各个专业系统的连接方式示意图。信息系统的集成平台通常包括即时消息交换、文档交换、数据整合等功能。在集成平台中还会按照通用的标准建立专业信息系统之间的接口，其中相关标准和关键性技术有 HL7 标准、CDA 标准、基于 HL7 标准的中间件技术和基于 XML 的电子病历存储与转换技术。HL7 标准主要定义了医疗行业中临床及管理数据交换的标准格式及通信协议。该标准支持多应用系统间文件和数据共享，能够使医院电子病历系统中的 HIS 与临床信息系统做到无缝衔接和医学数据信息的完整交换，并且不同平台间的医院信息管理系统也可以顺利沟通。CDA 标准是基于XML 的医疗行业的临床文档结构标准。它对电子病历的文件格式进行了规范，能够使病历文档容易被计算机解析和转换，也易于检索和使用。CDA 标准和 HL7 标准的综合使用，为电子病历系统中不同平台进行信息共享提供了有效的途径。不过，目前的数据交换标准主要定义了高层的数据交换方式，通常缺乏底层的数据交换规范。因此，实际建设时还需要针对特定的集成平台进行相关的接口改造。另外，电子病历系统中的各个专业系统应存在和集成平台的相应的数据交换接口，这是集成平台模式整合整个电子病历系统的前提条件。然而，在实际应用过程中，为各个专业系统增加标准的数据交换接口将会提高建设电子病历系统的成本。

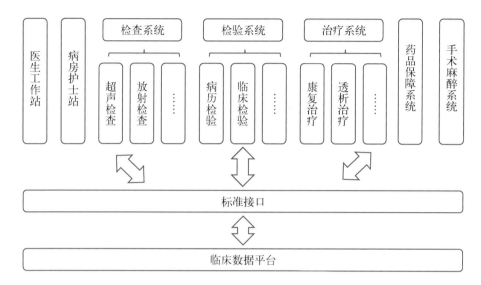

图 2-11　集成平台模式通过标准接口连接各个专业系统实现共享

2.5.2　面向区域医疗的电子病历改造

在对面向区域医疗的电子病历进行改造时，不得不提到医共体和医联体概念。其中，医共体是医疗共同体的简称，是医联体的一个子集，而医联体是医疗联合体的简称，二者的概念都来自 2017 年国务院发布的《国务院办公厅关于推进医疗联合体建设和发展的指导意见》。文件提出了医疗联合体的 4 种组织模式，分别为在城市主要组建医疗集团、在县域主要组建医疗共同体（县域医共体）、跨区域组建专科联盟及在边远贫困地区发展远程医疗协作网。

该文件在第 4 部分"促进医联体内部优质医疗资源上下贯通"中，明确指出要实现电子健康档案和电子病历的连续记录和信息共享，实现医联体内诊疗信息互联互通。医联体共享区域内居民健康信息数据，便捷开展预约诊疗、双向转诊、健康管理、远程医疗等服务，方便患者看病就医，提高医学科研技术水平。

针对国家要求和标准，大量相关从业者积极投身于面向区域医疗的电子病历改造中，多方面、多角度思量了电子病历改造的方式，以下是两个典型案例。

2.5.2.1　区域医疗下电子病历共享文档中间件设计

实现电子病历的共享有多种方法，但大多需要改造医院原本的信息系统再联合调试，具备较多的中间环节，并且数据交互过程存有响应时间、调用方法等诸多限制，而独立的第三方中间件功能较少，实现较为简单，可以提高操作的实时性。胡红雨等采用这种思路，设计了名为 EMRSMW 的电子病历共享文件中间件，并且引入了 NoSQL 集群存储机制，保证了系统的可靠性，较大地提高了性能。

该中间件采用了独立的应用程序编程接口（application programming interface，API）接口，向 HIS、EMR 等医院原有的信息系统提供对接接口，考虑到医院原有信息系统中的数据被多方持有，并且数据类型、数据特征等呈现方式不同，难以使用统一的框架直接进行对接。因此将中间件设计成能够适应不同类型的信息和信息源，并且对各个不同类型的医院的原有信息系统提供了专门的接口类型和数据处理的方式，还考虑到随着医院信息化的不断推进，医院原有信息系统可能在容量、类型、功能上有一定的变化，因此还强调了中间件的扩展性和灵活性。最终设计出的中间件较好地实现了数据采集、数据转换和文档查询功能，推动了区域内的电子病历的信息共享。

2.5.2.2　区域医疗电子病历安全系统整合系统

实现电子病历的共享有多种方法，其中著名的是医疗信息集成（integrating the healthcare enterprise，IHE）规范提出的跨机构文档共享（cross-enterprise document sharing，XDS）技术框架。但目前采用这种方式的系统只能导出普通的介质，让患者自行携带、自行保管，并且这种系统在获取不同机构来源的电子病历时一般采用固定的加解密算法，介质容易被破解，有信息泄露的风险。张贯京等设计了一种区域医疗电子病历安全整合系统，实现了电子病历的动态调整和动态加解密算法。

该系统的实现分为以下步骤：首先，创建电子病历模板，对电子病历模板中的栏位名称进行排序编号，并在数据库中创建对应排序编号的存储栏位，然后随机选择一个加密算法并发送至一个医院信息系统。从该医院信息系统中获取加密的电子病历，调用加解密算法对加密的电子病历解密，并解析解密后的电子病历中的栏位名称，将加密的电子病历对应的栏位名称与电子病历模板中的栏位名称进行匹配。其次，根据匹配的结果生成新的电子病历模板并对新的电子病历模板中的栏位名称进行重新排序编号，在数据库中创建对应重新排序编号后的存储栏位，将获取的电子病历中的数据存储于数据库中对应重新排序编号后的存储栏位，并生成新的电子病历。最后，对所有新的电子病历建立索引号，并调用加解密算法对建立索引号的新的电子病历加密。通过这种电子病历栏位名称匹配的方式实现了电子病历的动态调整，同时将随机的加解密算法应用到传输的电子病历中，也提高了安全性。

除了上述两种方案，还有许多方法也可以实现电子病历的连续记录和信息共享的目标，这有助于我国智能医疗和远程医疗的进一步发展。在智能医疗的辅助下，系统会智能化地输出患者的相关信息，可以让医护人员全面地了解患者的身体情况，医护人员也可以有针对性地直接从系统中获取精准的信息，节约诊断和治疗的时间。在远程医疗的辅助下，医疗资源相对落后的地区的患者可以在本地进行检查，然后由经验较为丰富的医生通过电子病历共享的方式获取患者信息并进行诊断，保障偏远地区居民的身体健康。随着广大研究者不断地针对区域医疗对电子病历的方方面面进行改造,改造后的电子病历会对全民身体健康起到越来越重要的作用。

2.5.3 面向互联网医疗的电子病历改造

国内医疗信息化行业经历了3个发展阶段。

(1) HIS阶段:目标是提升医院管理效率,以HIS建设为主。HIS以经济核算为主轴,主要是实现对医院人流、物流、财流的综合管理。主要模块包括门诊挂号系统、门诊收费系统、出入院管理系统、药房管理系统等。

(2) 临床信息系统(clinical information system,CIS)阶段:主要内容是各类临床应用,是以患者为核心对诊疗流程进行管理的系统,主要模块包括EMR、PACS、LIS、手术麻醉系统等。

(3) 互联互通整合阶段:随着医院各个科室的信息化建设成熟,一方面,将医院内部的数据互联互通,通过共享与数据价值挖掘进一步提升医院管理和临床决策水平;另一方面,不同医疗机构的数据互通将有助于分工协作,提升整体效率。

未来医疗信息化建设还将进入智能化阶段,从信息化到智能化,通过大数据、人工智能等技术,实现辅助诊断、健康管理等,进一步解决医疗资源供给短缺的核心问题。

在互联互通整合阶段,如何安全有效地进行电子病历信息共享,是当前研究的热点,也是促进未来智能医疗发展的关键一步。因此,要针对当前互联网医疗的大趋势,对电子病历进行改造,利用互联网促进不同区域、不同医疗机构之间的信息互通。

在国内医疗资源分布不平衡和老龄化趋势与民众日益增加的医疗卫生需求之间的矛盾下,互联网医疗的建设有着重大意义:第一,互联网医疗允许消费者借助网络享受挂号预约、诊疗咨询、线上支付、查看化验单、送药到家等服务,是一项便民措施;第二,借助互联网媒介,可获取居民健康状况、生活环境、人际交往等更多维度信息,并借此做出更准确的诊断;第三,汇集更多信息有助于更及时、准确地开展公共卫生防疫活动;第四,借助互联网可获取更多的医疗健康资讯,也可以促进患者、医生等之间交流;第五,借助互联网,医卫监管机构也可以获取更多、更准确、更及时的信息,透明度提升有助于提高监管水平。另外,互联网医疗更重要的意义在于有助于分级诊疗的落实,提升医疗体系的运行效率。分级诊疗是指按照疾病的轻重缓急及治疗的难易程度进行分级,不同级别的医疗机构承担不同疾病的治疗,逐步实现从全科到专业化的医疗过程。更具体的是,分级诊疗机制要求根据疾病类型及轻重缓急在不同级别或类别的医疗机构之间分配患者,根据患者病情的发展动态在不同医疗机构之间进行转诊,医疗机构之间需要在一定程度上共享诊疗信息和医疗资源。在上述过程中,互联网医疗能够在信息共享、资源分配、分工协作等方面提供支持。另外,医疗资源利用效率的提升能够有效降低成本，也有利于医保控费。

在互联网医疗带来福祉的同时，也面临着数据安全问题。卫生保健数据的隐私和安全不仅关系着患者的生命健康，也关系着国家医疗保险体系的安危。欧洲和美国都有严格的医疗隐私规则，这些规则侧重于数据的安全加密，尤其是在计算机之间传输数据的过程中。据统计，目前美国因违反电子健康记录系统安全规定而导致泄露的数据已涉及超过1亿人，这些被窃取的医疗数据被用于欺诈性地向保险公司开具假冒的护理发票。"暗网"中电子病历信息的销售量已超过了信用卡数据。当今医疗保健行业面临的最重大挑战之一是，在保持数据完整性和保护患者隐私的同时，如何与利益相关者共享关键医疗数据。虽然医疗数据标准已经较为完备，但EMR数据仍然可能因工作流程不一致和缺乏所有权等问题而受到影响，在严重影响决策制定和数据准确性的同时，反过来又影响患者的治疗和护理。现在，人们越来越重视协调医疗服务，并鼓励患者更多地参与其中，参与者在每个治疗阶段都可以访问、查看、编辑和共享EMR数据，同时保证准确的药物使用和诊断记录。

要解决以上问题，目前最先进有效的方式是将电子病历和区块链相结合[19]。由于个人健康数据非常敏感，并且在共享过程中会出现很多问题，因此使用区块链非常有意义。EMR信息及在区块链的分布式账本上共享的信息将被更新和保护，以供任何有权访问它的人使用。基于区块链的EMR解决方案还将减少访问患者信息所需的时间，同时提高数据质量并增强互操作性。此外，将区块链用于电子健康记录有助于减少开销，尤其是在软件开发和健康记录系统维护方面。使用区块链管理EMR有很多优势。引入区块链来管理电子病历就是人们长期追求的标准化数字健康数据管理方法。医院和护理提供者将不再需要特定的软件或数据库来访问患者数据。例如，去中心化区块链可以无须依赖本地医院之间的私有网络，无须转换为其他机构的数据组织结构，绕过医生、护士、管理人员来进行信息共享，同时还可以安全地共享电子病历元数据，从而收集统计信息，了解患者健康趋势并改善患者护理质量。医疗保健行业中无缝、准确、实时的信息共享是未来智能化医疗发展的必然方向，但必须要考虑安全问题和法规。另外，互联网医疗数据共享将大大地提高医疗机构之间的协作水平，也有利于提高诊断的准确性，丰富患者的治疗选择，从而迎来一个具有成本效益的主动护理时代。这就是区块链起关键作用的地方。它可以规避与数据所有权相关的问题，并提供安全且负责的对等共享，而不会给患者造成麻烦。

区块链可以实时地收集、存储、保护和共享健康数据，方便医疗保健专业人员和研究人员访问大量匿名患者的病历进行研究，从而增加样本数量，使研究者对疾病和治疗方案有更好的理解。基于区块链的电子病历还可以通过应用程序或电子邮件为患者提供专属的健康建议，并通过可穿戴设备和移动应用程序生成补充数据，这意味着医生可以实时查看患者在术后或疾病中的情况,从而及时发现患者有关饮食、运动和生命体征(如心率)的问题,而无须进行面对面的咨询诊断。

目前,许多具有前瞻性的医疗保健组织已经意识到区块链技术可以节省时间和金钱,并改变其在最基本层面上的运作方式。更重要的是,通过区块链对电子病历的管理和访问进行标准化将使患者护理提升到智能化医疗的新高度。患者将获得更准确的诊断,大大降低了医疗事故发生概率,并且可以主动控制其整个数字健康记录。通过安全地整理和协调后的电子健康元数据可用于把握健康趋势,改善治疗手段和根除疾病。

在区块链技术保证数据安全的基础之上,大力发展云计算技术给互联网医疗中的数据共享带来巨大的机遇。云计算可以大大增加移动性和效率。新型的电子病历系统提供了能够访问患者数据的接口,医护人员可以使用任何设备直接访问患者电子健康信息(electronic health information,EHI)。这是患者信息处理方式的重大转变,打破了患者信息仅保存在医院局域网的传统。基于云计算的数据共享模式可以使我们无论身在何处,都可以随时随地跟踪医疗保健数据,从而可以使数据输入 EMR 和从 EMR 中获取数据的效率更高。

2.6　小结

现有的医疗过程往往涉及多个具体的专业系统,在有效提高医务人员的工作效率的同时,也限制了数据在系统之间的有效流通[20]。电子病历系统是用于记录医疗全过程中各类信息的体系,包含这些具体的专业系统,通过共享各个医疗环节的信息,充分利用患者诊疗数据、知识库等,帮助提升医疗安全性和医疗质量。

在国家的大力支持和推广下,医疗机构的信息化建设已经有了突飞猛进的进步,但现在的电子病历依然存在着数据标准化及数量问题、数据存储问题、数据安全与系统稳定性问题,要解决上述问题,未来仍需要国家、医疗机构和系统开发者的共同努力。

参考文献

[1] SHORTLIFFE E H,CIMINO J J. 生物医学信息学[M]. 3 版. 北京:科学出版社,2011:213-226.

[2] 国家卫生计生委.电子病历应用管理规范(试行)[J].中国实用乡村医生杂志,2017,24(6):1-2,6.

[3] RALPH J J I. A comprehensive review of an electronic health record system soon to assume market ascendancy:EPIC®[J]. J Healthc Commun,2016,1(4):36-44.

[4] 许娟娟,庹兵兵,奈存剑,等.中美医院信息化规划与信息产品发展差异研究[J].中国医院管理,

2019,39(3)：64-66.

［5］范先群.互联网＋医疗健康［M］.北京：人民卫生出版社,2020：56-63.

［6］殷琪.护理一体化信息平台构建［J］.医学信息学杂志,2013,34(8)：12-16.

［7］陶亮亮,王国送.移动护理系统在医院信息化的应用［J］.电脑知识与技术,2017,13(35)：145-146.

［8］杨锦锋,于秋滨,关毅,等.电子病历命名实体识别和实体关系抽取研究综述［J］.自动化学报,2014,40(8)：1537-1562.

［9］张琼瑶,王晟,陈礼团.智能语音技术在门诊电子病历中的应用实践［J］.中国数字医学,2021,16(8)：12-16.

［10］赵静.电子病案质控存在问题分析及改进措施［J］.中国药物与临床,2018,18(2)：291-292.

［11］胡红雨,刘冬.区域医疗下电子病历共享文档中间件设计［J］.电子技术与软件工程,2020(1)：199-201.

［12］严广斌.真实世界研究［J］.中华关节外科杂志(电子版),2018,12(1)：141.

［13］方碧陶.国家药品监督管理局印发《真实世界证据支持药物研发与审评的指导原则(试行)》［J］.中医药管理杂志,2020,28(2)：107.

［14］李言生,龚后武,栗翊超,等.基于真实世界数据的疾病风险预测研究［J］.医学信息,2020,33(23)：17-19.

［15］DECLERCK G，HUSSAIN S，DANIEL C，et al. Bridging data models and terminologies to support adverse drug event reporting using EHR data［J］. Methods Inf Med，2015，54(1)：24-31.

［16］罗力,王颖,张天天.新时代疾病预防控制体系建设的思考［J］.中国卫生资源,2020,23(1)：7-13.

［17］王晔,吴寰宇,冯玮,等.上海市传染病报告管理系统现状及思考［J］.中国卫生资源,2020,23(4)：404-407.

［18］王竹君.电子病历档案信息共享机制的建设路径研究［J］.兰台内外,2021(4)：1-3.

［19］潘时清,李洪进,潘桃桃.基于联盟区块链的电子病历系统模型研究［J］.网络安全技术与应用,2021(2)：32-34.

［20］HECHT J. The future of electronic health records［J］. Nature，2019，573(7775)：114-116.

3 临床检验系统

临床检验系统(laboratory information system，LIS)是专为医院检验科设计的一套实验室信息管理系统，利用计算机对实验室的各种信息进行全方位管理。LIS 可以接收、处理和存储检验工作过程中产生的信息，使与检验相关的工作自动化进行。LIS 还可以促进检验科室和临床医生之间的沟通，加快患者检验报告的交付，在提高检测质量、减少信息传递错误、缩短检验结果生成周期及改善患者诊疗结果等方面发挥着关键作用。本章从 LIS 的框架和业务流程出发，探讨其发展历程、研究现状和前沿研究。

3.1 临床检验系统概述

3.1.1 临床检验及临床检验系统简介

临床检验是将患者的血液、体液、分泌物、排泄物和脱落物等样本，通过目视观察、物理、化学、仪器或分子生物学等方法进行检测，并强调对检验全过程(分析前、分析中、分析后)采取严密质量管理措施以确保检验质量，从而为临床提供有价值的实验资料。

LIS 是信息技术在医学检验领域的实际应用，用于实现并加强检验过程中信息的传递，通过计算机网络将实验室的分析仪器连接起来，建立以实验室为中心的分布式管理体系。LIS 根据科学的实验室管理理论和数据库技术，建立完善的质量保证体系，实现检验数据网络化共享、无纸化记录与办公、资源与成本管理、人员量化考核，为实验室管理水平的整体提高和实验室的全面管理提供先进的技术支持。它是当今临床检验的关键部分，有助于获取高质量的数据和可靠的结果。

公共卫生信息学研究所(Public Health Informatics Institute，PHII)给出的文档中列出了 LIS 的 19 个核心功能：检验测试处理；检验安排；样本收集；样本跟踪；库存控制；套件和表格管理；出具报告；统计分析和监督；服务计费；合同和拨款管理；培训、教育和资源管理；实验室认证；用户建议；质量控制(quality control，QC)和质量保证

（quality assurance，QA）；实验室安全和事故调查；灾难恢复；核心 IT 服务——硬件和软件；预算和资金；政策和程序。

LIS 的生命周期分为三个主要阶段：预分析、分析和后分析。在预分析阶段，LIS 可以极大地提高样本数据安全性，保证了数据验证并防止数据损坏或丢失。它不是把手动过程简单地自动化，而是着重流程的设计。在预分析阶段，LIS 的主要工作如下：登录管理；确保样本的正确识别；创建患者数据库；创建和维护唯一的样本 ID；帮助识别错误标记的样本；生成样本条形码。在分析阶段，LIS 的主要工作有：使用预分析数据确保样本的正确识别；通过自动捕获仪器的结果来协助工作管理；减少仪器数据中的转录错误；验证检验结果；协助质量控制。LIS 可以在过程监控、工作流程、仪器接口和质量保证方面起到作用。在过程监控中，LIS 可以在整个实验室过程中持续标记每个样本的位置和样本状态。它还具有监控工作流指标的能力，如监控样本的周转时间。在工作流程中，LIS 通过建立规则以确保用户遵循正确的流程，并且在需要的时候通过警报通知用户。在仪器接口方面，LIS 通过一个定向的接口将数据从仪器直接导入，这样可以减少数据转录错误并加快分析过程。在更高级的 LIS 中，使用双向接口可以将数据发送到仪器，仪器的检验结果和 QC 数据也可以自动返回到 LIS。自动化质量保证方面，LIS 可以自动跟踪和生成 QA 报告，包括样本回绝、样本转移、错误操作日志表、通信日志、事件管理日志、分析仪的使用和维护需求、仪器运行情况。在分析后阶段，重点是根据测试目的将检验数据提交给不同的接收者。检验结果可以作为独立的结果呈现，并带有相关的设备或地理位置标注。同时，可以根据需要提交其他信息，包括诊断临界值、约束，以支持决策。

临床系统的数据交换标准为 HL7（health level 7）卫生信息交换标准。过去，LIS 以独立的系统为主，由检验科自行管理实验室内生成数据。LIS 高度耦合并参与诊断检验过程的所有阶段，从检验订单生成到出具报告。后来，情况发生改变，LIS 必须与众多医疗保健系统交互才能有效运行。LIS 必须与实践管理系统、医院信息系统、电子病历系统和计费系统交换数据。实验室与医院其他系统的连接依赖于标准化的消息格式和通信协议。各种信息系统之间的数据交换通过应用程序接口进行，这些接口包含支持从一个系统到另一个系统的电子数据交换的软件、协议和连接。通用消息格式和通信协议用于标准化应用程序之间的数据交换。HL7 是用于信息系统之间数据交换的标准消息格式。HL7 通常用于将订单从订单输入系统发送到 LIS，并将 LIS 结果发送到临床信息系统，同时还用于注册系统以传输相关的人口统计数据和患者状态信息。HL7 定义了可以发送的消息类型及消息中可以交换的数据。数据被编码为可扩展标记语言（extensible markup language，XML），以进行存储、显示和传输。XML 已成为许多行业的标准。HL7 消息类型包括检验订单、检验结果和注册通知消息。此外，HL7 定义了如何交换消息并提供错误通信指南。每个 HL7 消息被分为段（segment），这些段进一步划分为一个或多个域（field）。

LIS 可以带来很多好处。LIS 可以改进实验室数据管理、提升实验室效率、提高质量，为实验室汇总、分析和管理实验室数据提供依据。实验室可以从 LIS 收集信息，并为监测、管理和制定卫生政策提供及时的报告。同时，整个检验流程和数据管理得到改进，提供更好的 QC/QA。采用国际实验室标准，可以及时高效地向实验室工作人员和管理人员提供准确和完整的信息，支持工作流程和检验过程中的信息跟踪、收集、存储和分析，为患者和其他机构出具报告，提高数据安全性。

3.1.2 临床检验系统发展历程

20 世纪 60 年代初期，计算技术的进步促使人们在医疗保健环境中试验数据管理相关功能。Bolt Beranek Newman 公司和马萨诸塞州总医院合作创建了一个系统。该系统包括分时和多用户技术，这些技术后来对现代 LIS 的实施产生了重大影响。大约在同一时间，GE 公司宣布了对 HIS 进行构建的计划，尽管该计划最终失败了。LIS 的第一个时代由对医院运作知之甚少甚至一无所知的大型科技公司创建，在这个时代导致几乎没有 LIS 成功案例的原因有很多，但最重要的有两个，即缺乏合适的编程语言和计算技术。

Pappalardo 和 Marble 在 20 世纪 60 年代中期开发了一种 MUMPS 高级编程语言。这种语言不仅引入了非常超前的编程概念。例如，多个并发用户的接口和将数据库驱动程序从一个指令集架构移植到另一个指令集架构的工具，它还集成了一个用于持久存储的分层系统数据。换句话说，MUMPS 是计算历史上第一个分层数据库管理系统之一。但是，MUMPS 背后的开发团队很小，仅使用了相对便宜的商品硬件，并且需要在很大程度上与临床工作人员密切合作。MUMPS 的开发对 LIS 的发展有促进作用，它拥有允许多用户的界面和用于持久存储数据的分层系统。然而，其先进的、跨多个实体的分散使用，以及从数据库中提取和分析数据对当时的信息技术仍然是困难的。因此，在 MUMPS 的基础上进行开发的医疗保健和临床检验系统非常少。

20 世纪 60 年代末和 70 年代初的第二代 LIS 以技术水平的快速提高为标志。虽然这些系统几乎都是在 MUMPS 的基础上实现的，但它们的实现细节有很大不同，世界卫生组织于 1970 年开发了自己的 LIS，以提高数据管理和报告的效率。这些 LIS 需要花费大量时间和资源来实施。随着技术的进步，一些实验室在 20 世纪 70 年代采购了定制系统。

到 20 世纪 80 年代，结构化查询语言（structured query language，SQL）、关系数据库管理系统和 HL7 协议的出现方便了软件开发人员扩展 LIS 的功能和互操作性，使得商业分析和智能技术能够被应用到临床数据。英特尔和 IBM 等科技公司开始对其半导体制造技术进行不懈的改进,使可用计算能力每一两年可以翻一番,这种现象现在称为摩尔定律。为了易用性和强大功能而设计的标准化和高度可移植的编程语言(如Pascal 和 C/C++)出现并被行业所认可,从而迎来了第三代 LIS。计算能力的指数级增长意味着,可以使用计算成本高但用户友好的关系数据库管理系统来代替 MUMPS。在接下来的十年中,实验室仪器制造商开始开发商业化的 LIS 解决方案,旨在提高系统的功效。尽管如此,这些软件仪器解决方案依然是有局限性的,针对特定场景需要特殊定制,会耗费大量的实施费用和时间。

随着信息技术和处理器在 20 世纪 90 年代和 21 世纪初期变得更加先进,同时成本更低,信息学开发人员创建了通用的、灵活的 LIS,与前代相比,减少了定制的需求。此外,开发人员搭建了开源系统,提供了多种系统可供实验室选择来追踪、分析和存储实验室数据。

2010 年之后,基于网络和以数据库为中心的 LIS 改变了人们与数据交互的方式,网络驱动的数据格式化技术如可扩展标记语言使得 LIS 和 EMR 的互操作成为现实。此后,云计算技术进一步改变了 LIS 的实施方式,同时也产生了有关安全性和稳定性的新问题。

现代 LIS 已经进入前所未有的新时代,支持可配置的临床决策支持规则、系统一体化、检验扩展工具及即时检验(point-of-care testing,POCT)等功能。LIS 模块也开始出现在电子病历中,为医院提供涵盖多科室的企业级解决方案。

3.1.3　临床检验系统国内外研究现状

在当今信息时代和经济全球化的影响下,LIS 呈现了全球化趋势,具有简单易用、能够广泛连接与控制仪器、进行样本采集与处理、提供丰富的化学结构并应用多媒体记录等特点,在临床检验中得到应用。当前,检验科室的许多工作流程都十分复杂。因此,LIS 也随之变得复杂且全面,包括改善临床护理和患者安全的高级功能(如患者队列匹配、重复监测警报、扩展支持、高级决策支持、丰富的分析仪界面、样本追踪、质量控制及质量保证等)。较全面的 LIS 会消除对中间件的需求,因为该功能已包含在 LIS 中。

另外,许多 LIS 中已有的功能会随着使用不断改进,如人-机交互的改进使 LIS 的使用更加直观。更新过的图形属性拥有更清晰丰富的外观,更大的按钮设计使用户在进行选择时更容易看到突出显示的内容。随着决策支持的迅速发展,实验室效率和生产力得到了提升,具体表现为:自动验证结果和订单输入;反射测试级联为实验室提供最合适的测试并可以提升利用率;样本追踪可以在从样本采集到处理的整个实验室过程中追踪每个样本,通过扫描样本条码可以将样本与系统内的患者信息联系起来;数据分析和仪表板用于监控对实验室产生影响的重要指标。例如，抗生素管理，以及与医院获得性感染相关的细菌。当前，LIS 添加了更多智能化时代的模块和中间件。例如，语音识别、智能调度、智能计费等，以满足某些实验室的特殊需求。

此外，LIS 不断拓展新领域，如增加分子检验和 POCT。智能化时代要求 LIS 能够快速整合新功能，从而跟上市场的变化。目前，LIS 有以下几个研究热点。

3.1.3.1 系统一体化

LIS 与其他系统的接口越来越重要，如分析仪、公共卫生实验室、肿瘤登记处、计费系统和 EHR。随着互操作系统备受关注、实验方法不断更新、分析仪不断改变，这种一体化需求将持续存在。Petrides 等在一个拥有 777 个床位的医疗中心实施 EHR-LIS 接口过程中就总结了 10 个方面的挑战[1]：检验编码的统一和协调；供应商检验任务的详细测试；构建过程中与 EHR 提供商的不断沟通；流动订单和收款；工作流程的专业化；要有足够的报告和指标；适应住院静脉穿刺量的增加；充足的资源保证；应对实验室工作流程的突然变化；解剖病理标本的订购。

3.1.3.2 即时检验

医疗保健系统对 POCT 的需求不断增加，因为 POCT 可以加快诊断、缩短诊疗周期，在许多情况下节省了时间成本，从而提高患者满意度和诊疗连续性。

3.1.3.3 决策支持

Matthias 等在针对 2019 年新型冠状病毒肺炎（Corona Virus Disease 2019，COVID-19）流行场景中对 LIS 进行了设计和开发以解决分析前和分析后阶段的关键瓶颈[2]。在分析前阶段进行决策支持，使实验室能够自动通知并主动指导样品制备和运输程序。系统通过算法计算执行所有分析所需的最小血管数量（不仅考虑血液的总体积，还考虑实验室内的样品处理和分装方式），然后将最佳采样策略通知给抽血者。该工具还提示采血者需要提供包装说明，解释三重包装要求。在分析后阶段的决策支持中，根据检测结果把患者归类为未疑似 COVID-19 的病例、疑似但未确诊为 COVID-19 的病例（检测结果待定）和确诊的 COVID-19 阳性病例。根据这种分类，不同类别的患者在不同的单位住院，尽量减少院内疾病的传播。LIS 将检测结果迅速有效地传输给 EHR，每位患者的 EHR 主页上显示了"COVID-19 状态"按钮。此按钮实时显示实验室检测的结果，并允许医生根据聚合酶链式反应（polymerase chain reaction，PCR）和计算机断层扫描结果快速分类患者。

3.1.3.4 分析报告

LIS 需要为实验室跟踪多个内部分析指标，如检验利用率、人员配备水平和质量控制，并提供详尽的报告。LIS 还可以跟踪患者的某些疾病状态，如糖尿病和抗凝监测。

3.1.3.5　分子和基因检测

人们对个性化医疗的日益关注和技术进步推动了分子和基因检测的需求。这要求 LIS 能够支持复杂的分子检测工作流程、算法，以及海量数据的存储和处理。Charles 通过调查指出 LIS 和许多分子仪器软件中缺乏一些必要的功能，这会对检验工作流程、效率和安全性造成影响。因此，在该领域 LIS 还有许多工作需要完善。

3.1.3.6　系统改进与评估

Yusof 等针对检验中出现的错误和延迟问题，提出一种新的 LIS 评估框架，以识别错误事件、促成因素并给出预防措施。这减少了错误并提高了检验效率，同时有效地简化了检验过程[3]。

3.2　临床检验系统主要框架及业务流程

3.2.1　临床检验系统主要框架

临床实验室信息管理的核心是 LIS。本小节从预分析、分析中和后分析 3 个阶段来阐述 LIS 的主要框架。在分析前阶段，LIS 参与样本登记、样本收集和样本处理过程。在分析中阶段，LIS 需要将样本传送到对应的分析仪，处理从分析仪收到的数据，并生成测试结果。在后分析阶段，LIS 负责结果传输、报告生成、关键值识别和文档存储[4]。LIS 主要框架如图 3-1 所示。

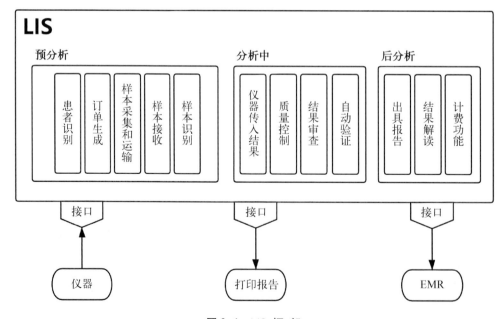

图 3-1　LIS 框架

3.2.1.1 预分析阶段

预分析阶段是指在分析样品之前发生的阶段。分析前阶段包括患者识别、样本采集和运输、样本登记、样本接收、样本识别。分析前阶段产生的错误估计占实验室错误的40%～70%。这些错误的发生主要是由于手动操作较多，包括纸质申请、手动注册和手动数据输入的错误。通过正确部署LIS，可以防止预分析阶段产生的错误。LIS可以通过提供用于注册和登记、采集清单、条码样本识别和标准化的电子界面来保证质量和安全。

1）患者识别

医疗记录依赖于唯一且永久的患者标识符。患者标识信息（例如，姓名、出生日期和医保号的组合）必须在请求检验之前输入系统。在大多数卫生系统中，注册过程涉及获取患者人口统计信息。患者人口统计数据包括患者姓名、出生日期、地址、电话号码、民族和性别。使用上述患者信息，注册系统为患者分配唯一的病历编号（或从数据库中检索），并将患者信息按照HL7的标准传输到下游系统。例如，药房信息系统、临床信息系统和LIS；也可以手动将患者信息输入LIS。无论采用何种规模和输入方法，LIS都依赖于患者标识符和人口统计信息来生成报告结果。

2）订单生成

工作人员将纸质的医嘱手动输入LIS，或以计算机化医生医嘱录入系统（computerized physician order entry，CPOE，又称为电子处方系统）的形式输入生成检验订单。CPOE系统根据患者的临床状态提供临床医嘱集和护理方法供医生选择。由于医生只能从可用的选项中进行选择。因此，电子订单输入能够筛掉过期的检验选项，提供临床决策支持的功能。从工作流程和减少错误的角度来看，CPOE可以减少误解和错误。

3）样本采集

样本采集可以通过LIS的批量采集（例如，早上集中采集）或基于个人订单的临时采集（如门诊采集或患者床边）进行驱动。在采集前，LIS会打印样本标签，包含至少两个患者标识符及样本类型（如试管类型）。对于临时采集订单，样本标签是在患者病床边使用专业软件和便携式设备按需制作的，这些设备可扫描患者腕带条码并实时打印样本标签。这些也称为"即时"条码，便携式设备加载电子订单，打印适当的标签并提供该订单所需的容器类型和数量的相关指示。对于门诊的样本采集，根据订单需求打印标签和采集详细信息。在正常情况下，样本都标有订单、检验和患者信息，并被发送到实验室进行分析。

4）样本接收

无论是通过订单输入系统的电子传输还是检验工作人员的手工输入，在样本接收时，样本会被标记上唯一的编码（称为样本号）。该编码用于在整个检验过程中跟踪样本。样本号将检验订单和患者信息与样本相关联。为了保持样本号较短，一些 LIS 会循环使用样本号，还有 LIS 将日期附加到样本号或使用其他一些方法来保持样本号的唯一性和永久性。在 LIS 中，样本的子样本（如为一名患者抽取的 3 个不同管）用容器 ID(container identification, CID) 作为标识。CID 是一个唯一的编号，可以清楚地识别给定样本中的子样本。CID 是链接分析仪和 LIS 中的订单和结果数据的关键标识符。使用唯一的 CID 对实现自动化和样本检索至关重要。

5) 样本识别

样本对准确报告结果至关重要。手工抄录可能是实验室错误的最重要来源，大约每 300 次手工输入中就会出现一次错误。有时特别难以检测到的数字错位或小数位错位等错误，最终可能导致结果误报。在预分析阶段，CPOE 将订单传输到 LIS 是减少人工转录及其相关错误的重要手段。此外，实验室中大量使用条码来防止转录错误，以及在整个检验过程中识别和跟踪样本。在大多数系统中，样本的每个试管都用条码作为唯一标识。使用自动条码扫描仪或由实验室工作人员手动扫描条码标签，可以简化整个实验室的样本跟踪。大多高度自动化的仪器都将条码扫描仪集成到仪器中，支持自动识别和跟踪条码样本。射频识别(radio frequency identification, RFID) 是一种较新的自动识别技术，它利用无线电波来识别物体。RFID 系统使用小型电子标签，由 RFID 扫描仪读取，类似于条码扫描仪读取打印条码的方式。RFID 标签由小型集成电路组成。被标记对象的数据存储在集成电路的存储器中。信息通过 RFID 扫描仪产生的射频信号以无线方式发送给 RFID 标签或从 RFID 标签发送出去。RFID 标签可以保存大量信息，非常稳定，读取器和标签之间不需要角度匹配。RFID 标签非常适合检验过程中的许多场景，包括样本跟踪和患者腕带识别。几家自动化供应商目前正在使用 RFID 技术作为其自动化样本跟踪系统的基础。

3.2.1.2 分析阶段

分析阶段中，LIS 通过仪器接口进行结果传输，同时进行质量控制和质量保证、结果审查及自动验证。

1) 仪器接口传入结果信息

将自动化仪器与 LIS 连接可大大提高生产率并减少错误。要连接仪器，必须使用设备驱动程序或医疗设备接口的软件使 LIS 与仪器进行通信。仪器制造商通常在仪器引入之前向 LIS 供应商提供接口规范。仪器接口可以是单向的或双向的。单向接口仅将结果从分析仪发送到 LIS，这种类型的数据传输也可以称为数据"上传"。在单向接口中，没有数据从 LIS 传输到仪器。因此，必须将订单和样本识别信息使用其他方式输入分析仪。此时，CID 可以作为这些场景中的识别链接，因为 LIS 中的 CID 与患者人口统计数据相关联。此外，由于样本管上标有条码，因此让分析器扫描样本管上的条码可以提供一种简单的方式来向分析器提供样本识别信息。双向接口允许 LIS 和分析仪相互发送数据。通过双向接口,LIS 将患者/样本标识符和命令发送到分析仪,分析仪将结果发送到 LIS。将样本标识符和检测指令从 LIS 传输到仪器称为"下载"(仪器从 LIS 下载信息)。

2)质量控制和质量保证

质量控制对检验至关重要。LIS 提供了检测周转时间(turnaround time,TAT)所需的数据,因为它为关键事件加上了时间戳:订单时间、采集时间、接收时间及出结果时间。除了 TAT 报告之外,LIS 还提供各种其他管理报告,包括测试量、工作量统计和计费。LIS 提供了视图和报告工具,以便工作人员可以轻松地创建报告以查询重要的管理和临床问题。

3)结果审查

结果验证是 LIS 的一项重要功能。检测的初步结果被标记为"已执行"后,LIS 会提供一个界面,技术人员可以在其中审查结果。为确保仅发布有效结果,LIS 会应用规则来与实验室指标进行比较,包括分析物参考范围或临界值限制。此外,可以将当前结果与患者之前的结果(增量检查)进行比较,以提醒技术人员注意可能的错误。结果报告所需的规则和计算通常也位于 LIS 中,如国际标准化比值、阴离子间隙和肾小球滤过率的计算。

4)自动验证

传统的技术人员结果验证依赖于单个结果或局部结果组,个人判断可能会导致错误。自动验证是指基于计算机的算法在没有技术专家审查的情况下对实验室结果进行验证的过程。最常见的自动验证算法是对结果范围进行识别和验证。精心设计的自动验证算法可以改进 TAT、提高运营效率。因为人类不可能在很短时间内查看数千个结果,同时识别潜在错误等细节。

3.2.1.3 后分析阶段

后分析阶段,LIS 会对检验结果进行报告和解读,同时进行计费和样本追踪。

1)出具报告

最佳的报告不仅依赖于数据可用性,还依赖于直观、高效和清晰的结果展示。精心设计的电子报告应用程序可以通过突出显示最近的结果、对相关检验进行分组、可定制的用户友好型图表及方便快捷的过滤方法来提高检索效率和清晰度。实验室审查应特别注意异常结果标记、参考区间及备注等。

2)结果解读

随着检验的选项和复杂性的增加,许多临床医生没有足够的知识来解释临床情况中所有的复杂检验结果。LIS 可以通过附加注释为复杂的检验结果提供解释性支持,并创建个性化的解读报告。该报告可以传输到医疗记录中并与检验结果一起展示。解释性实验室报告包括诊断的叙述、可能影响到检验的相关细节及额外的检验建议。在几项研究中,这样的解读报告对医生、患者和医院产生了积极的影响。

3) 计费功能

LIS 需要向财务系统报告实验室执行所有检验的准确费用统计。对于每个订单,LIS 通常会向计费系统报告所执行的检验、患者人口统计数据、医嘱、就诊信息和患者诊断。若 LIS 不能准确收集和报告此信息,可能会违反监管规定。

3.2.2 临床检验系统业务流程

LIS 业务流程可以概括为:门诊医生和住院工作站提出检验申请并登记,生成相应患者的化验条码标签,在生成化验单的同时将患者的基本信息与检验仪器相匹配;对采集好的检验样本进行管理,记录并维护实验室样本和试剂的监管链;管理和应用对应的检验设备对样本进行实验检测;对检验仪器生成结果进行审查和验证,系统会根据相应的关系,通过数据接口和结果核准将检验数据自动与患者信息相匹配;对检验后的样本、实验和研究进行审查和批准;出具最终报告供医生和患者使用。LIS 业务流程如图3-2 所示。

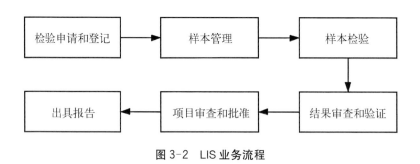

图 3-2 LIS 业务流程

LIS 在每项过程中实现的功能细节如下:

1) 检验申请和登记

LIS 提供一种为实体分配唯一标识符的方法。例如,LIS 将样本的供应商标识符作为唯一标识符存储在条形码或 RFID 中。唯一标识符应该能够出现在引用这些实体的必要记录、文件和报告中。记录相应登记样本的采集细节,包括容器尺寸和类型、容器数量、采集日期和时间、采集者姓名、批号、储存地点、保存方法、使用的采集方法(标准和非标准)、安全问题和保留期,并允许添加、修改和删除新的、可定制的检验项目,出现错误时还可以记录所提交样本的不良或意外特征。

2）样本管理

LIS通过条形码或RFID技术准确识别系统中的物理样本。记录并维护实验室标准品和试剂的监管链，包括记录样本和试剂的首次开启日期、存储位置、数量、状态，并基于相关元数据（例如样本类型、检验方法、指定用户和状态）将逻辑关联的样本组合在一起。还可以将检验方法与规范、标准和试剂联系起来，创建个性化抽样和检验，例如代表性抽样、校准检验、质量控制检验、预防性维护检验、稳定性检验、无菌检验、兼容性检验、身份检验、可用性检验和服务事件相关检验。

3）样本检验

用户可以选择经批准的、未过期的样本和试剂进行测试和实验，同时，系统可以检测是否有过期的项目并使用新样品进行重新测试，防止过期的样本、试剂或其他介质参与检验过程，还可以检查仪器样品的物理、控制和规格限制。用户可以输入与单个样品相关的所有测试，还可以自定义输入方式。例如，从电子表格上传，当输入不合格的检测时，LIS可以智能地提醒用户，重新创建和分配检验工作。LIS完整记录测试或实验过程中创建的所有数据，包括使用的仪器、执行的计算，以及相关的图形、图表和光谱。记录还能够捕获执行测试或实验的人员的签名，以及出于合规目的审查记录的人员的签名。

4）结果审查和验证

将检验的结果与预定义的数据范围进行比较，当结果超过这些数据范围时，LIS会明确提醒用户，同时保持对修改检验结果的操作进行完整的审计跟踪。

5）项目审查和批准

LIS准确记录样品最终处置的详细信息，对"已批准"和"拒绝"等特定样品状态提供相应的功能，包括处理重新测试、重新取样、重新计算、对不合格项目进行响应及处理的功能。同时，允许授权人员在审查和批准过程中查看检验结果的相关元数据，包括使用的仪器和试剂、仪器的原始数据和相关报告。

6）出具报告

授权人员对结果和相关元数据进行验证和批准后，系统准确地生成各种样本检验报告，包括检测分析证书、待批样品、超标的样品和试剂、仪器校准信息、过期试剂处理，以及实验室性能的趋势图。LIS使用分析证书验证结果的状态，包括唯一标识符、使用的分析程序、参考区间、环境条件、检测人员、其他注意事项、检验意见和解释，以及供应商信息、适用的时间和日期等详细信息，并且以计算机可读格式（如无格式电子表格、CSV文件或XML文件、PDF格式）导出报告文件并将它们链接到标准、试剂和测试样品，同时标记可能不符合规格或不符合预期的检验结果，对变更、修改或重新发布的报告也要进行明确标识，并在该报告中明确标识信息的变更内容和变更原因。除标准报告外，系统还可以提供自定义报告的方法，包括但不限于样品登记报告、工作和积压清单、实验室绩效报告、仪器报告、统计分析报告、监管报告、事故报告、监管链报告、质量保证报告、服务报告、库存分析报告和调查者报告。

3.3 案例分析

3.3.1 东软智慧实验室信息系统

东软智慧实验室信息系统(见图3-3)以质控全面、物联丰富作为目标,面向医学实验室的规范化、智能化、一体化的工作平台,服务于检验医师、技师、护士、临床医生、患者和科室管理者,提供检验样本流程管理,检验报告发布,以及科室管理等一系列业务支持,系统功能完备,设备连接能力强大,是现代医院检验业务运行和科室管理的最佳工作平台。系统全面支持 ISO 15189 规范,符合互联互通、电子病历等评审评级要求。

产品的底层为各种数据分析设备,如血液分析设备、体液分析设备、质谱仪及血培养仪等流水线设备。在 LIS 业务流程中以样本作为单位,完整支持检测周转时间(turn-around time,TAT)采集、度量与分析,针对所有样本可以进行各种方面的检验包括临床检验、微生物检验、生化检验、骨髓检验、体液检验、分子检验、免疫检验及辅助生殖等,满足大型医院的要求。该系统还可以接入微生物检验 MYLA 系统,并且支持POCT 床旁检验场景,满足不方便移动的患者或者样本进行即时检验的需求。同时,样本流也与系统的整体管理模块相辅相成,尤其是质控管理、知识库、环境管理、试剂管理和设备管理这 5 项。

从整体来说,它遵循 ISO 15189 质量标准,全面满足质控要求,符合中国合格评定国家认可委员会(China National Accreditation Service for Conformity Assessment,CNAS)、电子病历 7 级等认证要求。同时,LIS 的业务也与其他医院信息系统进行了延伸,比如与 HIS、EMR、体检、输血及院感等系统进行集成,帮助医生进行辅助诊断,对急诊患者进行快速检验,同时检验信息也可以呈现在医院指挥控制的大屏幕上,使所有人可以进行直观分析。

东软智慧实验室信息系统已经在许多大型的医院得到了应用,包括中国医科大学附属盛京医院、武汉大学中南医院、江苏省人民医院、东南大学附属中大医院及广州医科大学附属第一医院等。可以看到,医院信息化得到越来越多的重视,不仅在于检验本身,也发展到科研、教学等一系列环节。

3.3.2 上海瑞美检验信息系统

上海瑞美电脑科技有限公司专业从事检验科信息管理,目前已经和上海、浙江等数十家医院的检验科完成了合作。从总体上来讲,可以分为检验网络工作站、采血子系

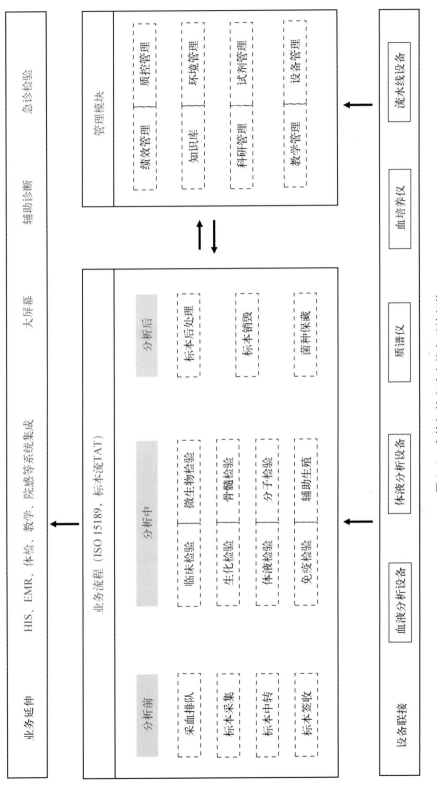

图 3-3 东软智慧实验室信息系统架构

统、病房申请模块、主任办公模块、血库管理系统、耗材试剂管理模块、门诊报告打印中心和排队叫号模块。临床检验全流程如图 3-4 所示。

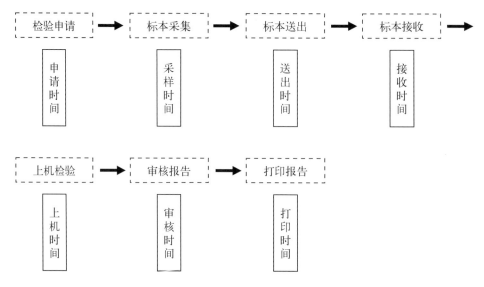

图 3-4　临床检验全流程

检验网络工作站主要覆盖了患者的基本信息、检查项目、检查结果,并有专门的医师进行人工审核,对患者的样本进行实时的跟踪,避免出现基本的错误。对检验的项目通过智能知识库也可以进行医学上的自动审核和自动诊断,及时提醒用户,提高检验的准确性和及时性。操作比较简单,通过集成化的录入,方便用户上手使用。采血系统作为检验信息系统的子系统,主要实现患者的收费核对、自动分单、条码打印和对照、采血标准及患者回单等功能。

而病房申请模块则主要面向住院的患者,医生可以直接在住院处对患者进行需要检验的项目完成申请、开单和作废处理。同时,该系统也和 HIS 相对接,医生可以直接在该模块查看检验的状态和结果监控,并对患者同一个项目的检验形成变化趋势统计,为医生提供更加准确的临床诊断依据。

主任办公模块主要实现对检验科各个科室进行考勤管理,同时也对各个仪器的使用情况和工作进度进行完整的了解和掌控。

血库管理系统对血液的出入库管理、备血、血型检验审核、血交叉试验、患者用血等数据进行查询统计,并且与 HIS 进行间接的数据交换。而耗材试剂管理模块则是针对耗材数据进行维护,包括耗材的出入库、盘点、查询、统计、试剂自动扣除及最小库存量自动提示等。

门诊报告打印中心则是实现整个医院任何地点的报告查询,患者可以通过刷卡、条形码识别、网络等方式自主获取报告。排队叫号模块则是对需要检验的患者进行排序和叫号,规范检验流程,减少了患者发生交叉感染的风险,缩短了患者就诊的时间。

3.4 临床检验系统前沿研究

3.4.1 临床生物样本库

目前,世界范围内已逐步建立了各种类型和形式的临床生物样本库,已成为医疗系统中生命科学及相关疾病研究的重要组成部分和研究平台。临床生物样本稀缺、不可更新,其研究成果和结论符合人体病理学的实际情况,有效地反映了疾病的特点,可为临床诊断和治疗提供参考。此外,临床生物样本已成为探索疾病发病机制、掌握疾病发展规律、开发医疗手段及研发药学的宝贵资源[5]。

临床生物样本库的建立、运行和管理应做到科学、系统及全面。采集的患者临床样本包括体液、血液、病理组织、核酸和蛋白质。建立一个合理的临床生物样本库需要满足以下要求:① 为了保证样品的更新和补充,需要有稳定的样品来源;② 为了保证样本的及时性和可靠性,需要规范的生物样本采集流程和完善的临床诊疗条件;③ 实验室工作人员必须具备临床医学知识;④ 需要完善的医疗设施和样本信息管理软件系统;⑤ 必要的样品的后续处理技术,确保它们可以用于细胞生物学和分子生物学的研究。

随着样本数量以及样本信息的逐渐增加,并在二者动态变化的同时,建立一个安全、可靠、稳定、高效、功能完备的生物样本信息收集和诱导的生物样本库管理系统显得愈发重要。生物样本信息的登记包括以下 3 个方面:一是生物样本的基本信息,如数量、种类、数量、日期、地点、储存地点、使用时间、情况、人员及研究等;二是样本患者的公民信息、病史、家族遗传信息、诊疗指标和措施及随访信息等信息;三是对实验结果和数据反馈,如分析、收集、跟踪、样本分配和样本合作、相关性研究、研究课题等,减少重复工作。

在样品的使用中,临床生物样本库应有规范、完善的管理措施,防止因管理或操作不当导致样本丢失、样本污染等意外情况的发生。为了满足重复使用的需要,对样品进行分装以保证其存储,建立科学合理的生物样品存储系统,以及后续处理和验证技术,如细胞分离、细胞鉴定、细胞检测和核酸提取技术,这样可以保证提供给实验人员的萃取产物的质量。对存储的生物样品应进行定期抽样检查,以保证其活性,减少损失,提高工作效率,从而达到生物研究的目的。

临床生物样本资源应该被认真保护并结合患者的病情、诊疗结果、常规检测和治疗方法进行利用。具体来说,要对疾病的发生发展进行观察研究,对器官、组织、细胞和分子的不同水平进行综合评价;在疑难病例中采用新的医疗技术有助于提高医疗质量和积累医疗经验。此外,为医学研究和教学提供了大量的单一和多种疾病的确诊样本,可以减少研究时间,有利于开展有针对性的研究工作。

由于高通量生物技术、组学技术和大数据分析的快速发展,近年来,个性化医疗发展的进程加快。转化医学、精准医学、慢性病专项已成为我国医学科技战略的重要组成部分。医学研究的发展迫切需要大量高质量的临床生物标本。因此,世界范围内建立不同层次的人类生物资源库的速度越来越快。人类生物库可以分为面向人群的生物库和面向疾病的生物库,后者又称为临床生物库。早在 1994 年,中国就建立了中华民族不朽细胞库。2003 年,中国遗传资源银行启动建设。2005 年以后,我国掀起了一股生物样本库建设的热潮。北京、上海和深圳都在国家和地方政府科学项目的支持下建立了区域生物样本库,成为该领域的主导力量。临床生物样本库由于其复杂性,通常起源于医疗机构,往往建在医院内部,具有独立的操作空间和各种管理系统[6]。

2016 年 5 月,对来自北京、上海、江苏和广东等省市的 42 个活跃的临床生物样本库的封闭式匿名问卷调查显示:从临床生物样本库存在年限来看,2~5 年、6~9 年和 10 年以上的临床生物样本库分别占 35.7%、40.5% 和 11.9%。在临床生物样本库规模上,符合研究条件的样本数在 6 000 例以上的临床生物样本库占 57.1%;样本数在 10 000 例以上的临床生物样本库占 40.5%;拥有 3 万份以上和 10 万份以上标本的临床生物样本库分别占 64.3% 和 40.5%。在存储设施方面,临床生物样本主要在医院独立存储,占 85.7%。

目前,临床生物样本库在顶层设计和管理组织方面有了快速的增长。由于医院的临床生物样本库在很大程度上依赖于信息部、临床部、检验科和基础设施部门,因此,上级的关注和协调能力,以及各部门之间的合作关系,影响着整个临床生物样本库的发展。除此之外,人员短缺也限制了一些临床生物样本库的有效运作。

临床生物样本库的发展是为了满足对高质量医学研究日益增长的需求。根据兰德公司的一项研究发现,收集临床生物样本在美国已经存在了 100 多年。因此,临床生物样本库的目标是应面向医学研究的需要。研究结果表明,我国临床生物样本库使用率较低。这与其他国家的使用率有时是相似的。例如,法国的一个血液生物库报告的使用率只有 0.025%。医学研究人员利用这些资源的速度远远落后于收集生物样本的速度。根据研究发现,国内临床生物样本库使用率低的原因如下:在纳入和收集标准上缺乏顶层设计,导致难以保证资源质量,共享和应用有限;研究基础和研究能力也可能影响资源利用的速度;不同的标准和不充分的共享机制对实现资源共享的能力构成了挑战。这样就无法整合更多的资源,制约了研究项目的发展。最后,由于资金主要来自医院,临床生物样本库更有可能由同一家医院的研究人员使用。

近年来,尽管我国在提高标准、人员培训、质量控制体系建设等方面取得了一定的进展,但国内临床生物样本库在临床数据质量控制方面仍相对欠缺。此外,由于人员和资金的限制,质量控制体系往往没有得到充分执行。因此,在明确视角和设计的基础上,我国临床生物样本库建设的重点应是提高执行性、细节性和验证性。

信息平台最突出的特点是能获取丰富的临床数据,系统整合新的研究数据。因此,临床生物样本库的信息管理系统是必不可少的。目前,临床医疗数据大多是非结构化的,医院使用的信息系统种类繁多,功能各异,这些因素对信息系统的数据集成、数据标准、数据跟踪、数据管理等功能产生了诸多挑战。据调查,目前国内临床生物样本库应用的信息管理系统基本可以满足大多数生物样本库建设的需要。然而,该信息管理系统在临床生物样本库建设和临床研究方面的贡献相对薄弱。数据完整性标准的不确定性制约了医学大数据的整合。临床数据采集系统与用于样本管理的较为成熟的系统相比,在人口数据自动采集、数据追溯、数据管理等方面仍然存在不足。

同时,临床生物样本库面临着不可避免的医学伦理问题。在过去,研究者经常需要根据研究对象选择和测试临床样本。然而,收集的样本仅用于研究,生物样本的收集和保存随着实验的完成而结束。研究人员和样本提供者在进行临床诊断和处理后,往往将剩余的样本作为医疗废弃物处理。在临床病例的收集和临床生物样本库的运作过程中,相关的工作人员需要注意医学伦理问题的审查和约束,主要有以下3个要点。

1) 临床生物样本库的好处和风险,以及生物样本所有权的确定

生物样本体外研究与人体直接介入临床研究有显著差异,对样本提供者几乎没有损害。当样本及其信息被纳入临床生物样本库时,这些样本的个体属性在一定程度上转化为疾病类型或样本类型的群体生物属性。因此,个体样本成为公共的科研资源,从而实现了样本提供者的个体利益和社会利益的共享。

2) 保护生物样本提供者的隐私和样本的安全性

在临床生物样本库的实际操作中,为了防止样品提供者的隐私泄露,确保研究的客观性和准确性,通常采用加密样本识别独特的编码,应用匿名方法以保护样品提供者的隐私,从而确保样本提供者不受研究的影响。同时,应建立不同级别的访问权限,以明确访客的相关信息。当有外部或国外组织参与时,需要制定相应的保护措施,防止临床生物样本和样本提供者的信息泄露,以免造成疾病信息和民族遗产信息的丢失。

3) 设置临床生物样本库知情同意的内容

知情同意的基本原则是充分知情、充分理解、自主选择、个人决定等,其内容包括签字同意和口头同意。在设计和确定知情同意内容时,应充分告知生物样本库的功能和研究人员的义务,明确风险和可能发生的事故,并强调样本提供者有权随时终止知情同意。除此之外,还需要设置规定限制研究人员,包括人员的资质等级。生物银行和监管

部门对生物样品进行有效监管,确保其仅用于医学研究,确保样本提供者的个人信息和隐私不被泄露。这样不仅有利于保护样本提供者的权益,而且可以提高样本提供者的参与性。样本研究人员在充分理解和接受知情同意书内容的基础上,自主选择签署同意书,并在伦理委员会审查下被授权使用生物样本及相关信息。

3.4.2 小型化、便携式即时检验设备与系统

近年来,由于中国人口老龄化加剧,医保覆盖人群不断扩大,居民收入及人均医疗卫生支出上升,医疗服务需求急剧增长,体外诊断行业前景广阔,即时检验(point-of-care testing,POCT)行业也快速成长。体外诊断(in vitro diagnosis,IVD)是指在人体之外,通过对人体样本(血液、体液、组织等)进行检测而获取临床诊断信息,进而判断疾病或机体功能的产品和服务。根据检测手段分类,体外诊断通常包括生化诊断、免疫诊断和分子诊断等。POCT是近年来体外诊断的热点,其将传统体外诊断的设备改进为便携式的自动化仪器,省略了传统实验室检测的诸多人工步骤,意味着体外诊断未来将向自动化、小型化、即时化的方向发展。POCT与传统实验室检验的区别在于,POCT使用便携式的仪器分析,省去了样本运送、处理等实验室检验必要的步骤,同时设备对操作人员、试剂、样本的要求标准也更低。虽然由于技术方面的原因,POCT的检验精度难与大型检验设备匹敌,但其极大地简化了实验室检验对时间、地点的要求,降低了医疗成本。随着免疫反应和分子生物技术的引进,POCT的使用便捷性和应用范围都得到了提升。目前,应用较多的领域包括血糖、妊娠及排卵、心脏标志物、血气及电解质、感染性疾病、肿瘤标志物、毒品酒精等方面。同时,评估病毒和其他疾病生物标志物存在的主要方法虽然是有效的,但却昂贵,特别是考虑到特定的经济和地区性因素。这种方法在许多情况下都非常难以得到应用。

3.4.2.1 数字流感病毒计数的移动成像平台

2019年,日本东京大学的Minagawa等创造并测试了另一种小型化的系统,该系统利用了低成本组件及一部智能手机,用于数字生物分析的检测[7]。

移动成像平台用简单的光学装置实现了低噪声荧光成像,允许检测飞升反应器封装的单个牛碱性磷酸酶(b alkaline phosphatase,bALP)分子或单个流感病毒颗粒的荧光。尽管使用移动成像平台获得的图像由于球差而失真,并且移动成像平台的空间分辨率低于传统显微镜,但移动成像平台使牛碱性磷酸酶分子和数字流感病毒计数(digital influenza virus counting,DIViC)的定量数字生物测定成为可能。与传统荧光显微镜相比,移动成像平台对数字流感病毒计数的检测效率为60%。即便如此,与移动成像平台结合的数字流感病毒计数的灵敏度还是比商业快速流感诊断测试高100倍。

这些结果表明,带有移动成像平台的数字流感病毒计数适用于新一代的即时检测,

能够对流感病毒进行极其敏感的检测，进而能在感染的早期阶段进行诊断测试。临床样本的实验证明支持这一结果。

然而，进一步发展诊断测试还面临若干技术挑战。首先，需要对光学系统进行优化，以提高空间像差和空间分辨率。这将使图像分析要求更密集的阵列反应器和更小的体积，以获取更广泛的动态范围和更快的分析。即使在临床样本的分析中发现影响较大的背景信号，仍然需要针对临床样本进行可靠的诊断测试。

3.4.2.2　肺癌诊断试剂盒

横向流动免疫检测(lateral flow assay，LFA)是最流行的护理点检测工具之一，由于其成本低、检测速度快和对目标生物标志物的选择性，被广泛用作便携式生物检测条。山东师范大学于 2020 年开发了一种低成本、操作简便及灵敏度高的肺癌诊断试剂盒(lung cancer diagnostic kit，LCDK)，能够在短时间内使用临床唾液腺和尿液样本进行非侵袭性肺癌鉴别[8]。

该检测平台设计由三部分组成：① 用于筛选和浓缩外泌体的适配体修饰 $Fe_3O_4@SiO_2$ 纳米颗粒(Fe3O4@SiO2-aptamer nanoparticles，FSA)；② 用于实现外泌体 miRNA 触发的报告基因水解的双链特异性核酸酶(duplex-specific nuclease，DSN)；③ 用于读取数据的横向横流试纸条。这种基于试纸条的 POCT 系统成功地利用临床唾液腺和尿液样本实现了真实的非侵入性肺癌诊断，具有高灵敏度和选择性，结果与标准实时定量聚合酶链反应(quantitative real-time polymerase chain reaction，qRT-PCR)方法相当。同时，LCDK 被证明在浓度低至 7.76×10^{-12} mol/L 时，对 miRNA-205 具有很高的敏感性。此外，LCDK 的检测特异性依赖于适配体和报告 DNA 的序列，它们可以转化为任何序列。因此，LCDK 似乎可以用于诊断其他疾病，期待该试剂盒在临床诊断中得到广泛的应用。

3.4.2.3　便携式铅笔样免疫传感器平台

便携式免疫分析设备对生物标志物的 POCT 有很高的需求。2020 年，东北师范大学发布了一个强大的便携式铅笔样免疫传感器(portable pencil-like immunosensor，PPS)平台，用于测定 3 种炎症标志物，包括人血清样本中的白细胞介素 6(interleukin-6，IL-6)、降钙素原(procalcitonin，PCT)和 C 反应蛋白(c-reactive protein，CRP)。PPS 平台由一个独特的铅笔状光纤免疫传感器、一系列铅笔帽状的试剂瓶和一个电池供电的记录化学发光的光子计数检测器组成。PPS 铅笔状光纤免疫传感器通过插入/拔出的方法从一个试剂瓶移动到另一个试剂瓶，并完成免疫分析步骤。PPS 平台中的每个铅笔状光纤免疫传感器只需要将完整的探针推进试剂瓶，就可以连续进行多达10 次的检测。PPS 平台集成在一个便携的手提箱式设备(32 cm×23 cm×11 cm)中，其质量仅为 3 kg。多种环境下的实验表明该传感器具有良好的重复性、良好的线性关系和有效的动态范围。将实验结果与临床方法进行了比较,结果表明该方法具有较高的准确度和精密度。PPS平台具有多用途、可操作,并且仅需要最少的仪器和技术,简化了免疫分析过程。因此,在生物标志物的POCT方面具有广阔的前景[9]。

3.4.3　区域检验中心

区域医学检验中心又称区域检验中心,是指在一定区域范围内建立的为区域内各级医疗机构提供优质检验服务,在区域内实现检验资源共享、检验质量同质化、检验服务标准化、检验结果互认,并承担一定的人才培养、教学、科研等任务的大型医学实验室[10]。

国外在区域医学检验中心上的建设开展得较早。例如,美国的奎斯特诊疗(Quest Diagnostics)拥有美国排名前二的独立医学实验室,是最著名的深化医疗器材测试商,业务范围覆盖全球130多个国家和地区。奎斯特诊疗不仅提供大量的临床检测服务,治疗咨询的临床试验服务,对疾病和健康状况进行诊断、监视和治疗,还涉及其他领域,包括制造和销售诊断试剂盒、POCT产品,提供临床前研究检测服务,为保险公司进行风险评估服务等。奎斯特诊疗于1996年在美国纽交所上市,目前在美国拥有31个区域性大型诊断中心、155家快速反应实验室、超过2 100个患者服务中心,检测项目数超过3 500项,每年诊断超过1亿个样本。

自2012年国务院办公厅印发《关于县级公立医院综合改革试点意见的通知》首次提出"探索成立检查检验中心"以来,为实现分级诊疗、推动区域资源共享,我国陆续颁发了10余条推动区域医学检验中心发展的政策,区域医学检验中心的建设已经成为医疗政策的重要方向。区域医学检验中心作为除开医院之外的第三方行业,在我国整体的渗透率仍较低。与发达国家如日本相比较,由于日本大型医院较少,其区域医学检验中心的渗透率达到67%;美国大型综合医院较多,但渗透率也达到约35%。而我国仅为5%左右,这为我国区域医学检验中心的建设提供了广阔的市场空间。据统计,在国家政策支持下,第三方的检验中心数量在2018年上半年就已经达到了1 275家,但仍处于发展初期,尤其是在体量和检测项目数等方面还有较大差距,国内普遍检测项目数在2 600项左右,而奎斯特诊疗可以达到3 500项[11]。

区域医学检验中心在我国的发展呈现出了多元化的态势。从性质上来看,有民营形式的第三方医学实验室(如金域医学、迪安诊断等),也有依托公立医院成立的区域医学检验中心(如深圳市罗湖区医学检验中心);从学科角度来说,有综合性的区域医学检验中心,也有专科性的区域医学检验中心,还有各地连锁性质的区域医学检验中心和独立的实验室。

区域医学检验中心在改善国家分级诊疗体系、提升区域医疗能力中扮演着重要的角色。针对基层医疗机构检验设备简陋、可检验项目少、技术人员缺乏、临床诊断能力不足等问题,区域医学检验中心有专业的人才、专业检验设备和检验项目,为基层医疗机构提供有效的医学检验服务,可在一定程度上解决患者的看病难问题。同时,区域医学检验中心在试剂、耗材和设备的采购方面规模较大,因此存在价格优势,所有医院的非紧急工作都可以由区域医学检验中心进行,从而减轻医院的临床检验压力,减少不必要的供应和劳动力成本,确保无中断的医生服务,改善周转时间,从而提升区域的医疗能力。

3.5　小结

LIS 作为医院信息系统中不可或缺的一环,随着医院信息化水平的不断提高也在不断地拓宽自身的功能。LIS 除了完成基本的检验相关的工作,在医院的信息管理、诊断能力、人才培养和科研等方面都在扮演着越来越重要的角色。

随着移动医疗和远程医疗的发展,LIS 也不再局限于医院内部。区域检验中心、POCT 的出现,拓宽了 LIS 的服务面积,也更好地改善了患者的诊疗结果,优化了国家的分级诊疗体系,提升区域范围内的医疗服务水平。

参考文献

[1] PETRIDES A K, TANASIJEVIC M J, GOONAN E M, et al. Top ten challenges when interfacing a laboratory information system to an electronic health record: experience at a large academic medical center — ScienceDirect[J]. Int J Med Inform, 2017, 106: 9-16.

[2] WEEMAES M, MARTENS S, COYPERS L, et al. Laboratory information system requirements to manage the COVID-19 pandemic: a report from the Belgian national reference testing center[J]. J Am Med Inform Assoc, 2020, 27(8): 1293-1299.

[3] YUSOF M M, ARIFIN A. Towards an evaluation framework for Laboratory Information Systems [J]. J Infect Public Health, 2016, 9(6): 766-773.

[4] 王宇军, 陈筱凡. 检验科信息系统的应用[J]. 浙江临床医学, 2008(3): 430.

[5] 郭丹, 杨文航, 徐英春. 临床生物样本库信息系统建设与发展[J]. 协和医学杂志, 2018, 9(1): 81-86.

[6] LI H, NI M, PENG W, et al. A survey of the current situation of clinical biobanks in China[J]. Biopreserv Biobank, 2017, 15(3): 248-252.

[7] MINAGAWA Y, UENO H, TABATA K V, et al. Mobile imaging platform for digital influenza virus counting[J]. Lab Chip, 2019, 19(6): 2678-2687.

[8] ZHOU P, LU F, WANG J, et al. A portable point-of-care testing system to diagnose lung cancer through the detection of exosomal miRNA in urine and saliva[J]. Chem Commun, 2020, 56(63): 8968-8971.

［9］NIE R，HUANG J，XU X，et al. A portable pencil-like immunosensor for point-of-care testing of inflammatory biomarkers[J]. Anal Bioanal Chem，2020，412(13)：3231-3239.

［10］杨翌翔,韦薇,侯彦强.区域检验中心沟通体系建设的探索与实践[J].国际检验医学杂志,2020,41(24)：3070-3072.

［11］沈章,刘艳,范佳威,等.我国区域医学检验中心的发展现状与挑战[J].中华临床实验室管理电子杂志,2019,7(4)：199-202.

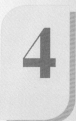

4 影像存储与传输系统

数字医学成像系统在医疗机构的使用得到广泛推广，成为支持临床决策和诊断治疗的最有价值的工具之一。与传统的基于胶片的模拟系统相比，在影像存储与传输系统（picture archiving and communication system，PACS）中存储和检索图像显示出显著的优势。2018 年国务院办公厅发布的《国务院办公厅关于促进"互联网＋医疗健康"发展的意见》中指出"鼓励医疗联合体内上级医疗机构借助人工智能等技术手段，面向基层提供远程会诊、远程心电诊断、远程影像学诊断等服务，促进医疗联合体内医疗机构间检查检验结果实时查阅、互认共享。"[1] 而 PACS 的建设可全面提高工作效率，降低运营成本，并为远程医疗、远程工作和协作工作环境创造极好的机会。

4.1　影像存储与传输系统概述

4.1.1　影像存储与传输系统简介

PACS 也称为医学影像信息系统或者医疗影像储传系统、医学影像系统，该系统隶属于医院信息系统，是其中一个重要组成部分，一般应用于医院影像科室。

该系统的常规任务是把各种仪器（包括磁共振仪器、红外仪、CT 仪器、超声仪器、X射线机、显微仪器等）日常产生的多类医学影像通过不同的接口（网络、DICOM、模拟等）以数字化的方式保存起来，这种保存方式既快速又有很大的容量，还可以在需要的时候很快地调用。除此之外，部分 PACS 内部还有一些辅助诊断管理的功能。

在如今的医疗行业，PACS 是指将具备高性能的服务器、网络和存储设备组成硬件支持平台，将大型的关系型数据库作为医疗影像数据的存储管理工具，将影像采集、影像传输、影像存储、影像管理、影像诊断管理和报告查询等应用融合于一体的一个综合应用系统。

PACS 相比于之前的物理存储方式有诸多优点，具体如下。

1）节约物料成本

相比于之前的纸张、胶片这种物理存储方式，PACS 的数字化存储方式能节省许多物料成本。

2）减少医院的管理成本

数字化存储的影像不会随着时间流逝而产生失真，同时数字化存储占地很小，节省了大量的胶片存储和管理的费用。

3）提高医生工作效率

PACS 引入的数字化存储方式方便了医生在各个地方对影像学资料进行调用查看，不再需要等待较长的时间和大量投入人力，大大提高了医生的工作效率。

4）提高医生的医疗水平

PACS 采用数字化存储方式，医生可以借助各种图像处理技术较为轻易地察觉出一些细小的病变部位，并且医生还可以方便地调阅以往的部分病历，参考以前的经验，以便做出更准确的诊断。

5）加大医院资源积累

医院内的病历图像和报告对医院而言都是珍贵的资源，引入 PACS 后，无失真的数字化存储和医院内医生给出的规范报告都成为了医院的珍贵技术积累。

6）充分利用资源

引入 PACS 后，不但推动了远程医疗的向前发展，扩大了影像设备的服务范围，还促进了医院之间的技术交流，方便医院之间共同进步、共同发展。

4.1.2 影像存储与传输系统发展历程

随着医学的不断向前发展，以及各种医学影像诊断技术的不断提出，医院等医疗机构在诊断时越来越依赖于影像学资料（如超声、CT、X 射线等）。而传统的医学影像学管理还是采用物理保存方式，将胶片、图片乃至其他的资料先整理再堆积。随着患者各种影像检查次数的不断增加，需要保存的各种影像学资料也越来越多，在整理、保存和调用等方面都产生了诸多的困难，还不时有丢失的情况出现。这种物理保存方式相比于先进的医学影像学诊断技术显得越来越落后，于是数字化的医学影像管理方式就开始进入人们的视野，并快速得到发展和重用，并被命名为 PACS。

上文介绍了 PACS 的发展由来，接下来将按照技术革新历史来对 PACS 的发展历程进行详细阐述。经学者讨论，PACS 的发展历程大致可以分为萌芽、发展和完善这 3 个阶段。

第一个阶段是刚开始的萌芽阶段。这一阶段一般认为在 20 世纪 80 年代中期到 90 年代中期。这一阶段的计算机性能较低并且价格相对昂贵，大部分相关的研究主要集中在使用有限资源的计算机系统来处理大容量的数字图像,在硬件加速、算法优化等方面取得了一定的成果。这一时期还没有统一的数字图像传输标准,不同设备上的图像无法进行交换,所以该时期的 PACS 主要是以一台计算机为主,不涉及多台计算机的联合,并且速度较慢,系统的功能也相对单一,图像的显示质量也不高,无法满足当时人们的需求,导致人们对 PACS 的认可度不高。当时的 PACS 主要是应用在放射科内,对一些设备进行对接,主要目标是胶片的数字化,该时期的 PACS 的典型特点是用户找数据,即 users find the data。在数据进入 PACS 后,用户需要自己给出查询的条件,然后才可以在 PACS 中进行查询,进而找到对应的图像及其相关的其他数据,在这种工作模式下,需要大量的人工参与才能充分发挥 PACS 的功能,所以用处不大。

第二个阶段是 PACS 的发展阶段。这一阶段一般认为在 20 世纪 90 年代中期到 90 年代后期。随着时间的推移,计算机技术和网络技术有了较大的提升,尤其是机器性能的改善致使 PACS 用户终端的处理速度和性能有了明显的提高,而图像的显示技术在此期间也有了很大的突破,显示质量控制软件的出现使得图像的显示质量满足了读片的需求,PACS 开始被部分人认可,并且开始在临床领域得到一定的应用。之后,又在需要对诊断报告等信息进行合理保存的需求下研发出了 RIS。该系统的目的是优化放射科的工作流程管理方式,也就是对预约、就诊、产生影像、出片、报告、审核、发片等一系列工作流程进行合理的管理。至此,合理借助电子设备来优化流程、节约人力已经成为医院的共识,于是在临床上就开始应用各种各样不同的医学影像设备。不同的设备相互穿插又引出了工作流的问题,也就是在诊断、检查登记、储存、图文获取等步骤中,如何保证 PACS 与 RIS 进行"沟通"。又经过了一段时间后,医学数字成像和通信标准逐渐形成并完备。该标准定义了质量能够满足临床的需要,并且可方便用于数据交换的医学图像格式,各种条件都已齐全,之后各种 PACS 相继问世,其中 Full PACS 尤为重要。Full PACS 想要实现整个医院所有的影像网络的连接,于是逐渐将各种非放射科的影像,比如心电图、超声、病理等也纳入了 PACS 的范围内,并且开始和其他的医院系统共享一部分信息。这种方式进一步提高了读片的速度,同时也方便了临床岗位其他科室的使用。该时期 PACS 的典型特点是数据找设备(data find the devices),这是因为 PACS 中引入了数据预取(data pre-fetching)和自动路由(auto-routing)的概念。当数据进入 PACS 时,PACS 会根据用户之前设定好的规则和外部其他系统的信息,将图像自动地传送到既定的设备上。

第三个阶段是 PACS 的完善阶段。这一阶段一般认为开始于 20 世纪 90 年代后期,并且一直发展到现今。在这一阶段中,显示质量控制软件有了进一步的发展,显示设备也有了新的型号,从技术这方面来讲,温度、寿命对显示器的显示质量的影响几乎已经可以忽略,大量的临床专用软件也被引入 PACS 中用于辅助诊断和治疗。随着医院无胶片化进程的不断深入,系统之间的集成与融合成为发展的方向。随着 DICIOM 3.0 标准(上文提到的医学数字成像和通信标准中的一种)已经被大众所认可,RIS、PACS 也开始进行与 HIS 等系统的全面整合,各个系统之间的界限逐渐变得模糊,并且在工作流程上也慢慢地整合起来,越来越强调医疗解决方案的整体化和资源充分共享及流程运作的一体化。除了 PACS 与其他的系统融合连接之外,不同地区的 PACS 也开始互相融合连接,这样就可以在更大的范围内实现医疗信息的共享,真正意义上实现远程会诊功能。该时期 PACS 的典型特点是信息和影像寻找用户(information and images find the user),与第二个阶段的数据找设备类似,依旧是依据用户预先设定好的规则和来自外部系统的信息将相应的图像及其相关的其他数据自动传送到指定的设备上,之后再分配给具体的用户。正是 PACS 和外部其他的系统间紧密的集成联系才成功实现了信息和影像寻找用户这个流程,进而成功地实现了 PACS 的自动化工作。

总之,从 20 世纪 80 年代开始,PACS 产生萌芽,但由于缺乏高速的计算机网络、性能高的显示设备和大容量的存储设备,PACS 不被大众所认可,之后,随着 90 年代计算机图形学的发展和网络通信技术的提高,PACS 相对成熟起来,并逐渐得到普及,之后逐渐与其他系统进行融合,再加上远程诊断的优势,PACS 逐渐完善起来,可以满足临床诊断的需求。

4.1.3 影像存储与传输系统国内外研究现状

国外的 PACS 发展较早,相对而言较为成熟。我国 PACS 研究和应用起步较晚,发展相对缓慢,但经过了几十年的发展,PACS 在国内外都已经相对完善。目前,PACS 在医院内已经基本做到全覆盖,对放射科、超声科、窥镜科、病理科等多个科室内部的影像学资料已经基本做到全共享。

随着 PACS 在国内外应用的不断深入,一些问题也慢慢凸显出来。比如为了提高对患者病症诊断的正确率,从而需要提高 PACS 内影像资料的清晰度,导致这些资料所占空间很大,而医院需要对患者产生的影像资料进行长期保存,这就导致传统的医学影像存储结构与方式很难满足 PACS 的进一步发展,需要研发更新的、更合理的医学影像存储结构与方式;在全球范围内,医疗等各个系统的开发标准并不统一,不同的开发公司所研发的产品在开发结构、数据库乃至操作系统上都有所不同,这也导致全球各个医院应用的 PACS 的标准化程度有所区别,需要尽早出现一种全球统一的系统开发标准;PACS 缺乏一定的防病毒软件,一旦医院存储的影像学数据中包含有一定的病毒,就有可能导致终端被感染,进而导致整个 PACS 崩塌,其内存储的大量影像学资料就有了丢失的可能,需要进一步提高 PACS 的安全能力。比如,数据备份、存储冗余等。

上文介绍了一些 PACS 在运行过程中遇到的问题,如何克服上述的问题进而充分发挥 PACS 的功能是 PACS 目前的研究内容。除此之外,随着新技术的不断涌现,如何提升 PACS 的性能,使其与如今时代更为融合也是目前的一大研究方向,比如借助目前火热的云储存技术。云储存是一种新的存储方式,主要是指通过分布式文件系统、集群应用、网络技术等功能,将网络上大量的不同类型的存储设备通过应用软件结合起来一同工作,形成一种可以对外提供数据存储和业务访问的平台。将云储存技术与 PACS 相结合,借助没有限制的存储容量就不用再担心 PACS 的存储扩容问题;还可以在云储存平台上设置生命周期策略,实现高效与成本的平衡;借助云存储平台上的分级制度,也可以给不同的医院人员以不同的权限,给医院的影像数据提供一定的安全保护技术。"移动+互联网"也是目前的一大热点,随着移动互联技术的不断发展,以及各种信息传输技术的不断完善,影像传输的速率越来越快,已经实现了 PACS 中的影像学资料在科室乃至医院的全覆盖,再加上智能手机、医疗推车等智能移动终端的普及,PACS 可以更加高效灵活地运作,方便患者在线上查阅、传输部分影像资料,也方便了部分专家在线上对疾病进行诊断[2]。

目前,PACS 存在一定的问题,但也在某些方面有独特的优势,随着时间的推移、技术的不断发展,未来的 PACS 可能在以下几方面有所突破。

1)功能系统模块化

随着 PACS 的不断完善,其功能也越来越显示出模块化的特点,一般可以分为检查信息登记模块、影像采集模块、影像存储与传输模块、影像显示及处理模块、报告管理模块和综合信息管理模块这六个部分,通过模块的划分,可以快速地定位到不同的模块,进而满足用户各方面的需求。

2)医学影像教学

以前,在进行医学影像的教学时,老师们是采用医学影像胶片和幻灯片的方式进行讲解,这种方式相对简陋,医学影像的胶片数量有限,幻灯片的清晰度不高,这都导致教学效果不甚理想。通过 PACS 建立一个教学平台,可以在方便查阅影像资料的同时提高学生自主学习能力,提高整场教学的丰富性和实用度。

3)区域平台共享

PACS 虽然在医院内实现了全面覆盖,可以在科室之间进行联动,但是医院之间的联动还没有形成,可以建立 PACS 区域共享平台,实现医院之间的资源共享,提高医生的工作能力和效率。

4.1.4 影像存储与传输系统的技术发展

PACS 的技术发展主要体现在以下几个方面。

4.1.4.1 内部存储格式标准化为 DICOM3.0

目前,几乎所有欧美先进 PACS 厂家都使用正式 DICOM3.0 文件格式来储存图像。设计旧一点的 PACS 还使用 ACR-NEMA2.0 或 SPI,只有很旧的 PACS 才使用厂家自己定义的格式。使用 DICOM3.0 格式有许多好处,比如今后要更换 PACS 时不必寻找旧 PACS 厂家来转换数据。更重要的是使用 DICOM3.0 文件格式可以随时增加影像模式、加减和更改图像文件的内容,而传统的固定字段长度图像格式要部分进行修改时就要进行全盘改动。

4.1.4.2 采纳标准压缩算法来压缩图像文件

新一代的 PACS 大多采用 DICOM 支持的标准压缩算法,如 JPEG、JPEGLossless、JPEG2000、JPEG-LS 和 Deflate 等。厂家用自定义算法来压缩图像的现象越来越少。

4.1.4.3 三级储存模式(在线、近线和离线)转变成两级(在线和备份)

目前,欧美先进 PACS 厂家都在推行在线和备份两级储存。备份只是为了防意外,如火灾、地震等。在线存储用的是硬盘,用冗余存储磁盘阵列(redundant array of inexpensive disk, RAID)加网络附接存储(network attached storage, NAS)或存储区域网(storage area network, SAN)。而前几年 PACS 最常见的是用三级图像储存模式:在线(online)、近线(near-line)和离线(off-line)。新的图像在线存在硬盘上,旧一点的图像近线存在网络服务器里,更旧一点的图像离线存在磁光盘(magneto-optical disk, MOD)或磁带里。

4.1.4.4 智能化医学影像平台

智能影像 IT 平台是医院信息系统的主要发展方向。能否最快获得全部诊断信息是评价影像工作站优劣的唯一标准。syngo. via 是全球首个"会思考"的影像工作平台,它改变了传统的影像后处理理念,摒弃了以软件为导向的传统 CT 工作站工作方式,开启了以解剖或疾病诊断为导向的全新工作视角,突破性地成为直接服务疾病诊断的影像工作平台,让医生从烦琐的影像后处理中解脱出来,专注于医学诊断。

4.2 DICOM 标准

4.2.1 DICOM 标准概述

4.2.1.1 DICOM 标准基本概念

DICOM 是由美国电器制造商协会(National Electrical Manufacturers Association, NEMA)和美国放射学会(American College of Radiology, ACR)组织所制定专用于医学图像存储传输的标准名称。目前,该标准已经广泛被医疗设备生产商和医疗界所接受。只要遵照 DICOM 标准,不同厂家所生产的不同种类的数字成像设备就可以通过

PACS进行沟通,带有DICOM标准接口的MRI、CT及超声设备大量出现,对医疗信息系统数字网络化有着至关重要的意义。

4.2.1.2 DICOM标准的适用范围

根据DIOCM标准手册,DICOM标准通过指定以下内容来促进医疗影像设备之间的互通性。

(1) 对于网络通信,DICOM标准会定义一组协议,所有符合DICOM标准的设备都应当遵循这组协议。

(2) 使用以上协议可以交换命令的语法、语义和相关的信息。

(3) 对于媒体通信,DICOM标准会定义一组媒体存储服务,同时定义一种文件格式和医疗目录结构以便访问交换媒体上的影像和相关信息。声明符合DICOM标准的设备都应当遵循。

(4) DICOM标准必须提供包括符合标准的实现方案的信息。

DICOM标准并不指定以下内容。

(1) 在声明符合DICOM标准的设备上,标注任何特性的实现细节。

(2) 对于由一组符合DICOM标准的设备所集成的系统,DICOM标准并不指定该系统应当具有的总体特性和功能。

(3) DICOM标准评估相关的测试和验证流程。

4.2.1.3 DICOM作用领域

根据DICOM标准手册,DICOM标准涉及医学信息学领域,而在医学信息学领域内,DICOM标准解决了医学成像设备与其他系统之间原本存在的信息交换问题。由于医学成像设备需要与其他医疗设备及信息系统进行交互,所以DICOM标准也会和医学信息学内的其他领域相重合,但是对于重合的程度,DICOM标准并没有进行明确的定义。

DICOM标准的制定重点是放射医学、心脏病学、病理学、牙科、眼科及相关学科和影像疗法(例如放射介入、放射疗法和外科手术)中实践的诊断医学成像。但是,它也广泛地适用于在临床研究等其他医学环境中交换的各种图像和非图像相关信息。

DICOM标准提高了在多供应商环境中要求具有一致性的系统的相互协作能力,但DICOM标准本身并不能保证互操作性。

4.2.2 DICOM标准发展历程

1970年代,随着CT设备和其他数字诊断成像设备相继出现,以及计算机在临床应用中的日益普及,美国放射学院和美国国家电气制造商协会开始意识到,不同制造商所生产的设备能够产生各种各样不同的图像格式,他们之间缺乏统一的标准进行相互通信,这使得行业内部需要建立一种可以在不同制造商设备之间传输图像和相关信息的标准。

美国放射学院和美国国家电气制造商协会在 1983 年成立了联合委员会来建立该项标准,以达到以下目的。

(1) 促进不同设备厂商之间数字图像信息的通信。

(2) 促进 PACS 的开发和拓展,使得 PACS 能够和医院其他的信息系统进行交互。

(3) 允许创建不同地区都可以查询的诊断信息数据库。

美国放射学院和美国国家电气制造商协会在 1985 年发布了编号为 300-1985 的 ACR-NEMA 1.0 标准,紧接着对这项标准进行了两次修订:1986 年 10 月的 1 号修订和 1988 年 1 月的 2 号修订。该标准制定了一个硬件接口、一组最少软件命令集合和一组一致性的数据格式集。

美国放射学院和美国国家电气制造商协会 1988 年发布了编号为 300-1988 的 ACR-NEMA 2.0 标准。它包括原有的 ACR-NEMA 1.0 版本,以及已发布的修订和其他修订。该标准还包括为显示设备提供命令支持的新内容,引入新的层次结构方案来识别影像,并且添加新的数据元素以提高影像描述时的区分。

在 1993 年,美国放射学院和美国国家电气制造商协会对原来的编号 300 的标准进行了重大修订,该标准被 DICOM 3.0 标准所代替。相比于之前的 ACR-NEMA 标准,DICOM 3.0 标准做了许多重大的增强。

(1) DICOM 3.0 标准适用于网络环境,而 ACR-NEMA 标准仅适用于点对点的环境。为了能够在网络环境中运行,DICOM 3.0 标准需要添加网络接口设备(network interface unit,NIU),DICOM 3.0 标准支持在使用行业标准网络协议 TCP/IP 网络环境中进行操作。

(2) DICOM 3.0 标准支持离线媒体交换。ACR-NEMA 标准并没有指定文件格式或物理存储或逻辑存储的选择。DICOM 3.0 标准支持在离线媒体环境中使用行业标准的媒体如 CD-R、DVD-R、USB 和通用文件存储系统来进行操作。

(3) DICOM 3.0 标准是一种面向服务的协议。DICOM 3.0 标准制定了命令和相关数据的语义,以及声明符合 DICOM 3.0 标准的设备之间如何对命令和数据进行回应。DICOM 3.0 标准制定了包括影像部门工作流程的管理的相应服务,而 ACR-NEMA 标准仅仅简单地提了数据传输的服务要求。

(4) DICOM 3.0 标准制定了不同级别的一致性要求,而 ACR-NEMA 标准只制定了最低合规的一致性要求。DICOM 3.0 标准明确描述了实现者如何构造可供选择的一致性声明。

1995 年,在美国心脏协会的支持下,DICOM 3.0 标准增加了对心脏病学的图像支持,并将 ACR-NEMA 联合委员会正式改组为一个更加广泛的医学成像专业领域相关工作者的合作组织,即 DICOM 标准委员会。

4.2.3 DICOM 3.0 标准简介

4.2.3.1 DICOM 3.0 标准的原则

1) 国际适用性和本地化原则

DICOM 3.0 标准是一个全球性的标准,该标准适用于任何地区。它提供了适用于不同文化需求的数据处理机制,如不同的书写系统、字符集、语言以及地址和姓名的结构。在不同地域,医学专业和本地实践中的生物医学成像领域中,DICOM 3.0 标准也支持不同的工作流程、过程和策略。

本地化意味着在不偏离标准的情况下,满足国家或地区对健康和工作流程策略的要求。这样的本地化可能会包含特定的代码集(比如流程代码),或者对数据元素的使用情况进行配置(既包括规定本地允许的值,又包括将标准中可选的元素在本地使用中设置为必选)。

可以在 DICOM 标准范围之外的许多机制中指定本地化和配置,比如医疗卫生企业的集成配置文件。但配置必须不能互相矛盾,这一点尤为重要,配置可以添加需求但是不能与 DICOM 标准相抵触,因为这将使得设备无法同时满足 DICOM 标准和配置文件。

2) 持续维护原则

DICOM 3.0 标准会按照 DICOM 标准委员会的流程进行维护,因此 DICOM 3.0 标准是处于不断发展中的。除此之外,DICOM 标准委员会鼓励 DICOM 3.0 标准的用户积极提出各类增强标准的提案,这些提案可以向秘书处提交。一年之中会进行几次 DICOM 3.0 标准的补充、修订投票和批准,当最终的补充修订文本获得批准后,每项更改都会正式单独发布并立即生效。每隔一段时间,所有获得批准的补充修订文本都会合并发布在标准的更新版本中。一旦变更合并到标准的最新版本后,就不再维护单个的变更文档,DICOM 标准委员会将会引导读者使用标准的合并版。

标准更新的基本要求就是要保持和先前版本的兼容性。维护的流程可能涉及部分版本的淘汰,淘汰并不意味着这些功能无法使用,但是 DICOM 标准委员会不再维护这些淘汰功能的文档,读者可以参考 DICOM 3.0 标准的先前版本。DICOM 标准委员会不鼓励将淘汰功能用于新的实现,而是应当使用标准中保留的其他替代方法。

3) 信息对象和唯一对象标识原则

许多 DICOM 3.0 标准服务涉及对持久性的信息对象(如图像)进行交换。这样的信息对象实例可能会于不同的时间,在许多系统和许多组织环境之间进行交换。虽然有些组织会对实例的属性进行微小的更改来帮助其进行处理(例如,将患者 ID 强制使用本地的值),但是实例的语义内容并不会发生改变。

每个实例由一个全局唯一的标识符进行标记,该标识符会在所有交换中与实例一起被保留。对实例语义内容的更改被认为是创建一个新的实例,并为其分配一个新的全局唯一标识符。

4) 一致性原则

DICOM 3.0 标准的一致性在服务对象对(service object pair, SOP)类中进行声明。该类主要提供对信息对象类型(如 CT 或者 MRI 图像)进行操作的服务(如使用网络、媒体和 Web 的存储)。DICOM 3.0 标准中的 SOP 类规范仅仅在与该标准的所有版本保持向前和向后兼容的方式进行更改。因此,一致性声明和一致性要求都是参考的 SOP 类的标识符,而不是参考 DICOM 3.0 标准的版本。每个实现都应该根据一致性的形式结构提供一份一致性声明,从而提高不同产品之间的互操作性。

5) 信息模型的一致性原则

DICOM 3.0 标准中有大量信息对象都遵循通用的复合信息模型,其中的信息实体表示患者、研究、系列、设备、参考帧和特定的实例数据类型。这些信息对象模型是从现实医疗影像环境中对概念和行为进行抽象得到的。对于获取方式,"研究"近似于一个有序的过程,而"系列"则近似于一个展示数据的有序协议类型。在其他领域,如放射性治疗,"研究"和"系列"与现实世界的实体或者行为之间并没有十分明确的联系,但是仍然需要保持一致性。这种简化后的模型足以满足日常实践中对管理影像和相关数据的实用需求。

4.2.3.2　DICOM 3.0 标准的基本内容

根据 DICOM 3.0 标准的最新手册,DICOM 3.0 标准共包含以下内容。

(1) 介绍及概述:这一部分对 DICOM 标准的概念、组成、基本内容及其评价进行了简要的介绍。

(2) 一致性:这一部分定义了实现 DICOM 标准所应当遵守的原则,包括一致性的要求和一致性的声明。但是,并没有制定任何测试或者是验证程序来评估一致性的实现是否符合标准。

(3) 信息对象定义:这一部分定义了一系列的信息对象类,这些信息对象类提供了适用于数字医学影像和相关信息(如波形、结构化报告、放射治疗剂量等)通信的现实世界实体的抽象定义。每个信息对象类定义都包括属性的定义和目的的描述,但并不包括构成其定义的属性的值。其定义了真实事件模型和相应的信息模型,未来标准的版本可能会对信息对象的内容进行拓展从而支持新的功能。

(4) 服务类定义:这一部分定义了一系列的服务类,这些服务类将一个或多个信息对象与要在这些对象上执行的一个或多个命令进行关联;说明了指定元素的要求,以及如何将生成的指令应用于信息对象;规定了对通信服务提供商和用户的要求;定义了所有服务类所共有的特征,以及一致性声明如何构建各个服务类。

（5）数据结构及编码:这一部分说明了 DICOM 标准应用如何构建和编码第三部分中的信息对象,以及第四部分中的服务类所使用的数据及信息;解决了构建第七部分中传达信息的数据流所需的编码规则;定义了许多信息对象通用方法的语法;定义了DICOM 标准中使用的国际字符集的编码规则。

（6）数据字典:这一部分是集中式的注册表,用于定义可用于表示源信息的所有DICOM 标准数据元素几何;定义了用于可交换媒体编码的元素以及 DICOM 标准分配的唯一标识列表;对每个元素指定了独特的标签、名字、值类型、值个数,以及该元素是否已经废弃;对每个标识符指定了特征值、名称、类型。

（7）消息交换:这一部分指定了医学成像环境中应用程序所使用的第八部分中定义的通信支持服务交换消息的服务和协议;指定了第四部分定义的服务类可使用的操作和通知;指定了第八部分定义的通信相关的建立和终止规则,以及对未完成事物的影响;定义了控制指令请求和响应的规则;构造了指令流和消息所需要的编码规则。

（8）消息交换的网络支持:这一部分指定了需要支持的通信服务和上层的协议。

（9）点对点通信的消息交换服务支持(不再使用)。

（10）用于媒体交换的媒体存储和文件格式:这一部分指定了可移动存储中使用的一种新的媒体影像信息存储模型;指定了用于在存储介质上存储医学图像和相关信息的分层模型;指定了支持任何信息对象进行封装的 DICOM 标准文件格式;指定了安全的 DICOM 标准文件格式;指定了 DICOM 标准文件服务;指定了各种媒体存储的概念。

（11）媒体存储的应用配置:这一部分指定了一个具有 DICOM 标准一致性声明的实现所具有的应用程序特定子集。

（12）媒体交换的格式和物理媒介:这一部分指定了用于描述媒体存储模型与特定物理媒体和媒体格式之间关系的结构;指定了特定的物理媒体特征和相关的媒体格式。从而促进了医疗环境中的应用程序之间的信息交换。

（13）点对点通信的打印管理支持(不再使用)。

（14）灰度标准显示功能:这一部分指定了灰度图像标准化显示功能。此功能提供了校准特定显示系统的方法,以便在不同的显示媒体上一致地呈现图像。

（15）安全性和系统管理配置:这一部分指定了对可能声明了一致性的实现的安全性和系统管理配置文件。安全和系统管理配置文件通过引用外部开发的标准协议(如DHCP、LDAP 等)来定义;这一部分并不解决安全策略问题。

（16）内容映射资源:这一部分指定了将文档结构化为 DICOM 标准信息对象的模

板;用于信息对象中的编码术语集;由 DICOM 标准定义和维护的术语词汇;针对特定国家的编码术语的翻译。

(17) 解释性信息:这一部分指定了包含解释性信息的信息性和规范性附件。

(18) Web 服务:这一部分指定了使用 Web 服务来检索或存储 DICOM 标准对象的方法。

(19) 应用托管:这一部分指定了对基于 DICOM 标准的医疗信息系统的一种 API,写入该标准接口的程序能够成为医疗信息系统的插件。

(20) 使用 HL7 临床文档结构的影响报告:这一部分指定了使用第二版 HL7 临床文档体系结构标准(clinical document architecture release 2,CDA R2)进行成像报告编码的模板;构成了 CDA 的实施指南。

(21) DICOM 标准协议和其他表达方式的转换:这一部分指定了对于相同的信息,DICOM 标准表示与其他表示之间的转换。

(22) 实时通信:这一部分指定了一种用于 DICOM 标准源数据实时传输的服务。

4.2.3.3 DICOM 3.0 标准数据结构

DICOM 标准医学文件由 DICOM 文件头和 DICOM 数据集组成,一个 DICOM 文件的整体结构如图 4-1 所示,包括文件前言、前缀、文件元要素和数据元素。在此对 DICOM 标准数据结构进行简要的介绍。

DICOM文件头	文件前言（128 B）
	前缀（4 B）
	文件元要素
DICOM数据集	数据元素
	……
	数据元素

图 4-1 DICOM 文件结构[3]

1) DICOM 文件头

每个 DICOM 文件都必须包含 DICOM 文件头,DICOM 文件头由前言、前缀、文件元要素 3 个部分组成,其中前言占 128 个字节,文件前缀占 4 个字节。DICOM 文件头中的文件前言可以存储一定的说明信息,其具体的值由设备厂商决定,若不适用则全部设置为 00H。4 个字节的文件前缀包含字符串"DICM",可以通过文件前缀判断文件是否为 DICOM 文件。文件元要素由若干组号为 0002 的数据元素构成,定义了 DICOM 一系列全局的信息。

2）DICOM 数据集

DICOM 文件头之后是 DICOM 数据集，DICOM 数据集由若干个数据元素组成，各种数据元素在 DICOM 数据集中只能出现一次，但在嵌套的数据格式中能够重复出现。DICOM 数据集包括了主要的 DICOM 文件信息。要解析 DICOM 数据集需要用到在前文介绍过的 DICOM 标准中的数据字典。

4.3 影像存储与传输系统主要功能及关键技术

4.3.1 影像存储与传输系统主要功能

PACS 已经成为全球放射学领域最重要的数字成像工具之一。正如 4.1 节所说，采用 PACS 不仅使放射学进入无胶片时代，而且降低了材料成本、物理存储空间和传统放射学胶片的人工劳动，同时有助于改善放射科医生和其他临床医生之间的沟通。PACS 的工作流程图如图 4-2 所示，其主要功能包括检查信息登记功能、影像采集功能、影像传输与存储功能、影像显示及处理功能、报告管理功能和系统管理功能。

4.3.1.1 检查信息登记功能

医院放射科前台工作站的医护人员会对患者个人基本信息和检查申请信息进行登记，如果医院存在 HIS，并且与 PACS 或者 RIS 相互连接，也可以通过检索 HIS 调取患者信息进行自动录入。患者信息录入后，其他工作站即可通过 PACS 的主数据库调用相应患者信息，不再需要手动重新录入。对于医疗影像设备，若具备 WorkList 服务，医生则可以通过服务器直接提取相应患者的基本信息；若不具备 WorkList 服务，医生需要通过医疗影像设备的工作台手动录入患者基本信息或者通过分诊台调取患者信息。

患者基本信息登记后，医护人员可进一步对患者进行分诊登记、复诊登记、申请单扫描、申请单打印、分诊安排等工作。

4.3.1.2 影像采集功能

影像采集功能是 PACS 的基础，是指通过医学影像设备（如 CT 仪器、心电图机等）获取具有临床诊断和参考价值的图像。数据的采集一般以放射科的影像设备为主，如有需要可以再连接其他科室的病理、超声、核医学或内窥镜等其他影像设备或者图像。放射科的影像采集设备一般有用于 CR、DR、DDR、DSA、CT 和 MR 的仪器等，大部分采集设备均配有数字接口，一些由非数字接口传输的模拟图像需要经过特定的模数转换设备如视频摄像头、扫描仪等转换成数字图像。

影像采集设备与 PACS 网络之间需要设置一个采集计算机（网关）。网关的主要作用是：① 从影像设备获取图像数据；② 将数据转换成统一标准 DICOM 格式；③ 将标准格式数据传输给 PACS 控制器。图 4-3 显示了医疗设备生成的图像到临床环境中的

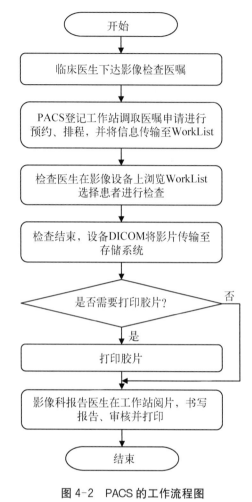

图 4-2　PACS 的工作流程图

PACS 工作站的数据流。

医院影像设备采用统一的标准接入 PACS，既可以保证影像文件的标准化和有效性，也便于医学图像研究者对图像进行解析和提取信息。根据采集的图像性质不同，可以将医学图像分为静态图像和动态图像。动态医学图像是指随着时间变化的图像，通常以帧为单位进行捕捉后转换成图像数据，如血管造影和超声心电图。静态图像一般分为以下 3 类。

（1）对于图像符合 DICOM 3.0 标准的数字化数据，可以直接与 PACS 计算机相连。

（2）对于图像不符合 DICOM 3.0 标准的数字化数据，PACS 管理员需要从影像设备生产厂商获取相应的数据结构和数据接口协议，才能设计相应的应用软件，将非标准化数据转换为符合 DICOM 3.0 标准的数字化数据。

（3）对于非数字化数据，如胶片、视频图像等，PACS 管理员一方面可以使用专业扫描仪直接将其转换为标准的数字化数据，另一方面可以利用摄像头获得模拟输出，然后再以帧为单位进行捕捉后将其转换为标准的数字化数据。这种方法也适用于从医学设备监视器获得的数字图像。

4.3.1.3　影像传输与存储功能

影像传输是 PACS 的关键部分，是 PACS 在科室内部，在医院不同科室之间，甚至在不同医院之间进行图像信息共享服务的前提。影像通过数字通信设备进行传输，在数字通信网络设计中要考虑通信标准、通信速度、安全性、容错率和维护费用等因素。根据通信速度不同，可以将数字通信网络分为低速以太网、中速光纤分布数据接口和高速异步传输模式。

图像经过数字通信设备传输后直接进入存储管理系统。PACS 中的医学影像存储一般分为离线和在线两种方式：离线存储一般存储近期不会用到的影像数据，可以存储在比较廉价的存储设备上；在线的数据是指近期会使用的数据，一般存储在本地磁盘中，不需要网络连接就可以调取，由数据库直接进行管理。设计存储管理系统需要面对

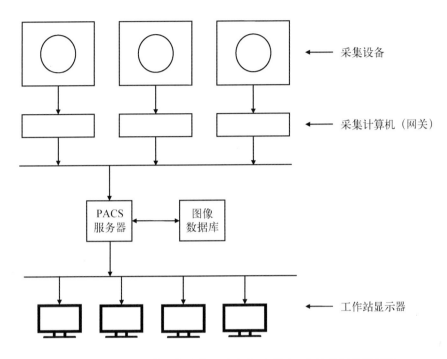

图 4-3　PACS 网络环境中从医疗设备到显示工作站的图像数据流

的两个核心问题是数据的完整性和系统效率。数据的完整性是指 PACS 不能丢失从采集设备获取到的图像，而系统效率是指缩短图像工作站对数据的访问时间[4]。

　　PACS 的存储管理系统是整个系统的核心部分，由通信网络、数据库系统、存档服务器和光盘库 4 部分组成。采集计算机(网关)和显示工作站通过网络和存储管理系统连接，从各个影像采集设备获得的图像首先被送到存档服务器中，然后进入到光盘库中，最后再通过网络送到指定的工作站。

4.3.1.4　影像显示及处理功能

　　PACS 可以从采集到的图像文件中解析图像信息和患者检查相关信息，并通过显示器展示给医生。患者完成影像检查后，医生即可进行阅片并进行临床诊断。调阅图像时，PACS 会自动根据后台设定好的路径从主服务器的阵列磁盘或者与之连接的前置服务器中调取图像数据。这种阅片方式相比于传统的胶片阅片更加高效便捷，而且可以为医生提供多种图像处理功能。

　　医生通过显示器即可对当前的图像进行多种处理操作。医学影像处理技术是指采用图像处理技术对医学影像进行获取、增强和分割等操作，以获得医生所需的人体和生物信息。通过图像处理技术，医生可以设置图像的亮度和对比度，调整图像的窗宽/窗位，达到测量图像的密度值、病灶的尺寸和体积，以及翻转图像、调整图像大小、裁剪标注和三维重建等功能。

4.3.1.5 报告管理功能

医院会安排专业人员对医学影像质量进行评估和分析。对于完成质量评估的图像,医生可以在线进行报告撰写和编辑。报告书写界面会配有全面的模块库,可以辅助生成准确的诊断报告,在书写过程中医生可以使用常用诊断模板,减轻病历书写负担。另外,在报告书写过程中通常会出现相似病例,医生在报告编辑界面可以同时看到同一患者的多份病例或者不同患者的多份病例,经过多次比较后得到较为准确的诊断结果并生成报告。

报告执行分级审核制度,低级别权限的医生书写的报告需要经过具有高级别权限的医生审核后才能发布,一般设置级别从低到高分别是实习医生、检查技师、报告医生、审核医生、主任医生。高级别权限的医生在审核过程中发现影像诊断不准确时可以将报告作废,重新对影像进行诊断后再书写报告。报告在审核过程中可以进行修改痕迹保存和对比浏览,也可以将报告保存作为典型案例供其他医生参考和整个科室的学习。

4.3.1.6 系统管理功能

系统管理功能包括对患者和医护人员账户的管理、权限设置、科室管理及对 PACS 的参数设置等内容。此系统管理模块以医院为单位,管理员不需要在固定站点就可以对系统进行管理和维护,并将医院正常运作的管理和设置信息进行整合,进一步保存在数据库中,可以规范系统的操作流程,减少日常工作中可能产生的错误。

该模块可以简化 PACS 的各项工作,比如操作用户管理、基本参数配置和报告单格式定义等。将 PACS 的功能模块设计成便捷的可视化操作窗口模式,可以提高各个科室医生对患者影像数据的调取、分析和诊断速度,也为 PACS 的高效管理提供了便利。

PACS 通过改善工作流程、提高工作效率和生产力以节省时间,提高了医疗服务的效率,同时与其他医院系统的集成有助于提高各个科室医生与放射科医生的沟通效率。然而,尽管 PACS 的功能存在上述优点,但 PACS 的实施目前仍存在许多问题,如难以在医院内部和医院之间集成多个 PACS 单元,难以与其他医院系统集成 PACS,存储容量有限,备份和恢复的解决方案不够完善,以及数据迁移中存在的问题。通过多站点PACS 集成、采用开源 PACS 和使用多媒体可以解决上述的部分问题。此外,有研究显示,使用基于网页的 PACS 解决方案将有助于连接多家医院的 PACS,并将 PACS 与其他医院系统(如 RIS 和 HIS)连接起来。

4.3.2 影像存储与传输系统关键技术

医院每天有大量的数据经过 PACS(在较大的医疗机构每天可能产生超过 50 GB的数据),而且从放射科医生和转诊临床医生那里获取这些数据的需求几乎是持续不断的,因此 PACS 需要多项关键技术的共同配合才能有效地进行运转。PACS 的关键技术涉及工作站显示器、网络和存储等内容。

4.3.2.1 工作站显示器

随着胶片向 PACS 的转变,传统的胶片图像发生器已被 PACS 工作站所取代。医生通过计算机显示器查看图像,而不再是通过背光视窗查看图像。

1) 阴极射线管和液晶显示器

第一批计算机显示器是基于阴极射线管(cathode ray tube,CRT)技术,CRT 的悠久历史使基础技术得以优化,并且使生产成本降至最低。液晶显示器(liquid crystal display,LCD)是一种相对较新的技术,它在许多方面都有优异的性能。CRT 的主要优势是视角和初始成本,而 LCD 更亮、更小、寿命更长,质量保证更容易。

CRT 的价格是同类 LCD 的 1/2 到 1/3。LCD 与 CRT 的技术对比如图 4-4 所示。医生可以从广角观看 CRT,CRT 显示器允许多个用户同时最佳地观看图像,这在放射学教学环境中有明显的影响,主治医生和住院医生需要使用相同的监视器来讨论和发现问题。而 LCD 是平板显示器的一种,所需的办公桌空间比 CRT 小得多,这使得在设计工作场所环境时具有更大的灵活性。

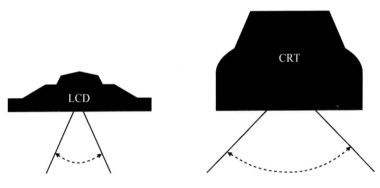

图 4-4　LCD 与 CRT 技术对比

医用显示器所需的亮度远大于家用和商用显示器。医用 LCD 通常比医用 CRT 要亮一些,而且 CRT 不仅亮度衰减得相对较快,需要更频繁地更换,同时质量也需要更严格的保证。亮度很重要,因为放射科医生在更亮的监视器上可以更准确地解读图像。

CRT 的质量控制比 LCD 要复杂得多。除了亮度衰减外,大多数 CRT 的曲面屏幕会导致图像失真,并且宽高比可能会变化。如果 CRT 偏离其校准设置,图像可能会显得太高或太宽。而 LCD 的几何形状是固定的,它们的宽高比永远不会改变。一些 LCD 还具有动态改变其亮度的能力,从而使感知的亮度在监视器的使用寿命内保持恒定。

CRT 最初的成本优势被其较短的寿命所抵消,由于需要更频繁地更换 CRT 显示器,因此 CRT 总成本高于 LCD。LCD 成本的不断降低和技术进步促进了对 LCD 视角的改善,LCD 很有可能完全取代 CRT 用于医学成像。

2) 分辨率

监视器的分辨率表示一次可以显示多少数据。屏幕上的每个点称为一个像素,现代显示器的像素分辨率是以百万像素来衡量的。显示器的分辨率越高,成本就越高。此外,在分辨率非常高的情况下,监视器的响应速度可能会很慢。因此,确定在每个工作站上显示的图像所需的最低可接受分辨率是很重要的。

CT、MRI 和超声等横断面模式以固定像素分辨率获取数据(例如,CT 图像通常为 512 像素高和 512 像素宽)。如果一次在屏幕上放置 4~6 个这样的图像,监视器只需要 100 万~200 万像素就可以完全容纳数据。而传统 X 射线片中的像素数大于大多数显示器上的像素数。因此,如果将整个图像放在屏幕上,则必须在没有所有细节的情况下表示图像(即下采样)。然而,200 万~300 万像素以上的监视器分辨率并不能提高传统射线照片的成像速度或精度。有研究表明,横断面图像可接受的较低分辨率在诊断上可能足以用于传统的射线照片,尽管在低分辨率监视器上显示可能需要更长的时间。低分辨率监视器上精细细节的丢失可以通过允许缩放和平移图像的软件来弥补。

3) 颜色与灰度

彩色显示器似乎比只显示灰度的显示器要好得多。然而,显示颜色的能力是以模糊和亮度为代价的。彩色显示器中的每个像素都由相邻显示的红色、绿色和蓝色元素组成。在正常视距下,该簇会模糊为单色像素。但这些元素不能严格叠加,因此图像会失去清晰度,这对放射学应用很重要。在历史上,彩色显示器的亮度不足以满足医学成像的需要,所以当 PACS 首次被引入时,灰度显示器变得更加普遍。如今,灰度显示器是首选,因为它们比类似规格的彩色显示器便宜。对于大多数放射学应用,灰度级监视器是理想的,因为大多数医疗设备沿着单一的值谱获取数据。也有许多例外,例如核医学(特别是 PET/CT)、多普勒超声和灌注成像,这些应用需要彩色监视器显示,并且每个 PACS 工作站都应该提供彩色监视器。

4.3.2.2 网络

计算机网络是允许数据从影像采集设备传递到 PACS 本身,然后传递到放射科医生的工作站和任何附加的长期存储设备的基础设施。该网络允许将放射科医生的诊断结果分发给临床医生,并使电子邮件等在线交流工具的应用成为可能。

1) 网络单元

网络中的大多数计算机可以分为服务器或客户端。服务器是促进其他计算机之间的通信并向其传递信息的计算机。服务器通常不需要人为干预,其响应来自网络上其他计算机的请求,而非直接由人的指令驱动。客户端是依赖服务器向其提供信息的计算机。放射科医生通常只与客户端计算机(例如,台式个人计算机)交互。工作站是专用于特定用途的客户端计算机。网络还包含将数据从一台计算机传递到另一台计算机的设备。最常见的路由设备是交换机、路由器和集线器。

2) 网络类型

局域网(local area network,LAN)是相互靠近的计算机网络,通常在某一家医院内搭建。广域网是连接在一起并跨越整个医疗保健系统的 LAN 的集合。大多数网络被称为"有线",因为它们依赖于计算机之间的物理连接(铜缆或光缆)。相比之下,无线网络使用无线电波在计算机之间传输数据。由于潜在的敏感信息在空气中传播,无线通信需要广泛的安全措施。

当数据在 LAN 内传输时,由于所有连接电缆都在医院的物理边界内,因此可以相对保证隐私。当数据通过互联网传输时存在更大的安全风险,因为数据是通过不可预测的未知计算机链发送的。虚拟专用网络(virtual private network,VPN)是一种允许 LAN 外部的计算机(例如放射科医生的家用计算机)连接到 LAN(例如医院 PACS)的技术,其安全级别类似于 LAN 内的物理计算机。无论何时传输可识别的患者信息,此类安全措施都是必不可少的。

3) 带宽

网络带宽是数据可以在网络中的两点之间传输的最大速率。带宽主要取决于传输介质,但也取决于共享相同基础设施的计算机数量。图像从 PACS 服务器发送到工作站所需的时间在很大程度上取决于中间网络的带宽和来自用户的同时请求的数量。

当同一网络上有太多的计算机时,网络性能可能会下降到无法接受的水平。虽然可以增加医院网络的带宽以容纳更多的计算机,但这增加的成本通常会昂贵到令人望而却步。在网络规划期间,工作人员必须认识到,应该为 PACS 设计仅由 PACS 工作站和服务器使用的专用带宽,这可以防止不必要的数据传输干扰部门的工作效率。

图像压缩是一种降低快速传输图像所需带宽的方法。通过使用任何图像中存在的固有冗余信息,可以最小化定义图像所需的数据量。如果原始图像的每个细节都能被准确地恢复,那么这种压缩方案就称为无损压缩;否则,压缩方案称为有损压缩。在不降低诊断准确性的情况下,放射学上可接受的有损压缩程度存在相当大的争议,因此许多 PACS 供应商通过仅使用无损压缩来避免此问题。

4.3.2.3　存储

现代放射科产生了海量的影像数据,在 PACS 环境下,所有相关的比较研究都需要快速检索。此检索时间是以秒(s)、分钟(min)还是小时(h)为单位,取决于支持 PACS 的数字归档的类型。

1）不同存储介质的优势

数字数据的长期存储有几种选择：旋转磁盘（如个人计算机上的硬盘驱动器）、磁带（如盒式磁带）、光学介质（如光盘和数字视频盘）和固态介质（如 USB 闪存卡），大多数 PACS 使用这些功能的某种组合。与其他选择相比，光学介质需要更多的支持人员，而且它们不能被很好地扩展。固态介质对大规模存储来说仍然过于昂贵，但随着技术的进步，固态介质可能会成为首选。

大多数 PACS 使用磁带或旋转磁盘进行长期存储。磁带的主要优点是价格较低，主要缺点是检索时间较长。旋转磁盘比磁带或光学介质更昂贵，但是，它在检索时间方面有明显的优势。就像个人计算机硬盘上的数据一样，存储在旋转磁盘上的数据总是立即可用的，唯一的延迟来自将数据从档案发送到 PACS 所需的时间。随着旋转磁盘技术成本的持续下降，这种介质正在成为许多 PACS 中存储图像数据的首选方法。

2）在线与离线

无论何时放射科医生提出要求，PACS 上的一些数据都应该可以被立即访问。这些数据需要在线存储，它通常包括最新的图像及其相关的比较研究。离线存储的图像则被放置在较难访问的存档中，需要恢复到在线状态才能查看。

在单层存储系统中，所有数据始终处于在线状态，并存储在单个介质（通常为旋转磁盘）上。在多层存储系统中，一些数据处于在线状态（通常位于旋转磁盘上），而其他数据处于脱机状态（通常位于光学介质或磁带上）。所有数据都在线的单层系统将为放射科医生和临床医生提供卓越的性能，但有时昂贵得令人望而却步。因此，较合理的方式是，将最有可能被查看的图像放置在在线存储中，而将未使用的图像降级到离线存储中。

3）冗余技术

冗余指的是存储成像数据的多个副本。当几台计算机或网络组件执行相同的工作时会造成使用冗余，即如果一个元件发生故障，冗余元件将保持系统正常运行，直到可以更换故障组件为止。

独立磁盘冗余阵列（redundant arrays of independent disks，RAID）是 PACS 存储中最常用的冗余系统。在 RAID 中，数据分布在多个硬盘驱动器上，这样，如果任何一个驱动器出现故障，都可以从"幸存"的驱动器重建数据。

另一种形式的冗余是长期存档。即使检查从影像采集设备发送到 PACS，当它们不再处于在线状态时，它们也会被复制到存储它们的长期档案中。具有单层体系结构的 PACS 必须有一个备份系统，以便在主存储出现故障时进行归档。

虽然在数据存储设置中经常使用术语冗余，但实际上 PACS 的每个组件都需要一个"故障转移"或一种备份机制，以防出现故障。这降低了在不可避免的单个组件故障的情况下整个系统故障的概率。

4.4 影像存储与传输系统前沿研究

4.4.1 小型化、移动式影像设备与系统

PACS 的提出是为了方便管理日常产生的各种医学影像,而随着科学技术的不断发展,医学影像的来源也愈加丰富多彩,各种小型化、移动式影像设备与系统层出不穷,接下来将以几个案例为代表进行简要介绍。

4.4.1.1 方舱 CT

CT 会借助不同的射线通过人体扫描的方式进行疾病监测,具有图像相对清晰、扫描时间快速的特点。CT 设备一般安装在医院防护较为严格的放射科内,由于机体较为庞大,一般不予移动,这样就导致在应对突发的较为严重的自然灾害或者是规模较大的公共卫生事件时,无法满足临床诊断中及时快速的需求,而这点是需要 CT 设备拥有较为强大的机动性能才可以达到的,因此就有了方舱 CT 的研发。

方舱 CT 通俗而言是一种车载 CT,也就是使 CT 机房具备移动功能。目前的方舱 CT 不同于以往简单地将 CT 机房放置到机动车上,而是已经实现了装载车和 CT 机的有机结合,以车厢为机房,以箱体为屏蔽体,将机房和车身统一为一体。通过这种有机结合方式,如今的方舱 CT 性能较为完备且机动性很高。

详细来说,方舱 CT 是一个集合系统,并且其内设置有诸多小部件,有独立检查操作间、CT 设备、电源分配系统、网络系统、辐射防护装置、独立扫描间、空调、紫外线空气消毒设施、通风系统、除湿机等,具有受检者高流通量、室外极速安装、网络化、避免交叉感染、移动性等诸多优点。

在 2020 年的 COVID-19 疫情中,CT 作为影像检查的一种,在筛查、诊断和疗效判定中发挥了巨大的作用。面对疫情时待检查人数众多的问题,抗疫一线的 CT 设备产生了严重不足的现象,而方舱 CT 作为 CT 的升级版发挥了巨大的作用,使得大量的轻型病症患者在方舱医院获得了及时有效的治疗,甚至被报道为抗疫"神器"。

4.4.1.2 车载 MRI

简单而言,MRI 技术就是利用科学家发现的磁共振现象,获得人体内的电磁信号,然后对人体进行结构重建,获取人体内各种信息的一种诊断技术。

MRI 技术对软组织有较高的分辨率,对关节、肌肉等部位的检查比 CT 更好,所以 MRI 被较多地运用在运动导致的相关伤害的诊断方面,包括韧带、骨骼周围的软组织、脊椎等部位,再加上这种技术对人体而言没有电离辐射损伤,所以也适合人体内的一些敏感部位,比如生殖系统、乳房等。

MRI 技术有很大的优势,所以 MRI 设备也是医院的核心设备,但是这种设备属于大型的精密性极高的设备,在运输、安装、使用等方面都较为严格。传统的 MRI 设备难以达到移动部署和移动使用的要求,这样就导致在应对突发的较为严重的自然灾害或者是规模较大的公共卫生事件时,无法满足临床诊断中及时快速的需求,这限制了其更广泛应用。在这种情况下,车载核磁应运而生。

车载核磁就是将 MRI 设备搬运到车上,使之具备移动功能,并且还要保证原本的准确性不能下滑,要达到全面、迅速、精准的诊断要求。

由于涉及强磁场、低温超导环境、强射频场速切换的强梯度场等因素,车载核磁的研发难度较高,但是截至目前而言,还是有许多厂商研发出了不同属性的车载核磁,有包头市稀宝博为医疗系统有限公司与互联网医疗诊治技术国家工程实验室联合研制的磁共振诊疗车——驰影 A30,还有天津高新区企业与华海高圣投资控股有限公司自主研制成功的磁共振医疗车等。随着科技的不断发展,车载核磁的功能也会愈发完善,相继研发成功的车载核磁设备一定能满足乃至超越突发灾害事件要求的救援能力。

4.4.1.3　PET

PET 是正电子发射体层成像(positron emission tomography)的简称,也称为正电子发射计算机断层扫描,是一种在核医学领域内表现相对优越的临床检查影像技术。

该技术的操作方式可以概括为将某种物质(一般是蛋白质、脂肪酸、葡萄糖等生理代谢中所需要的物质)标记上寿命较短的放射性核素(如^{11}C、^{18}F 等),然后将这种物质注入人体,之后就可以通过观察该物质在代谢中的聚集情况来了解生理代谢活动的情况,进而实现诊断的效果。

相比于其他的临床检查影响技术,PET 可以在活体上显示出受体及神经介质活动、生物分子代谢的影像,现在已经被广泛应用到许多种疾病的诊断与鉴别诊断、脏器功能研究、病情判断、新药开发、疗效评价等方面。

但是,目前的 PET 设备的体积较大、重量较高,对于放置场地的空间和承重都有一定的限制,因此就有了 Micro-PET 设备的出现,该设备就是小型化、高分辨率的 PET 设备,甚至可以应用于老鼠等小动物的扫描。与其他的影像诊断设备相比,Micro-PET 设备拥有以下几大优势。

(1)因为成像的视野范围小,所以可以较为快速地成像,从而及时地动态反映生理代谢功能。

(2)图像的分辨率高,可以达到 1 mm 的精度。

(3)灵敏度很高,可以反映分子代谢水平的影像,这样就可以较早地发现活体的功能性变化,做到早期诊断。

（4）没有创伤，使用的 PET 显像剂造成的危害也很小。一次 PET 全身检查的放射线照射剂量远远小于一个部位的常规 CT 检查，因此，相对更安全可靠。

正是由于这些优势，Micro-PET 在医院内经常被用于早期发现肿瘤及心、脑疾病，鉴别心肌是否存活，正确画出放射治疗的靶区，准确定位癫痫病灶等，临床需求非常巨大，也具备更大的提升空间。

4.4.2 影像重建与 3D 打印

影像重建（imagine reconstruction）是指利用一组与图像有关的物理数据来建立图像。其输入为一系列的投影图，输出为重建图，这种技术在临床上有着非常重要的应用。典型应用为通过患者临床采集到的 CT 图像，根据数学原理对采集到的数据按某种算法求解人体各个组织的衰减系数在断层面上的分布，从而得到三维的重建图像。这种三维的重建图像一方面能够辅助临床医生的诊疗，另一方面也可以与 3D 打印技术相结合，从而对患者进行更加富有个性化的救治。

空军军医大学唐都医院对 2019 年 4 月至 2019 年 12 月收治的 7 例颅骨缺损或颅骨骨肿瘤患者［包括男 4 例、女 3 例，其颅骨平均缺损范围为（95±40.4）cm^2］进行了 64 排 CT 薄层扫描，利用 CT 影像数据，使用 Mimics 19.0 软件进行了医学三维建模，如图 4-5 所示，得到了患者颅骨的重建模型，随后在重建模型上使用 Magics 和 Geomagic Wrap 软件进行植入物的设计。如图 4-6 所示，最后采用聚醚醚酮［poly(ether-ether-ketone)，PEEK］材料进行 3D 打印，结合打印出的 1∶1 模型进行模型手术，帮助医生进行术前的验证和手术的规划[5]。

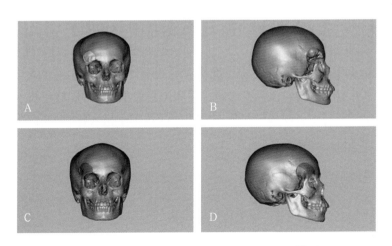

图 4-5 使用计算机辅助设计颅骨缺损三维模型

A、B—肿瘤部分被切除的患者三维模型；C、D—在完整的颅骨模型中切割出要打印的模型。

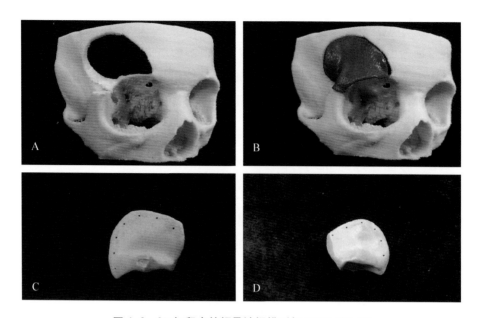

图 4-6　3D 打印出的颅骨缺损模型与 PEEK 植入物

A—3D 打印出的颅骨缺损模型；B—通过模型验证植入物设计方案和手术过程；C、D—3D 打印 PEEK 植入物。

患者术前及术后 1 个月 CT 检查影像结果显示，植入物位置稳定，无移位。手术前因外伤引起的缺损面积为 $(95\pm40.4)\,cm^2$，手术后在 CT 影像中缺损面积基本消失（$P<0.01$）。因肿瘤引起的颅骨损伤面积为 $(20\pm10.4)\,cm^2$，手术后在 CT 影像中的缺损面积也基本消失（$P<0.01$）。7 位患者术后均无并发症，其中 5 位外伤后骨缺损患者症状完全消失，2 位骨肿瘤患者症状存在明显的缓解。这证明了用于儿童颅骨缺损的 3D 打印聚醚醚酮材料植入物的三维建模和制作方法的可行性和有效性[5]。

对于颅骨修复的传统术式，由于患者颅骨缺损面积和部位不同，个体差异较大，术前的 CT 影像数据无法给主治医生提供准确直观的颅骨信息，在术前也无法确定规范的手术方案，与患者家属的沟通也存在难题。而利用影像重建和 3D 打印技术进行辅助治疗，能够个性化定制与患者缺损部位形态学相同的仿生学植入物，彻底解决了手术前不了解患者缺损部位空间结构的问题。

4.4.3　区域影像中心

区域影像中心是指由区域三级甲等医院牵头，利用医疗技术、计算机技术和通信技术建设区域远程影像诊断中心，同时吸纳二级医院和基层医疗卫生机构参加。区域影像中心的各个参与医院以数据中心和专网为支撑，以影像数据为应用对象，实现数据信息共享，采用结果相互认可的上下级协作联动机制。

4.4.3.1 区域影像中心的建设意义

区域影像中心能够改善大型影像设备的资源配置,减少患者的重复检查次数,实现影像集团内部或者区域医疗机构之间的影像资源共享和高效存储及管理方式,对于加快医疗信息化、整合医疗卫生信息资源、促进医疗服务业发展具有重要意义。

我国的医疗资源在城乡、经济发达地区和欠发达地区的分配非常不平衡,尤其是偏远山村地区,医疗资源依然匮乏,卫生基础非常薄弱,当地人民看病十分困难。而区域影像中心能够带动区域内基层医疗机构的业务发展,切实为群众看病就医提供更加便捷的服务,推动医疗资源向基层人民倾斜,促进分级诊疗的发展。

4.4.3.2 区域影像中心的建设原则

区域影像中心的建设要以区域整体规划为基础,分步实施,之后可进行动态调整。在建设过程中,要先利用现有的资源进行基础设施建设,然后整合区域医疗机构的影像共享平台,在不改变医疗机构原有 PACS 的前提下,实现区域临床信息平台的互联互通,整个过程应该遵循卫生信息交互(health information exchange,HIE)规范。区域影像中心的设计应以为患者提供高质量的服务为核心目标。在该设计中,每个患者在区域内就诊要有唯一的身份标识,以统一化、标准化、规范化、便捷化和安全化为原则,优化患者就诊流程,打破信息壁垒,实现区域间患者信息的互认和共享,促进区域内医疗机构一体化同质化服务,建立系统长期、有效评估机制,保证系统的持续性和可推广性。

4.4.3.3 区域影像中心的数据存储方式

区域影像中心数据存储方式分为 3 种,分别是集中式、分布式和混合式存储方式。

集中式存储方式要求建立区域影像存储中心,二级医院和基层医疗机构都需要将影像和报告数据上传到存储中心,同时图像调阅时也需要通过区域影像中心进行提取。这种方式要求所有影像数据都需要上传,并且对带宽要求较高,优点是方便管理。

分布式存储方式要求影像数据均存储在各自的医疗机构内,不会建立物理上的影像存储中心,只建立影像索引信息。二级医院或者基层医疗机构调阅图像需要通过区域影像中心提供的影像索引信息到指定的存储地点进行调阅。这种方式无需数据上传,对带宽要求不高,但缺点是调阅速度较慢。

混合式存储方式结合上述两种方式的优点,是一种较为灵活的存储方式。该方式会建立区域影像存储中心,针对不同的医疗单位采取不同的存储方式,比如影像数据量不是很大的基层医疗机构,可以采用影像数据上传到中心的方式进行集中存储,而影像数据量较大的二级医院则可以采取分布式存储方式,存储中心只保留影像索引信息。

4.4.3.4 区域影像中心建设案例

1) 上海市虹口区域临床影像中心

虹口区域临床影像中心(HongKou Medical Imaging Diagnostic Center,HKMIDC)

是在已完成的区域公共卫生信息平台的框架上构建的[6]。该项目目前已经实现了虹口区医学影像信息数据共享和交互平台的构建，以及 8 家社区卫生服务中心 PACS/RIS 的构建，社区卫生服务中心的影像数据集中存储在中心的云平台上，而二级医院拥有独立的 PACS，影像数据采用分布式存储方式。虹口区卫生局指定第一人民医院北院承担中心诊断任务，完成对社区医院的集中诊断，同时为三家二级医院提供疑难病历诊断会诊服务，系统的整体架构如图 4-7 所示[6]。

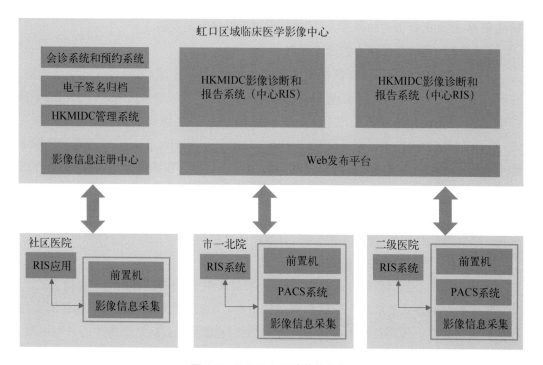

图 4-7　HKMIDC 系统整体架构

针对上述提到的患者唯一标识问题，该区域影像中心采用基于 IHE PIX 患者 ID 交叉索引机制（patient identifier cross-referencing）的数据接口，完成区域影像中心和区域公共卫生信息平台的对接，实现患者身份信息的识别。该系统还实现了 PACS/RIS 与其他临床信息系统的互联互通，即在市一级诊断中心和社区的 PACS 可以调阅公共卫生信息平台相应患者的居民个人健康档案及其他临床数据，医院的 HIS 也可以调阅医学影像中心提供的影像结果和诊断结果。

2）美国缅因州整合影像计划

缅因州卫生部门、缅因州医疗中心（Maine Medical Center，MMC）和其他医疗保健提供者开发了综合成像计划（Consolidated Imaging Initiative，CI-PACS），该计划探索允许多个组织通过 MMC 的 PACS 存储放射图像并在每个组织的临床系统中检索和显示这些图像的方法。CI-PACS 最初与该州的两家乡村医院实施了共享系统。参与该计划的乡村医院可以节约建设 PACS 的成本,改善乡村医院护理质量,提高与放射科医生的接触机会。MMC 还可以通过在多个组织间分担其 PACS 成本而受益。通过该共享系统,每家医院都可以访问其他医院的放射学信息,即医生可以查看患者之前在该区域影像中心拍摄的所有影像信息,从而提高诊断准确度[7]。

通过 CI-PACS,MMC 将在两家乡村医院拍摄的所有图像存储在 MMC 服务器上。将图像存储在单个服务器上,医院可以通过与 MMC 的广域网(wide area network,WAN)连接访问自己和其他组织的图像,并且不再需要每家医院都拥有自己的服务器。MMC 会检查和维护 PACS 的每个设备,提供 IT 支持和安装升级服务,乡村医院只需要支付新的放射设备(如计算机放射照相)、网络连接和数据传输等产生的费用[7]。

4.5　小结

在 21 世纪初,随着 PACS 被广泛采用,放射科逐渐从基于胶片的操作过渡到基于数字的操作。PACS 的出现改变了放射学的现状,加速了其向数字图像采集的过渡,集中了图像存储,实现了区域系统的整合,并为远程放射学铺平了道路。

尽管有上述优点,PACS 在实施过程中仍然存在许多问题,比如多个医院的 PACS 难以集成、存储容量有限、备份和恢复的解决方案,以及数据迁移问题等,基于云技术的 PACS 或许是很好的解决方案。总之,PACS 的研究和开发必须继续下去,以满足更广泛的 PACS 用户的需要和要求。

参考文献

［1］国务院办公厅.国务院办公厅关于促进"互联网＋医疗健康"发展的意见[J].当代农村财经,2018(6)：42-45.

［2］吕国义.医院 PACS 系统发展趋势研究[J].中国卫生质量管理,2015,22(6)：92-94.

［3］丁磊.基于 DICOM 标准的医学文件研究与处理[D].西安：西安电子科技大学.

［4］林晓怡.区域 PACS 系统实现的关键技术[J].电子世界,2014(8)：85-86.

［5］徐翔,王举磊,于洋,等.计算机辅助设计 3D 打印聚醚醚酮材料修复儿童颅骨缺损的应用[J].中国数字医学,2021,16(1)：74-77,82.

［6］项纯,俞华,黄立夏,等.上海市虹口区域临床影像中心的建设和探索[J].中国数字医学,2019,14(2)：112-115.

［7］LOUX S, COLEMAN R, RALSTON M, et al. Consolidated imaging：implementing a regional health information exchange system for radiology in Southern Maine[M]. Advances in Patient Safety：New Directions and Alternative Approaches (Vol. 4：Technology and Medication Safety),2008.

5 临床决策支持系统

临床决策支持系统(clinical decision support system，CDSS)是当今医疗健康信息系统的一个前沿发展方向，它主要利用先进的计算机算法和完善的医学知识库，在医疗人员对患者做出决策时提高决策的准确率和完善率，降低医疗事故的发生率，提高医疗质量，并且降低医疗成本。随着医疗设备与信息技术的快速发展，日趋复杂的临床状况和爆发式增长的临床数据对 CDSS 提出了越来越高的要求，尤其是 CDSS 常见的"警告疲劳"问题引起了许多研究者的重视。因此，如何开发涵盖诊疗全流程、安全高效、人-机交互友好的 CDSS 一直是当今的研究热点之一。

5.1 临床决策支持系统概述

5.1.1 临床决策支持系统简介

CDSS 是可以辅助医疗工作者、患者以及其他潜在用户智能化地获取或者筛选临床病症数据和知识，进行专向问题的辅助判断，达到改善医疗服务和提高医疗质量目的的交互式计算机系统。CDSS 的应用非常广泛，它往往与电子病历系统进行集成，以捕获实时的患者数据，它参与导诊、诊断、治疗、护理、计费、处方等诊疗流程的方方面面，为患者提供精确的个性化诊疗方案。曾有学者提出："电子病历的最高境界就是 CDSS。"

为了保证 CDSS 能够切实提高医疗水平，Osheroff 提出了"临床决策支持 5 要素"框架：在工作流程中，通过正确的渠道(right channel)，在正确的时间(right time)、正确的干预模式(right intervention format)下，向正确的人(right person)提供正确的信息(right information)。目前，包括北京大学第三医院在内的国内诸多三级甲等医院均遵循该框架来构建 CDSS，该框架被医疗保险和医疗补助服务中心推荐为提高质量水平的最佳实践。下面将简单介绍这"五要素"的具体内容。

1) 正确的渠道

临床决策支持(clinical decision support，CDS)可以通过 EHR、可穿戴设备、智能手机 App 等渠道传递给患者。实际操作过程需要考虑用户场景，例如，对门诊医生来说，作为合适的临床决策接受者，EHR 作为其工作平台，是传递决策支持的最佳平台；但对在家护理的患者来说，最佳平台可能是智能手机 App。

2) 正确的时间

医学信息系统中经常存在有效的信息在错误的时间传递给医生，或者当发送时可能信息已经无效的情况。例如，当面对一个服用阿司匹林的患者，医生在为其开具含有磺酰脲类药物的处方时，CDSS 会捕捉到"磺酰脲"关键词，它就会提醒医生服用该药物会与阿司匹林产生不良反应。很显然这是在错误时间提醒了医生，最佳时间应为医生开处方的开始时间。此外，部分警报会在患者检查过程中发出，需要医生单击警报窗口方可继续检查过程，这显然破坏了医生当前的检查流程，最佳时机应当是在检查结束后发出警告。

3) 正确的干预模式

CDS 的干预模式五花八门，如警告、订单、协议、按钮等。在临床场景中，决策接受者需要确定他要解决的问题并选择最佳模式来解决当前的问题。因此，在开发 CDS 程序时，设计者需要根据临床实际诊疗流程确定哪些流程需要 CDS，以及不同流程采用哪种干预模式的 CDS。例如，医生在给患者开处方时，CDSS 需要根据患者当前的用药史、过敏史、病史等信息，判断医生当前的处方是否会引起药物不良反应事件，这时候最有效的方式是在医生输入处方前，预先在 EHR 系统上提醒医生患者不适宜服用的药物并给出决策依据。

4) 正确的人

当前的医疗模式是团队模式，除了医生，药剂师、护士、理疗师等都可能参与患者的医疗保健中，因此 CDSS 需要将正确的信息传递给最合适的人。例如，当患者对医生的建议呈现抵制态度时，可以将该建议传递给患者的亲属等以帮助提高患者依从性，进而提高治疗质量。

5) 正确的信息

提供给接受者的信息必须遵循循证医学等的原则，以当前证据为基础，基于一套公认的准则(如国家卫生健康委颁布的各类临床指南)中得出。例如，对于连续大于 3 个月的肾脏结构或功能异常的患者应当考虑其患有慢性肾病(chronic kidney disease，CKD)。该诊断标准是美国改善全球肾脏病预后组织(Kidney Disease：Improving Global Outcomes，KDIGO)基于多位患者常年的医疗数据并邀请全球各地的肾脏专家共同参与制定的。

伴随着当今医学和计算机技术的飞速发展,医学知识呈爆炸性增长,长时间、高强度的工作负荷导致医生难以抽出时间去学习新知识,而个体知识的不全面容易导致漏诊和误诊的发生。CDSS 存储着大量多科室的知识,正好可以弥补医生知识的不足,帮助医生更专注于和患者的沟通,实现更准确、更全面的决策。总而言之,CDSS 对临床的意义有以下几点。

(1) 减少用药/处方错误和不良事件的发生率,改善临床结果。据统计,美国每年药物不良反应(adverse drug reaction,ADR)事件数超过 200 万件,导致 100 万人死亡。CDSS 可以在医生开处方时,及时提醒医生不同药物联合使用的禁忌,药物与患者既往病史之间的冲突,药物可能存在的肾毒性和肝毒性等。Evans 等报告了盐城 LDS 医院开发了一个用于抗菌药物的合理用药建议的 CDSS,对 12 位重症监护室(intensive care unit,ICU)患者进行了为期一年的前瞻性研究,发现使用该系统后 ICU 患者抗菌药物使用量下降了 1/3,平均住院日减少 6.7 天[1]。

(2) 提高临床指南的依存性。许多研究已经显示传统的临床指南和护理路径由于医生依存性低而难以实施,而 CDSS 实现了临床路径和指南的电子化,可以在日常诊疗过程中时刻提醒医生。

(3) 控制医院医疗费用的支出,降低医疗成本。CDSS 可以帮助医生减少患者重复的实验室检查项目,使用更优惠的药物和治疗方案等。据统计,2012 年,美国糖尿病患者治疗相关费用总计约 2 450 亿美元,但是使用 CDSS 参与糖尿病护理和治疗后,治疗费用节省了 14%。

(4) 为临床和诊断编码、患者分类等提供支持。医生可以在 CDSS 界面上的诊断代码清单中选择合适的诊断代码,提高临床文档质量,从而帮助临床方案的实施。例如,有研究者发现:在 EHR 中有 71% 的"脾切除术"患者没有在问题清单中记录该病。这导致许多患者没有在脾切除术后正确接种疫苗以降低感染风险。通过实施 CDSS,该情况便得到了改善。

(5) 辅助医生进行临床决策,提高医生工作效率。CDSS 开发之初的目的就是为了辅助医生快速、准确地做出决策,弥补医生在某些疾病诊断方面经验的不足。例如,CDSS 可以帮助放射科医生选择最合适的测试进行运行,提醒最佳实践准则或提醒患者禁忌使用的造影剂。弗吉尼亚梅森医疗中心的一项研究表明,CDSS 可以帮助医生大量减少 MRI 和 CT 的不当应用。

(6) 更好地检索和呈现数据,提高医疗效率。CDSS 通过推理引擎可以筛选重要的患者特征和相关的医疗文献并将其呈现给医生,从而减少医生处理书面工作的时间。

需要注意的是,尽管 CDSS 给临床诊疗方面发挥了重要的作用,但同样带来了一些负面问题。例如,CDSS 常见的"警告疲劳"(alert fatigue)现象。由于警告阈值设置不合理、没有捕获临床诊疗关键信息等，CDSS 发出了太多不重要的警告，导致医生对 CDSS 警告逐渐不敏感，以致错过了一些重要的警告信息，从而发生了严重的患者安全问题。同时，过度依赖 CDSS 也会降低医生的技能水平。多年的实践已经证明 CDSS 在医疗体系中的角色是辅助和支持，医生才是临床决策中真正的决定者。另外，有部分医学专家认为 CDSS 破坏了现有的临床工作流程。这些问题都亟待医学信息专家们的解决。

5.1.2 临床决策支持系统分类

目前，CDSS 分类方式有很多种。按照干预时间可以分为诊前 CDSS、诊中 CDSS 及诊后 CDSS 等，按照是否主动提供决策支持可以分为主动性 CDSS 和被动性 CDSS。目前，大家普遍接受的将 CDSS 分为基于知识库和非基于知识库的 CDSS。基于知识库的 CDSS 主要遵循"IF-THEN"规则以检索数据并输出结果，基于非知识库的 CDSS 主要源于各类机器学习算法和深度学习算法。尽管基于非知识库的 CDSS 在医学中使用的案例得到了迅速发展，但仍存在许多挑战。CDSS 的常见框架如图 5-1 所示，下面将详细介绍两种类型的 CDSS。

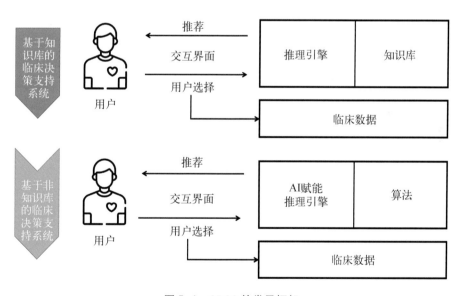

图 5-1 CDSS 的常见框架

5.1.2.1 基于知识库的 CDSS

基于知识库的 CDSS 起源于早期的专家系统（expert system）。当时的研究者们希望能够建立一个模拟人类思维活动的计算机程序，并且该程序可以取代临床专家，成为一名"医生"。随着研究的深入,研究者们逐渐调整该系统,其目的不再是模拟专家决策,而是协助临床专家做决策,而且不再只为用户提供"答案",也为用户提供答案的依据。同时,用户也渐渐脱离了原始的被动接受者的身份,转而主动地与 CDSS 进行交互,以相互引导做出最佳的临床决策。

基于知识库的 CDSS 主要由 3 个部分组成:知识库(knowledge base)、推理引擎(inference engine)和人-机交互界面(communication interface)。知识库是 CDSS 的基础,它是由编译后的信息组成。这些信息通常以(但不全是)"IF-THEN"的规则形式表示。例如,"IF"系统发现医生开始给糖尿病患者开处方时,发现该患者是一个慢性肾病4 期的患者,"THEN"系统会给医生发出指令提醒医生磺脲类药物、胰岛素、二甲双胍等降糖药需要减半,同时给出诊断依据,即肾功能严重受损患者药物代谢出现异常,这些药物在体内半衰期时间变长,进而容易导致患者低血糖现象的发生。

除了药物与疾病的关系外,知识库还可以包括体征/症状与诊断的概率关系、药物与药物不良反应关系、疾病与实验室检查的推荐关系、检查结果与疾病的因果关系等规则。规则可以来源于文献和临床指南,也可以来源于临床专家的实践证据。一般知识库的构建会将文献知识作为基础,并将实践证据作为补充。知识库的组织形式通常采用本体形式来构造。

推理引擎是 CDSS 的核心,它的功能主要是将知识库中的规则与实际数据相结合以得出推理结果。例如,当一位医生给患者下"磁共振增强扫描"的医嘱时,推理引擎开始分析知识库如下。

(1) MRI 增强扫描的造影剂有哪些?

(2) 哪些造影剂会对患者现有疾病产生不利影响? 依据是什么?

(3) 是否有其他检查可以替代磁共振增强扫描? 依据是什么?

(4) ……

最后,这些丰富的推理结果通过人-机交互机制反馈给最终的用户。

人-机交互机制可以是网站、应用程序或 EHR 中的界面等。人-机交互主要分为基于用户界面(user interface, UI)的接口和基于服务的接口,用户界面主要通过网站直接呈现知识库推理所得的知识,服务接口主要基于 HL7 卫生信息交换标准进行知识和数据传输。目前,CDSS 相关的人-机交互的技术发展得十分迅猛,例如,InfoButton 技术可以在完全不干扰医生工作流程的情况下给医生提供必要的决策相关信息。

基于知识库的 CDSS 通常响应速度快,并且每个决策基本能给出依据,可解释性较强,技术发展也较为成熟,但是 CDSS 的可靠性在很大程度上依赖于知识库的质量和规则的准确性。考虑到当前医学知识更新迭代很快,知识库的更新和维护需要花费大量精力和人力。

5.1.2.2 基于非知识库的 CDSS

从图 5-1 可以看到,基于非知识库的 CDSS 与基于知识库的 CDSS 的结构大致相同,唯一不同的是基于非知识库的 CDSS 通常会利用人工智能,如机器学习算法等,它从过去的经验中学习规则或从临床数据中发现模式,而不是基于现有的知识库。因此,它通常需要足够的预先资料来训练算法,以保证得出的规则和模式的可靠性。常见的算法包括人工神经网络算法(artificial neural networks,ANN)、遗传算法(genetic algorithms,GA)及模式识别算法(pattern recognition algorithms,PRA)等。尽管基于非知识库的 CDSS 的研究非常热门,但是目前真正落地得到应用的仍然很少。只有部分 CDSS 得到了应用,如 2018 年 FDA 首次批准用于检测糖尿病视网膜轻微程度的人工智能产品 IDx-DR。该产品主要用于体检筛查,究其原因,主要是基于非知识库的 CDSS 可解释性差,整个推理过程隐藏在"黑箱"中,无法在诊断时为医生提供明确的诊断依据。尽管它的预测性能效果可能胜于基于知识库的 CDSS,但是医生仍对其持怀疑观望的态度。因此,现在许多研究者也考虑将基于知识库和基于非知识库的 CDSS 相结合,共同使用,以提高预测性能,并提供一定的可解释性。

5.1.3 临床决策支持系统发展历程

CDSS 发展历程如图 5-2 所示,临床决策知识系统起源于 20 世纪 50 年代末,Ledley 和 Lusted 等学者在 *Science* 杂志上发表文章讨论了利用符号逻辑、概率等手段辅助医生决策的原理和可行性,这标志着 CDSS 研究的开端[2]。最初的 CDSS 也称为专家系统,它主要是将医学专家的经验和知识编译成知识库,利用逻辑推理等方式进行推理决策。这时的 CDSS 多为独立系统,集成性能差、使用效率低,需要依赖手工输入数据,大部分服务于单科室或者是诊疗流程中的某一环节,医生只能被动地接受决策意见,无法主动交互。典型代表有 1971 年开发的 AAPHelp,它利用朴素贝叶斯(Naive Bayesian)法,主要获取患者的症状信息预测急腹症。AAPHelp 的诊断性能非常好,甚至不输给临床专家,但由于当时人们还无法接受利用计算机辅助临床决策,因此该系统在当时备受争议,没有被广泛应用。1976 年,斯坦福大学 Shortliff 团队研发了 MYCIN。它基于规则推理,为菌血症的诊断提供决策支持,后期它被扩展到了诊断其他感染性疾病。1982 年,匹斯堡大学开发了 Internist,它利用启发式规则和决策树逻辑帮助内科医生开药。尽管上述系统均取得了不错的测试性能,但都没有在临床上真正得到推广和应用。

基于上述问题,研究人员开始研发第二代 CDSS。第二代 CDSS 被集成到 EHR 系统、计算机医嘱录入系统(computerized physician order entry,CPOE)、CIS 中,这意味着 CDSS 可以实时获取电子病历中的数据以便第一时间做出主动响应。这时期的典型

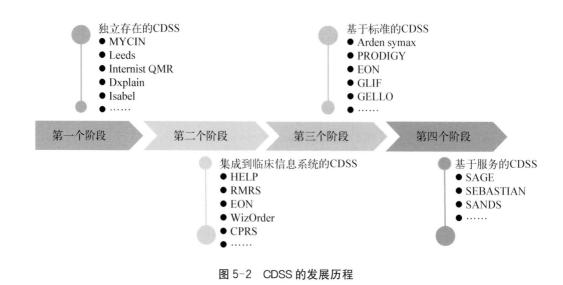

图 5-2　CDSS 的发展历程

代表是 1967 年美国犹他大学开发的 HELP（health evaluation through logical processing）系统。该系统将 CDSS 与 HIS 相集成，通过本地的局域网（local area network，LAN）与计费系统、实验室系统、电子病历系统、影像系统等进行交互。该系统包括集成的临床数据库、CDSS、支持医院临床和行政职能的程序，以及维护和扩展这些组件所需要的软件工具。它被安装在 Intermountain Healthcare 运营的 20 家医院中运行。除此之外，印第安纳州的 Regenstrief 研究所开发的 Regenstrief 病案系统（regenstrief medical record system，RMRS）、哈佛医学院教学附属医院布列根和妇女医院开发的 Brigham 综合计算系统（brigham integrated computing system，BICS）等均实现了 CDSS 与医院其他系统的集成，并在学术医疗中心等地开展了应用。尽管第二代 CDSS 实现了与医院信息系统的集成，但是集成后也带来了许多问题，如系统的共享性差，难以得到重复利用。同时，集成后的系统知识管理也比之前要复杂许多。

为了解决 CDSS 知识管理的问题，研究人员开发了第三代 CDSS。这时期的典型代表为 Arden 语法，它主要用来表示和共享知识。Arden 语法中的表示单位为医学逻辑模块（medical logic module，MLM）。MLM 由 4 个部分组成：维护、库、知识和资源，以及包含足以做出单个医学决策的逻辑。CDSS 可以利用 MLM 表示医疗状况和建议并发送给医生，并且它在医院系统内部之间可以实现医学知识共享。目前，Arden 语法已经成为 HL7 标准中的一部分。如 RMRS 等 CDSS 也广泛开始采用该语法实现知识管理。但是，该语法也有其局限性，第一，构建特定于 Arden 语法的编译器非常困难；第二，编码标准限制了用户可以编码的内容。

因此,第四代 CDSS 应运而生。不同于第二代和第三代的集成模式,CDSS 又转变为一个独立的组件,以服务的方式向医疗信息系统提供 API,异构的医疗信息系统通过调用 API 可以实现构建的重复利用。典型代表为基于标准的可共享的活动指南环境(standard-based sharable active guideline environment,SAGE),这是 IDX System Corporation、IHC 和斯坦福医学信息学中心等联合开发的临床指南知识表达模型。SAGE 有一套支持指南建模和执行的模型和服务,它利用虚拟医疗记录(virtual medical record,VMR)方法访问电子病历中的术语。在医学系统的不同术语内提供合适的映射,并且与面向服务的体系架构(service-oriented architecture,SOA)相兼容。除 SAGE 外,还有 SEBASTIAN。它是杜克大学开发的一种临床决策支持 Web 服务,其接口现在是 HL7 决策支持服务草案标准的基础。第四代 CDSS 目前在一些国家也已经开展应用。

从上述 CDSS 发展历程可以看到,CDSS 在临床中的使用存在着许多局限性,尽管技术的发展和进步解决了部分问题,但当前仍有不少挑战亟待解决。例如,CDSS 越发复杂,对用户和维护人员都提出了更高的要求。同时,现实中不同医疗机构乃至同一家医疗结构中的医学信息系统五花八门,开发商也各不相同,如何在这些异构信息系统中获取和交互信息,是困扰当今医学信息专家的一个难题。

5.2　临床决策支持系统构建方式及推理算法

5.2.1　临床决策支持系统构建方式

如上所述,CDSS 主要由知识库/智能算法、推理引擎、人-机交互机制三个部分组成。为了保证 CDSS 的应用效果,CDSS 需要按照规范的流程进行开发和构建。基于知识库的 CDSS 的构建方式如下。

5.2.1.1　问题定义

首先,要明确 CDSS 开发的目的是什么、需要解决临床的哪些问题、需要参与哪些诊疗流程的决策支持、需要与医院的哪些信息系统进行交互、哪些医务人员会参与决策支持过程、他们的职能和决策场景分别是什么等,开发人员需要将这些问题进行具体描述,编制相应的规范说明,与决策相关的临床专家进行讨论。例如,对抗菌药物合理应用 CDSS 的基本描述为严格按照抗菌药物分级管理办法监控医师开具抗菌药物的权限,对超过权限的药物系统将提交上级医师审核批准方可开药;实时采集患者的体征、个人信息、既往史、既往检查及检验等信息,给出抗菌药物的推荐方案;定时统计、分析和比较门诊患者和住院患者关于抗菌药物的使用情况统计,并将生成的报表发送给相应的医院管理人员。

5.2.1.2 可行性分析

可行性分析主要是针对上述系统描述是否可进行展开,主要包括以下几个方面。

(1)理论可行性:现有的标准模型框架、现有的知识库是否支持 CDSS 相关功能的实现,既往是否有已经实施成功的相似的 CDSS 案例。

(2)技术可行性:现有的知识库构建方式、知识表示方式、决策支持相关算法、人-机交互相关技术是否支持 CDSS 相关功能和界面的实现,保障其能正常运行,医院现有信息系统是否提供了相应的接口以保证可与 CDSS 进行交互。

(3)经济可行性:主要考虑 CDSS 实施的成本和效益问题,确保 CDSS 构建不会严重超支,并且 CDSS 实施后带来的效益大于付出的成本。

(4)社会可行性:主要考虑部署 CDSS 后,如何对医务人员进行相关培训,以确保 CDSS 能够切实得到实施,并且明确系统后续可能出现的维护、更新、侵权等问题的责任人和实施方法。

对于抗菌药物合理应用 CDSS,主要考虑的是在现有的文献库和专家经验上,以及在现有仪器设备上,使用成熟的算法进行系统开发,保证理论上可行;电子病历能与开发的 CDSS 相兼容,现有的网络能保证 CDSS 实时获取信息和交互信息技术可行;CDSS 构建的成本主要是开发人员的劳务费和部分知识源的购买费用,而且系统部署成功后,可以减少皮试测试次数,降低由抗菌药物使用不当导致的患者再入院率升高的可能性,提高了医务人员工作效率,在一段时间后可以抵消成本,保证经济上可行;CDSS 的界面交互友好,医务人员只需经过简单培训就可以轻松上手使用,并且 CDSS 不会破坏现有的临床工作流程,保证社会上可行。

5.2.1.3 需求分析

需求分析是明确软件的具体功能和需求方,它是 CDSS 构建的基础。需求分析过程需要开发人员和医务人员共同探讨,可以采用问卷、面对面交流、观察流程等方法以确定 CDSS 的功能、性能,以及与其他医院信息系统的接口。完成调研后,开发人员对需求进行数据模型、功能模型、行为模型的构建,最终提供 CDSS 的需求规格说明。

1)抗菌药物合理应用 CDSS 的功能需求

(1)实时监控患者用药行为。

(2)分级管理抗菌药物。

(3)实时监控医师对抗菌药物的开处方权限。

(4)按照患者体征、诊断、检查等数据生成抗菌药物的推荐处方。

(5)开展抗菌药物紧急和特殊使用的会诊。

(6)定时统计医院抗菌药物的使用情况,并生成统计报告。

2）抗菌药物合理应用 CDSS 的性能需求

（1）系统推理速度和反应速度要快，要实现实时报警和实时推荐，系统响应时间小于 5 s。

（2）知识库必须涵盖《抗菌药物临床应用分级管理目录》中的所有抗菌药物，至少涵盖 ICD 10 中 95％ 的疾病，知识库中的相关文献数量不低于 1 000 篇。

（3）CDSS 至少支持 500 人以上并发使用。

（4）CDSS 必须保证数据安全性，只有相关医护人员有权限查阅患者数据。

（5）CDSS 运行时网络必须稳定可靠。

（6）CDSS 界面须操作简单，交互友好。

在需求分析过程可以使用数据流图（data flow diagram，DFD）构建 CDSS 需求模型，并逐层细化相关的数字词典、判定表等信息。

5.2.1.4　软件设计

软件设计主要是将 CDSS 的需求分析转换为计算机中的模型，它主要包括概要设计和详细设计两个阶段。概要设计主要是按照功能确定 CDSS 中的各个功能模块、模块之间的相互调用关系、模块的层次结构、数据结构、数据库结构等。详细设计主要是对概要设计中的各个部分进行详细描述，把每个功能模块的功能描述转换为具体精确的过程化描述，以便在下一阶段能够用计算机编程语言实现。软件设计描述可以用流程图（flowchart）、N－S 图、问题分析图（problem analysis diagram，PAD）、伪代码（pseudo-code）等实现。值得注意的是，在 CDSS 软件设计时需要考虑尽量不破坏当前的诊疗流程，以免干扰医生就诊和降低其诊疗效率。抗菌药物合理应用 CDSS 的概要设计流程图如图 5-3 所示。

5.2.1.5　编码

编码阶段主要是将 CDSS 的概要设计和详细设计用编程语言进行实现，编码过程中需要保证程序结构层次清晰、易读、易还原，并且软件需要符合需求分析中的功能需求和性能需求，不同 CDSS 模块之间能够按照软件设计中的要求实现调用。值得注意的是，由于 CDSS 常见的“警告疲劳”等问题，CDSS 编码过程需要注意警告阈值的设置。同时，由于医生工作繁忙，因此界面设计必须简洁清楚，保证医生的工作效率和实现功能的平衡。知识库的编码可以采用本体形式进行构建。本体是共享概念模型的明确的形式化规范说明，它可以捕获相关领域的共有知识和共同理解，是不同知识系统之间交换的共同语言，利用本体的建模元语（类、关系、函数、公理和实例）可以对医学概念和医学概念之间的关系进行明确的定义，是目前医学知识库构建的常有方式。推理引擎的算法实现可以采用 Java、Python 等编程语言。Java 是面向对象的编程语言，它具有功能强大、多线程、分布式、高效安全等特点，是当今主流的编程语言之一。Python 是一种

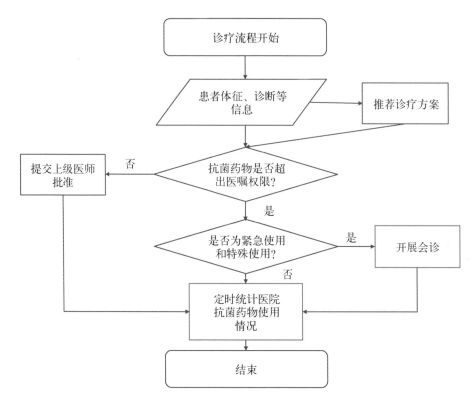

图 5-3　抗菌药物合理应用 CDSS 的概要设计流程图

支持多种编程模式的编程语言,它简单高效、易扩展、易移植,并且具有丰富的标准函数库,近年来得到越来越多人的欢迎。人机交互界面主要考虑与医院现有 CDSS 的兼容性,尤其是接口的兼容性,同时要注意患者安全性,设计完善的隐私保护机制和合理的交互界面,尽可能防止医疗事故和错误的发生。

5.2.1.6　测试

测试主要是在编码好的 CDSS 上进行的,对照问题定义和需求分析,尽可能发现 CDSS 存在的问题,并加以改进。测试过程可以基于患者真实诊疗过程的模拟数据,邀请决策相关的医护人员模拟真实临床环境展开测试。应当注意的是,原则上测试次数越多,发现的问题越全面,但是在现实世界中,测试的次数是有限的。因此,需要考虑测试次数和测试代价之间的平衡。测试的方法包括静态分析法和动态分析法:静态分析法主要以人工方式逐步测试;动态分析法主要需要提前设计不同的临床场景,确定场景中系统的功能,并根据测试结果进行一一比较。

对于抗菌药物合理应用 CDSS 的测试包括程序本身测试、功能测试、性能测试及界面测试等。其中,功能测试和性能测试主要满足需求分析中的要求,程序本身测试包括判断是否有语法错误和冗余程序，以及保证每步运行都有结果输出等。界面测试包括对输入的错误或者无效临床数据能够自我校验和提示，并且界面能够自我适应不同浏览器和不同尺寸显示器等。

5.2.1.7 维护

考虑到医学知识呈爆炸性增长，以及临床指南一直在修正更新等情况，尽管 CDSS 经测试后才会交付使用，但难免会在使用过程中发现新的问题，尤其是 CDSS 会影响医生的决策，进而影响患者的健康管理过程。因此，维护人员需要对 CDSS 进行定期维护，保证其在医院能够一直正常运行。

5.2.2 临床决策支持系统推理算法

正如前文所说，推理引擎是 CDSS 的核心，而推理算法则是推理引擎的核心。一个好的推理算法可以帮助医生了解和挖掘患者更多的信息，可以帮助医生弥补知识和临床检验的不足，可以帮助患者减少不必要的临床开支，以及帮助患者更好地进行健康管理等。目前，常见的推理算法包括规则推理、概率推理、基于案例推理、演绎推理和归纳推理，具体如下。

5.2.2.1 规则推理

规则推理（rule inference）是 CDSS 中最早出现的推理算法。规则推理的体系结构主要由两个部分组成：以"IF-THEN"为代表的知识库，以及正向推理或反向推理的推理引擎。规则推理的形式如下：对于输入的问题，首先利用规则匹配算法寻找适合的规则，然后基于正向推理或反向推理机制生成中间结果，并重复该过程，直至寻找到所需的结果为止。"IF-THEN"表示"IF"条件为真，"THEN"执行 A 方案。常见相似规则还设有"IF-THEN-ELSE"，它表示"IF"条件为真，"THEN"执行 A 方案；"IF"条件为假，"ELSE"执行 B 方案。

常规的"IF-THEN"规则匹配时，要求对条件和结论进行严格的布尔表达式（boolean expression）匹配，但是临床中很多描述是模糊的、不确定的或是部分匹配的。例如，患者的病程记录中常常出现"疑似""可能"及"不能完全排除"等词汇，这提示着患者存在某些症状或者检查结果满足某些疾病的表现，但是还没有达到可以确认诊断的程度。对于该情况，CDSS 需要推理并给出患者最有可能的疾病诊断或者需要做哪些检查以明确诊断。因此，目前研究者们提出了模糊"IF-THEN"规则。模糊"IF-THEN"规则是采用模糊命题"a 是 A"来表示前提条件，其中 A 是一个模糊集合。例如"血压很高"就是一个模糊命题，"很高"是一个模糊概念。模糊命题还可以通过补、并、交等多个操作链接起来。目前，模糊规则在辅助诊断、医疗行为分析、辅助治疗等领域得到了广泛应用。

1）正向推理

正向推理（forward chained reasoning, forward reasoning）是指从已有数据出发,利用推理规则获取更多的数据,直至得到最终结果。正向推理是一种自上而下的推理方式,以"IF-THEN"规则为例,基于正向推理机制的推理引擎需要不断搜索推理规则,直至查找到满足已知的前提条件为真的规则,根据该规则推理出结论作为信息添加到数据中。例如,假设目标是得出估计肾小球滤过率（estimated glomerular filtration rate, eGFR）小于(30 mL/min)/1.72 m^2 的患者美托洛尔的建议剂量。现在知识库中有如下几条知识和规则。

（1）如果患者开始或正在服用美托洛尔,则应当定期监测其血常规、血压、心功能、肝功能及肾功能等指标,从而能够及时避免药物不良反应的发生。

（2）如果患者的 eGFR<(30 mL/min)/1.72 m^2,则表明患者肾功能严重受损。

（3）如果患者肾功能严重受损,则β肾上腺素受体阻滞剂剂量应当减半使用。

（4）美托洛尔是一种β肾上腺素受体阻滞剂。

根据上述规则和知识,（4）是一条公理性知识,从知识（4）可以知道美托洛尔是β肾上腺素受体阻滞剂,然后根据规则（2）可以知道患者肾功能严重受损,并将该条信息添加到患者数据中,再根据规则（3）可以知道该患者的美托洛尔药物剂量需要减半,同时根据规则（1）,医生应当嘱咐患者定期检查血常规、血压、心功能、肝功能及肾功能等指标,以免出现不良反应。最终,减少剂量和定期检测的建议会被推荐到医生界面。推理引擎正是这样通过反复推理得出新信息,寻找符合条件的规则,最后输出结论。由于正向推理这种不断产生新信息然后继续推理的性质,它又被称为数据驱动推理。正向推理的代表性应用示例是美国圣路易斯巴恩斯-犹太医院 Germwatcher 系统,其利用正向推理实现院内感染监测。

反向推理（backward chained reasoning, backward reasoning）与正向推理相反,它是从已知结论出发,寻找条件支持结论。值得注意的是,与正向推理条件为真推理出结论为真不同,反向推理从结论为真是无法得出条件为真的结论。因为,规则库中的规则不一定满足充分必要条件。

同样以正向推理知识库为例,反向推理首先寻找关于美托洛尔的知识,得出其是一种β肾上腺素受体阻滞剂,将这条信息添加到数据中,此时对推理引擎来说"美托洛尔＝β肾上腺素受体阻滞剂",然后推理引擎寻找有关美托洛尔和β肾上腺素受体阻滞剂剂量的规则,即规则（3）,然后根据规则（3）寻找满足肾功能受损的信息,根据规则（2）,患者满足肾功能受损条件。因此,得出结论患者应当减半剂量使用该药。可以看出反向推理目的性很强。因此,它又被称为目标驱动推理。

从上述例子可以看到两种推理方法的不同,反向推理适合最终解答较少的情况。

例如,MYCIN 系统就是使用了反向推理,确定导致患者发生菌血症或脑膜炎的微生物,因为这些生物数据是有限的。如果解答太多,容易出现组合爆炸情况,难以进行测试,这时正向推理更加合适。因此,CDSS 开发时需要明确其适用的推理方式。通常简单的辅助诊断功能主要采用反向推理,而医疗计划管理、设备管理、检验结果解释等往往采用正向推理。目前,也有 CDSS 同时支持正反向结合进行推理。例如,用于临床说明的 CDSS。

2) 规则推理的优缺点

由上述介绍可以看到,规则推理的优点包括:① 符合医生思考的方式,可解释性强;② 推理过程简单且严谨。

然而其缺点也非常明显,包括:① 需要定期维护和更新系统;② 规则库构造复杂;③ 无法产生新的知识;④ 对知识库要求高,但现实情况中知识库很难涵盖所需的所有知识。

5.2.2.2 概率推理

概率推理(probability reasoning)是临床中较为常见的推理的形式。正如上文所示,临床文本中充斥着大量不确定性和不完整性的描述。部分医务人员不会在这些描述中添加定量描述的数字,但是计算机需要使用具体的数字表示形式将这种不确定描述转换为确定的结论后才能进行推理,而概率正是不确定描述的量化。概率通常为 0~1,概率为 0 表示结论为假,概率为 1 表示结论为真。通常,临床中大多数描述的概率都是大于 0 且小于 1 的。

在临床检验中,理想化的检验结果是分界清楚的,但是现实中由于操作等因素,在大量人群中测试发现检验结果可能会出现部分重叠。因此,在检验中常用真阳性(true positive,TP)、假阳性(false positive,FP)、真阴性(true negative,TN)、假阴性(false negative,FN)来表示检验结果。基于以上 4 种情况,生成了以下几个指标或曲线来衡量检查项目或者决策的有效性。

(1) 精度(precision)=TP/(TP+FP)。

(2) 灵敏度(sensitivity)或真阳性率(TP rate)或召回率(recall)=TP/(TP+FN)。

(3) 特异度(specificity)或真阴性率(TN rate)或选择性(selectivity)=TN/(TN+FN)。

(4) 阴性预测率(negative predictive value,NPV)=TN/(TN+FN)。

(5) 接受者操作特征曲线(receiver operating characteristic curve)又称受试者工作特征曲线,其中 ROC 曲线与假阳性率坐标轴围成的面积也称为曲线下面积(area under curve,AUC),AUC 通常用来衡量模型分类和预测的效果,如图 5-4 所示。

常见的概率推理方法包括贝叶斯定理(Bayes theorem)、决策树(decision tree)、马

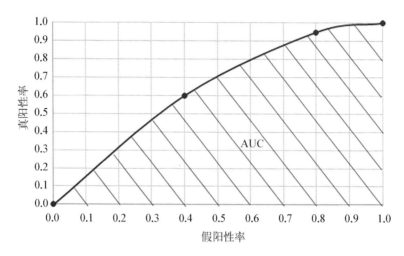

图 5-4 ROC 曲线

尔可夫链(Markov chain)等。贝叶斯定理可以帮助医生在对临床事件发生的已知先验概率(prior probability)的基础上,根据患者现有状况,逐步降低不确定性,修正先验概率,得到后验概率(posterior probability),从而进行决策。贝叶斯法则如下:对于随机事件 A、B,其中 B 事件发生概率不为 0,在事件 B 发生的情况下事件 A 发生的概率为

$$P(A \mid B) = P(A)P(B \mid A)/P(B)$$

式中,$P(A|B)$表示已知 B 发生后,A 发生的条件概率,也称为 A 的后验概率;$P(A)$表示 A 的发生率,也称为 A 的先验概率;$P(B|A)$表示已知 A 发生后,B 发生的条件概率,也称为 B 的后验概率;$P(B)$表示 B 的发生率,也称为 B 的先验概率。

贝叶斯定理在临床中应用非常广泛,并且衍生出了许多版本。例如,朴素贝叶斯(naive Bayesian model,NBM)在特征强独立的条件下运行贝叶斯定理可对疾病进行简单分类,在疾病诊断及疾病预测等领域发挥了巨大作用。

决策树是一种类似流程图的结构,它的每个机会节点(常用圆圈表示)代表一个属性的测试(如血压高还是血压低),每个决策节点(常用矩形表示)代表每个分支测试的结果,当分支末端不再拆分时即为末端节点(常用三角形表示)。决策树分析通常包括 3 个步骤:特征选择、决策树生成和决策树剪枝。目前,常用的决策树算法包括 ID3 算法、C4.5 算法、分类与回归树(classification and regression tree,CART),它们分别利用信息增益、信息增益比、基尼系数等进行特征选择。由于生成决策时对未知数据的分类不够准确,决策树容易出现过拟合现象。因此,需要对决策树进行修剪,删除部分节点,降

低决策树的复杂度。为了增强分类效果,研究者们还在分类器中组合多个决策树,这类推理算法被称为随机森林法,随机森林法在医学影像分类、肿瘤诊断等都得到了广泛的研究和应用。

马尔可夫链是一个描述事件可能发生序列的随机模型。马尔可夫链最重要的性质是给定当前的状态的概率仅取决于前一状态,而与其他状态无关,即给定现在状态,它与过去状态是条件独立的,这一性质也被称为马尔可夫性质(Markov property)。

当 CDS 涉及时间连续变化的风险时,如在治疗过程中,患者的健康状态一直在变化,这时可以构造马尔可夫链,假设患者始终处于有限数量的健康状态之一,从而研究患者状态的变化及影响变化的因素。

总而言之,概率推理相比于规则推理,能从概率角度处理不完整和不精确的数据,可以为医生在决策支持中提供较为客观的参考依据,推理的解释性较强。但是,当数据量较为庞大时,概率计算会较为复杂,推理效率会比较低。同时,部分事件只能依赖主观概率,这会降低概率推理的准确性。

5.2.2.3 基于案例推理

基于案例推理(case-based reasoning,CBR)是基于过去类似问题的解决方案来解决新问题的过程。基于案例推理更贴近于医生实际决策的过程,在诊疗过程中,医生往往会根据旧病例的经验来解决现有患者的问题。

基于案例推理的步骤如下。

1) 检索

对于给定的目标问题,搜索与该问题相关的病例,案例包括问题、解决方案,以及有关解决方案的方式。例如,当医生面对二级高血压患者时,他会主动思考过往的案例,确定该病是可以控制的,以及回忆有哪些控制方法。

2) 二次利用

将过往病例的决策过程映射到现有病例时,通常无法直接照搬过往的经验,需要根据患者现有情况进行修改。例如,同样是二级高血压患者,患者之间的基础慢性病可能不同,因此医生必须修改他的决策过程。

3) 修订

完成旧病例映射后,需要在现实世界中模拟新的解决方案,并在必要时进行修改。例如,对于患有慢性肾病的二级高血压患者,医生给其开出美托洛尔的医嘱,并嘱咐其先吃药两周观察。两周后患者来医院做肾功能检查,发现 eGFR 有小幅度下降,医生询问患者,发现患者饮食等均与之前相比无明显变化,不同的唯有患者这两周在服用美托洛尔。考虑美托洛尔有损害肾功能的可能,因此医生必须对患者用药方案进行修改,即减少美托洛尔剂量,或者选择其他降压药。

4) 维护

若当前的解决方案已经成功适应当前病例后,获得的决策经验将作为新的知识存储在大脑中。例如,针对上述病例,医生在调整剂量后,患者的血压得到了有效控制,eGFR 也恢复了正常。因此,医生将这个案例记录下来,为后续相似患者的决策做准备。

表 5-1 为某一研究中的基于案例推理实例。

表 5-1 高血压诊疗基于案例推理实例

属 性	案例 1	案例 2	案例 3
高血压等级	3 级	3 级	3 级
性别	男	男	女
年龄	50	53	52
吸烟	是	否	否
血常规血红蛋白	141 g/L	110 g/L	119 g/L
血常规红细胞计数	无	无	无
早发心血管病家族史	无	有	有
腹型肥胖	无	有	有
尿蛋白	—	—	＋
尿糖	＋	＋＋	＋＋
血清铁	50 μg/dL	45 μg/dL	48 μg/dL
血清铁蛋白	6 μg/L	5 μg/L	6 μg/L
既往脑血管病史	缺血性脑卒中	脑出血	无
既往心脏病史	心绞痛	冠状动脉血运重建史	无
尿病肾病	无	有	无
肾功能受损	无	无	无
空腹血糖	9.6 mmol/L	8.6 mmol/L	8.8 mmol/L

这 3 个案例有很多相似之处,只有部分属性值稍有不同。因此,医学专家对案例 1、案例 2、案例 3 的症状特征给出每两个案例之间的每项的相似度,相似度取值为 0~1,其中,0 表示完全不相似,1 表示完全相似,数值越高,相似度越高,如表 5-2 所示。

表 5-2 患者病历之间的相似度

属　性	案例 1 与案例 2	案例 1 与案例 3	案例 2 与案例 3
高血压等级	1.00	0.75	0.75
性别	1	0	0
年龄	1	2/3	1/3
吸烟	0	0	1
血常规血红蛋白	1	0.7	0.3
血常规红细胞计数	1	5/6	1/6
早发心血管病家族史	1	1	1
腹型肥胖	0	0	1
尿蛋白	1	0	1
尿糖	0.8	0.8	1
血清铁	1	0.4	0.6
血清铁蛋白	1	0	1
既往脑血管病病史	0.75	0.50	0.75
既往心脏病病史	0.8	0.4	0.6
糖尿病肾病	0	1	0
肾功能受损	1	1	1
空腹血糖	1.0	0.8	0.2

　　然后按照欧氏距离的相似度定义来计算全局案例相似度,最后计算得出:sim(案例1,案例2)＝0.84,sim(案例1,案例3)＝0.67,sim(案例2,案例3)＝0.70。在现实情况中,不同属性的重要性可能是不同的。因此,在计算相似度时还可以引入属性权重。

　　基于案例推理的优点是它参考了大量真实的案例,在临床中,疾病案例较为容易获得,因此相关知识库的构建较为简单。但是,基于案例推理的质量会受到案例知识库质量的影响,若之前的案例存在问题,将会直接影响推理的准确性,同时案例的稀疏性也会影响推理的准确性。

5.2.2.4　演绎推理和归纳推理

　　演绎推理(deductive reasoning)和归纳推理(inductive reasoning)是医学中常见的

121

两种推理模式。事实上,大部分的推理模式都可以归纳为这两种推理模式。演绎推理是从一个或多个前提条件中推断出结论的过程,即从一般到个别,它的推理方式与正向推理相似,采用自上向下的推理方式,条件明确,前提成立,则得出的结论是正确的。而归纳推理则是将对个别事物形成的观点推广到更大范围事物的推理,即从个别到一般。它采用自下而上的推理方式,对于给出的证据归纳出结论,但是结论是否正确受到样本量、样本代表性等的影响。

演绎推理的代表包括三段论(syllogism)、假言推理(hypothetical reasoning)、关系推理(relational inference)等。三段论是根据一个条件的假设和另一个条件的结论得出最终的结论,如下为其一般形式。

(1)假设 P→Q。

(2)存在 Q→R。

(3)因此,得到 P→R。

假言推理是根据假言命题的逻辑性质进行推理,假言命题是指"IF A THEN B"的命题,其中,A 称为前件,B 称为后件。假言推理按照性质可分为充分条件式、必要条件式、充分必要条件式。关系推理则是以关系判断作为前提和结论的演绎推理,按照一个前提还是两个及以上前提进行判断,可以分为直接关系推理和间接关系推理。直接关系推理主要包括对称性关系推理与反对称性关系推理。间接关系推理主要包括传递性关系推理和反传递性关系推理。医生在实际诊疗过程中的推理往往按照演绎推理,根据一般性的知识和经验提出假设,然后根据假设设计实验室检查方案,排除假设,得出最后的诊断结果。例如,广州妇女儿童医院基于演绎假设设计了辅助儿科诊断 CDSS,在预测儿科的各类器官疾病和广义系统疾病方面达到了较高的准确率和 F1 值。

演绎推理也有其局限性,首先演绎推理是基于前提知识展开推理的,无法发现新知识,同时在演绎范围内无法保证前提知识的准确性。

归纳推理的代表包括完全归纳推理、不完全归纳推理等。完全归纳推理是根据某一类中的每个对象都具有或者不具有某一属性,从而推出该类对象全部都具有或不具有该属性。例如,前提条件为"小张的长辈都是糖尿病患者",则利用完全归纳可以推理得出"小张的爷爷是糖尿病患者"。由于现实世界中,完全归纳很难实行。因此,研究者们又推出了不完全归纳推理。不完全归纳是指根据某一类的一定数量具有代表性的样本具有或不具有某一属性,推理该类对象都具有或不具有该属性。例如,临床药物上市前需要经过临床试验,验证其对某一疾病是否具有显著疗效,由于药物一旦上市,被治疗的患者可能会不计其数,原则上要包括尽可能多的受试者,但现实中难以找到这么多受试者。因此,临床试验通常是挑选一定数量的受试者进行试验,如果对这批受试者上有疗效且无重大不良反应，则认为该药对某一疾病存在疗效，可以考虑上市。归纳推理相比较于演绎推理，容易发现新知识，但是归纳推理过程要求很高，如果选取的样本代表性不足或者样本量较小，很难保证结论的准确性和充分性。

5.3　临床决策支持系统案例

5.3.1　MYCIN

MYCIN 是斯坦福大学 Edward Shortliffe 于 1970 年代初开发的反向推理的 CDSS。人工智能的先驱 Allen Newel 曾称其为"专家系统领域的开创者"。该系统利用规则推理识别，根据患者的症状和实验室检查结果诊断导致患者严重感染（如菌血症、脑膜炎等）的细菌，并根据患者体重和病情推荐抗生素。MYCIN 的结构如图 5-5 所示。MYCIN 有两个数据库：静态数据库主要存储约 600 条推理规则，动态数据库主要存储患者数据。MYCIN 的结构如图 5-5 所示，它主要由 3 个系统模块组成：① 咨询系统（consultation system），MYCIN 的核心系统，主要与医生交互以获取患者信息；② 解释系统（explanation system），主要提供传染病治疗的相关知识，并且证明其建议的合理性；③ 知识获取系统（knowledge acquisition system），允许传染病领域专家向系统提供他们认为对临床决策有用的决策规则并更新知识库[3]。

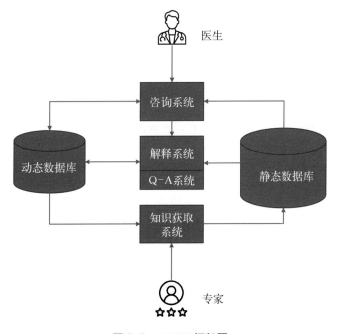

图 5-5　MYCIN 框架图

MYCIN 使用的推理形式为反应推理。其典型的规则形式如下所示，规则主要采用 INTERLISP 语言编写，其中"CNTXT"一词是 MYCIN 的变量，该变量被用来绑定上下文。"AND"是布尔函数 AND。它对确定性因子（－1 到 1 之间的数字，用来表示对该结论的信任程度）执行最小化操作。研究人员在将多个具有 AND 功能的语句组合为 MYCIN 中的单个组合语句时，只需要将所有语句中的最小确定性因子作为组合语句的确定性因子即可。规则的主体是可执行的 LISP 代码。MYCIN 规则的高度程序化、模块化和结构化允许系统灵活地检查和操纵它们，这也为之后一系列的 CDSS 提供了启示。

PREMISE：AND (SAME CNTXT GRAM GRAMNEG)

(SAME CNTXT MOPRH ROD)

(SAME CNTXT AIR ANAEROBIC)

ACTION：(CONCLUDE CNTXT IDENTITY BACTEROIDES TALLY .6)

IF：1) The gram stain of the organism is gamneg，and

2) The morphology of the organism is rod，and

3) The aerobicity of the organism is anaerobic

THEN：There is suggestive evidence（.6）that the identity of the organism is bacteroides.

遗憾的是，尽管 MYCIN 在内部测试中的性能表现优异，但由于当时在医学中使用计算机辅助诊断存在的道德和法律问题，以及 MYCIN 作为独立系统，需要医生手动向 MYCIN 输入患者相关信息，并且其只能在大型计算机系统上运行等问题，它并未真正在临床上得到应用。

5.3.2　Dxplain

Dxplain 是 1984 年在美国医学协会（American Medical Association，AMA）支持下，由麻省总院（Massachusetts General Hospital）的计算机科学实验室设计开发的 CDSS。它基于患者的体征、症状、实验室检查结果，以及其他临床发现生成鉴别诊断，提供每种鉴别诊断的证据依据和随访意见，以便医生做出更准确的诊断。此外，该系统还可以作为医学知识库，它涵盖了 2 000 多种疾病、4 700 种左右的临床表现，以及近 65 000 种疾病与临床表现关系，并针对每条决策提供了简单的解释说明。此外，医生可以在该系统上搜索和咨询疾病相关的知识，这使其成为美国医学院校的重要的教育工具，到 2005 年为止，其总用户数超过了 33 189 位。

Dxplain 的界面交互友好，Dxplain 的用户几乎不需要了解计算机技术知识，只需要会使用医疗实践中常用的词汇即可。它还提供了"在线帮助"功能以帮助用户解释系统的指令。Dxplain 知识库内容不仅全面,它还为每个临床发现提供了其在不同疾病中的频率,以及该临床发现对某一疾病诊断的证据强度。Dxplain 发展较为成功的另一个关键因素是它与医生开展合作,听取他们意见,修改和完善知识库,使其得到了越来越多医生的认可。

5.3.3 SimuConsult

SimuConsult 是医生为医生设计的 CDSS,主要采用贝叶斯定理进行概率推理。SimuConsult 的主要功能包括鉴别诊断、诊断建议推荐、疾病评估。医生只需要输入患者的临床体征和检查结果,系统就会给出相关的诊断清单及每种疾病可能的概率,系统还会对患者的症状进行梳理,提醒医生做哪些额外的检查可以帮助明确诊断。此外,系统还会对患者症状与已知疾病症状进行比较,评估初步诊断的准确性。除了临床信息,它还可以利用遗传信息进行决策,医生可以在系统中导入基因组变异表以便识别与患者当前体征相关的基因。

5.3.4 CADUCEUS

CADUCEUS 是 20 世纪 80 年代中期由匹兹堡大学的学者构建的 CDSS。他们希望改善 MYCIN,使其能够发现颗粒度更小的疾病,并且知识库能够包含所有的内科药物。CADUCEUS 相比较于 MYCIN 进行了许多改进,它融合规则推理和归纳推理,可以处理数据稀释问题,对有多种基础病的患者进行辅助诊断,目前该系统支持 1 000 种不同疾病的辅助诊断。

5.3.5 ISABEL

ISABEL 是由英国 Isabel 医疗慈善机构于 2002 年开发的一款儿科疾病鉴别诊断的 CDSS。它是由于英国一名叫 Isabel 的 3 岁女孩因坏死性筋膜炎并发水痘而被误诊,其父母觉得需要开发一个面向儿科的 CDSS 来避免类似事件的再次发生而发展起来的 CDSS[4]。

ISABEL 由 Isabel 诊断清单系统(Isabel diagnosis checklist system,IDCS)和知识组件组成。IDCS 是一个包含 11 000 多种诊断和 4 000 种药物的数据库。医生可以手动输入或者从集成的 EHR 中导入患者的症状和临床体征,ISABEL 会对照其数据库检查输入的症状和体征,利用其内嵌的自然语言处理工具搜索医学教材和医学文献的数据库,以提供可能引起患者症状的诊断或药物的列表。

ISABEL 的功能非常强大,它目前包括 3 个部分内容,分别是 Isabel 疾病诊断生成器(Isabel pro ddx generator)、Isabel 症状检查器(Isabel symptom checker)和 Isabel 临床教育器(Isabel clinical educator)。其中,Isabel 疾病诊断生成器主要面向医务人员,根据临床试验,有 96% 的病例只需要向其提供初始的临床特征,疾病生成器生成的疾病清单中就已包含病例的真实疾病。Isabel 症状检查器主要面向患者自身,患者只需要输入自身状况,系统将会给出相关的诊断结果清单。Isabel 临床教育器主要面向医学专业的学生,他们可以在该教育器上衡量和磨炼自己的临床推理能力。

ISABEL 的优势是其操作简单、易于上手。医生只需要在界面上输入患者的性别、年龄、国籍,以及相关的症状,系统将会在几秒钟内生成相应的诊断清单和相应的临床证据。基于 ISABEL 强大的知识库,医生可以减少由认知错误带来的医疗事故。根据临床试验,ISABEL 可以帮助医生提高 33% 的推理准确性。

5.4 临床决策支持系统前沿研究

5.4.1 多模态融合辅助诊断

随着医疗信息化和医学设备的快速发展,医学数据结构越来越多样化,常见数据类型的有文本数据、影像数据、组学数据及病理数据。推理算法和数据分析技术的发展也促进了多模态融合的出现。模态指某种类型的信息或信息存储的表示格式,常见的模态有自然语言(包括书面语和口头语)、视觉(图片或视频)、听觉(包括声音、音乐等)、触觉、味觉、生理信号等。

多模态融合也叫作多源信息融合(multi-source information fusion)。它是指在分析和识别任务时处理不同模态的数据的过程。多模态融合辅助诊断通过获取和整合患者不同模态的数据,实现诊疗信息之间的相互补充,此外,多模态融合还可以产生新的融合特征,进一步提高了辅助诊断的准确性。

当前多模态融合辅助诊断在临床中得到了广泛的应用,临床常见的多模态融合包括以下类型。

1) 临床数据与影像数据融合

在实际诊疗过程中,医生往往会借助 EHR 中的影像数据为影像诊断提供背景信息,同时根据影像诊断结果补充患者诊断依据。已经有研究表明,如果在成像时无法访问相关临床数据会影响影像诊断的准确性。因此,如何融合 EHR 数据与影像数据以提高诊断准确性,已经成为当今的一个前沿发展方向。

目前,已经有部分研究者对此展开了研究。来自斯坦福大学的研究者们融合 CT 像素数据和患者 EHR 中的人口统计学数据、体征数据、实验室检查数据,对肺栓塞(pulmonary embolism,PE)病例进行自动分类,发现融合模型的 AUC 优于仅依靠成像数据或者仅依赖于 EHR 数据的单模态模型。加拿大多伦多大学的研究者们利用 MRI 图像、阿尔茨海默氏病评估量表(alzheimer disease assessment scale-cognitive, ADAS-13)的临床评估评分、遗传和人口统计学数据对阿尔茨海默病(Alzheimer disease, AD)患者的症状轨迹进行建模,发现利用纵向多模态数据可以有效预测 AD 的下降轨迹类别,可用于早期检测有临床衰退风险的 AD 患者。此外,还有学者将人口统计学信息与皮肤镜图像进行融合,以进行皮肤癌相关的诊断,与单模态数据模型相比,模型性能得到了提升。其他研究,如小细胞色素减退诊断、青光眼分类等,也有利用临床数据与影像数据融合进行辅助决策。

2) 不同类型影像数据的融合

不同影像学数据在成像方面各有利弊,常见的成像技术有 CT、MRI、超声、PET、单光子发射计算机断层成像术(single-photon emission computed tomography, SPECT)等。CT 价格适中且图像分辨率高,骨骼成像清晰,但对于肌肉、脂肪等成像效果不好,MRI 价格较贵且图像分辨率高,对于脂肪、脊髓、肌肉等成像效果好,尤其适用于颅脑成像,但对于骨骼组织灵敏性不如 CT。PET/SPECT 价格昂贵且图像分辨率不高,但对于肿瘤诊断、分子代谢活动等灵敏度高。超声价格较低,虽然图像分辨率低,但是安全性高,适用于血流相关的检查。根据不同成像的特点,研究者们也展开了不同影像数据模态融合的研究。

印度学者利用离散小波变化融合了 MRI 与 PET 图像,发现与单模态图像比较,AD 等图像可以为影像科医生提供更详细的解剖信息和高光谱信息。德国学者将 CT 图像和前列腺特异性膜抗原配体的 PET 进行多模态融合,开发了评估前列腺癌骨性肿瘤负荷的新的多模态定量成像指标。挪威学者将超声与 MRI 图像进行多模态融合,发现通过超声引导的神经外科手术有助于评估解剖结构的变化,这可能会改善手术质量。其他影响数据融合还包括 CT 图像与超声融合、PET 图像与 CT 图像融合等。

3) 生理信号与其他数据的融合

生理信号测量在临床中发挥着重要的作用,常见的生理信号包括心电图(electrocardiogram, ECG)、肌电图(electromyogram, EMG)、血氧分压(partial pressure of oxygen, PO$_2$)、血压(blood pressure, BP)及尿液酸碱度等。生理信号测量通常作为辅助检查,需要结合其他临床检查数据后方可确认具体诊断。

以 ECG 为例,由于 ECG 信号无法准确定位和表征大多数心律不齐现象。因此,法国的学者将 ECG 信息与基于延迟强化 MRI 的体表测绘信息进行多模态融合,对沃-帕-怀综合征(Wolff-Parkinson-White syndrome)、室性心动过速、心房颤动等患者进行了研究,发现多模态模型可以实现对心律失常的全面无创评估,并具有诊断等潜在的应用价值。另外,在身份识别与验证方面,许多研究者将 ECG 信号与指纹、声音信号进行多模态融合以验证患者的身份,这些研究均取得了不错的效果。

4) 面部活动表情与其他数据的融合

精神类疾病早期往往会出现面部表情、声音表达等的异常。因此,通过融合面部表情、声音表达等模态数据进行患者情感分析,以帮助精神疾病的早期诊断是当前的研究热点,这类研究也被称为多模态情感分析。此外,利用多模态情感分析还可以用于发现患者就诊时是否存在瞒报、误报病情的情况。

抑郁症是当前最常见的精神疾病之一,据 WHO 统计,全世界有 3.5 亿人受到抑郁症的影响。尽管该病很常见,但是由于其表现形式多样,很容易造成误诊,并且自我评估的诊断手段也容易带来主观偏见。因此,有研究者利用说话行为、眼睛活动、头部姿势中取得的统计特征来区分重度抑郁症患者和健康人,发现模型的分类水平要远高于机会水平,并且融合所有模态的模型水平要显著高于单模态模型。还有研究者利用音频、视频和文本特征提取患者的声音、面部表情等多模态特征并进行特征融合,以预测患者抑郁的程度,模型效果优于每个单一模态预测模型。

虽然多模态融合辅助诊断已经取得一些临床效果,但许多成果仍处于研究阶段,还未正式投入临床使用。多模态融合辅助诊断仍存在许多问题和挑战,具体如下。

(1) 特征表示问题:不同模态特征融合后容易造成维数灾难(curse of dimensionality)问题,如何学习不同模态特征的信息互补,并且消除二者存在的冗余性,从而减少不必要的特征维度,是多模态融合辅助诊断中的一大难题。

(2) 特征对齐(alignment)问题:不同模态特征之间可能存在关系,需要研究者在处理数据时进行特征对齐。如何解决不同模态特征存在的冲突、实现特征对齐是当前多模态学习的一个热点。

(3) 特征融合问题:当完成特征对齐后,需要将来自两个或两个以上模态的信息融合起来以执行预测任务。由于不同模态不均衡、模态特征尺度不一等问题,在融合时实现取长补短以达到消除冗余的效果具有一定的难度。

(4) 特征转换问题:如何在尽可能不损失原特征信息的情况下,实现特征不同格式的转换是一个严峻的挑战,尤其是在医学领域,可利用的模态多且模态之间差异较大,需要根据不同的问题慎重选择转换方法。

(5) 共学习问题:如何从不同模态特征中学习知识以获取比单模态特征更优异的诊断特征是多模态辅助诊断中的一个核心挑战。

5.4.2 疾病预后预测及风险因素预警

随着现代医学的发展,人们生活水平得到了显著提高,医生在治疗过程中不仅要考虑疾病治疗率的问题,更要关注患者在该治疗方案下的生存质量。WHO 将生存质量列为新一代健康标准,它代表了所有健康干预手段的最终目标,而疾病预后预测及风险因素预警是改善生存质量的一个重要手段。疾病预后预测是指在当下的疾病状态下,预测未来某段时间内疾病复发,或者导致患者死亡、伤残及出现并发症等情况的概率。风险因素预警是预警患者当前某种因素会增加其患某种疾病的风险。

疾病预后预测及风险因素预警是当前研究的最热门话题之一。以患者再入院为例,2015 年 1 月到 2019 年 1 月间,共计 4 500 余篇相关文献被发表。预测患者疾病相关的风险因素、降低患者预后不良事件发生、减少疾病导致的再入院率可以显著降低医院的运营成本,提高患者就诊质量。美国医疗保险和医疗补助服务中心于 2017 年向美国国会提交报告,要求医院公开报告再入院率。2010 年,美国建立了医院再入院减少计划(hospital readmissions reduction program,HRRP),对超出预期住院率的医院系统进行经济处罚,该计划于 2013 年正式开始实施。该计划的实施也在一定程度上促进了疾病预后预测及风险因素预警研究的发展。

该项研究常见利用的数据为 EMR 中的人口统计学数据、症状、体征及实验室检查数据等。Shuai Zhang 等基于感染新型冠状病毒肺炎(Corona Virus Disease 2019,COVID-19)的 800 多位患者人口统计学、体征、放射学和实验室检查、死亡率等数据,利用多因素 Cox 回归发现了 5 个独立的风险因素,并以这 5 个风险因素为基础开发了用于预测 COVID-19 患者 14 天和 28 天生存率的 Nomogram 评分系统,在外部验证队列上表现出强大的辨别力和校准力[5]。斯坦福大学的 Chen 等构造了一个名为 OrderRex 的 CDSS,它能够自动从 EMR 中挖掘决策支持医嘱、诊断、实验室检查数据等,基于一系列利用贝叶斯方法,对患者的首次病程记录进行评估。该研究发现该系统可以为患者提供个性化的诊疗意见,同时可为 ICU 生命支持、出院、再入院等临床结局事件提供准确的预测结果[6]。Hao 等利用缅因州健康信息交换系统内的所有患者,将 2012 年数据作为回顾性开发数据,并将 2013 年数据作为前瞻性数据,从 EMR 中提取患者的人口统计学、诊断、实验室检查及病史等数据,利用无监督聚类算法实现 30 天内住院患者再次入院风险的分类,并提供每天风险的评分[7]。Park 等利用 5 000 多位前列腺患者的实验室检查、手术、药物和放射疗法构造了一个 CDSS,将其用于根治性前列腺切除术的预后管理,并对前列腺癌决策中的重要疾病风险因素进行了提取和可视化转换[8]。

尽管当前已开展许多关于预后预测及风险因素预警的相关研究,但研究仍存在许多问题。很多研究只利用了体征、检查化验数据,对于患者的社会情况数据(例如,职业、工资等)的利用率较低,已有部分研究证明在预测再入院率模型中融入相关的社会心理特征能够大大改善模型预测性能。此外,关于 CDSS 对疾病的风险因素管理是否有显著的临床益处仍存在许多争议。有研究者评估了 CDSS 对心血管风险因素管理的影响,发现并没有显著的临床益处。但这些研究者也在文章中指出这可能是缺乏长期的证据和足够的样本,同时他们发现提示和消息类型会影响CDSS对心血管风险因素改善的作用,这也说明了在开发模型时需要充分考虑人-机交互机制,确保交互友好、操作简单。

5.4.3 医患共决策及健康管理

医患共决策(shared decision making,SDM)是当前一种新型医疗决策模式,医患共决策的核心是"以患者为中心"。它不同于以前在决策中将医生置于权威位置、将患者置于被动位置的家长式决策,而是在患者和医生之间建立一种对等的合作关系,由医生和患者共同商量,并且共同参与决策的各个过程的讨论,以制订出最适合患者的个体化临床决策。通过这种决策模式,不仅可以让医生更加了解患者的价值观和喜好,做出合适的决策,而且可以增强患者对医生的信任程度,可以提高患者对诊疗方案的依存性,有利于患者在院外遵循医嘱,加强对自身的健康管理。

该决策方法于1970年代初期Reimann发表的《共同决策和共同责任-现代教育机构的难题》上首次提出。1970年,Ketter在《医院病房里的医患共同决策》中将SDM引入了医疗领域。最初的SDM主要是在医院放置一些有关疾病的展板和小册子,以帮助患者了解自身疾病的背景知识和常规治疗方案,后来医生尝试着与患者进行交互决策。发展到今天,学术界已经涌现了越来越多的决策辅助工具,以帮助医患进行共决策过程。

目前,医学界高度重视医患共决策模式,并于2001年和2003年分别召开和成立了首届国际医患共同决策会议和国际患者决策辅助工具标准合作组织(International Patient Decision Aid Standards,IPDAS),以促进医患共同决策的发展。

SDM辅助决策工具的典型代表是加拿大渥太华医院研究所推出的Patient Decision Aids(PDA)。该工具基于明确需要做出的决策,提供有关决策选择和选择结果的信息,并阐明个人价值观来帮助人们参与决策。PDA实施患者决策辅助和决策支持的步骤分为以下五个步骤。

(1)确定决策:主要确定哪些诊疗过程需要患者做出决策,以及决策的难点是什么,例如,身材矮小的儿童的父母经常对是否要使用生长激素而犹豫不决。该过程可以使用渥太华决策支持框架(Ottawa decision support framework,ODSF)的关键问题工作手册,确定患者和医务人员对决策需求的看法。

(2)寻找患者决策辅助工具:搜索并审查决策辅助工具,以找到质量更高且适用的决策辅助工具。PDA提供了200多个健康问题的决策辅助工具,这些工具可以帮助患者和医师做出特定的并经过慎重考虑的干预措施。

（3）寻找实施共决策中存在的障碍及其解决方法：主要确定使用 PDA 可能带来的障碍。例如，患者文化水平有限、无法操作计算机、态度恶劣，以及医生对 PDA 缺乏信心等问题。因此，需要对患者和医务人员进行调查，确定他们的态度和使用 PDA 的意愿强度。

（4）实施决策支持并提供培训：主要是确定 PDA 的责任负责人，为用户提供使用培训，并将患者的信息输入决策辅助工具中，或将其与 EHR 集成来获取患者信息。

（5）监控和评估使用情况和效果：基于决策支持分析工具（如 DAST-10）、决策后悔量表、决策准备量表、决策冲突量表等分别对患者与医务人员对话进行分析，衡量患者对做出决策后的后悔程度，对决策准备方式的看法，以及对决策方案不确定性的看法等，以了解决策支持的质量和患者治疗效果。

此外，常见的 SDM 辅助决策工具还有美国健康智慧（Healthwise）公司开发的 Decision Points，美国医疗保健研究与质量局（Agency for Healthcare Research and Quality，AHRQ）开发的 Consumer Summary，英国国家卫生医疗质量标准署（National Institute for Health and Care Excellence，NICE）开发的 Decision Aid 等。我国于 1998 年将 SDM 概念引入国内，之后许多研究者展开了相关研究并提出了许多理论。2016—2018 年召开了国际中医药防癌抗癌科普大讲坛暨医患共同决策与交流论坛，探讨了我国 SDM 发展的现状和实施情况。

SDM 在推广中也存在许多问题亟待解决，如患者很难在短期内对自身的健康状况有清楚的了解，SDM 可能会加重医生工作负荷，降低其使用的积极性等，因此如何根据患者个体差异性制定个性化的 SDM 仍是一个巨大的挑战。

5.4.4　罕见病/遗传病辅助精准筛查

罕见病（rare disease 或 orphan diseases）的定义在各地都不相同，通常是指发病率在 1/200 000～1/1 000 的疾病。遗传病（genetic disorder）是指由基因组中的一个或多个基因异常引起的疾病，本书中该术语用来指代具有单一遗传原因的基因或染色体的疾病，而不是常见的多基因疾病。尽管罕见病的患病率不高，但据美国 Global Genes 组织 2016 年公布的数据显示，全球有 3.5 亿人饱受 7 000 多种罕见病的困扰。此外，据统计，已知的遗传病目前有 6 000 多种，每 50 人中就有 1 人患已知的单基因疾病，每 263 人中就有 1 人患染色体疾病。大多数罕见病是遗传病，大多数遗传病也属于罕见病。

罕见病和大多数遗传病并不常见，而且部分疾病早期症状不明显。因此，部分医生在实际诊断中缺乏诊疗经验和知识，在日常诊疗中容易发生漏诊和误诊现象。据统计，罕见病影响了 3 000 多万美国人，40% 的患者被误诊或未确诊。而 CDSS 正好可以弥补医生知识方面的不足。CDSS 基于现有的知识库和推理算法，提醒临床专家当前患者患某一罕见病/遗传病的风险及诊断依据,以帮助专家为患者采取进一步针对性的检查策略,开展精准筛查。

罕见病/遗传病通常涉及基因、蛋白质等的变化。因此,面向罕见病/遗传病的CDSS除了包含体征、症状、人口统计学特征及实验室检查等数据外,通常还包括遗传数据和表型数据。Köhler等采用语义相似性度量标准并利用人类表型本体(human phenotype ontology,HPO)测量当前疾病特征与遗传性疾病之间的相似度,实现了单基因病的鉴别诊断[9]。Koile等开发了一个GenIO工具,能够利用医生提供的基因组和临床数据分析症状和可疑疾病,从而对疾病进行分类和过滤,以帮助医生进行罕见遗传疾病的筛查[10]。Shen等除了利用表型数据外,还利用了MEDLINE数据库中的文献知识,通过设计不同数据的融合策略,利用协同过滤模型加快罕见病的诊断[11]。

罕见病/遗传病常见的筛查方法除了上述的语义相似性度量、协同过滤算法外,还有机器学习算法和信息检索方法。Sidiropoulos等利用概率神经网(probabilistic neural network,PNN)作为分类器,基于大脑形态和纹理特征对罕见的脑癌疾病进行分类,并利用十折交叉验证法验证了分类器具有较高的分类精度[12]。Rother等利用支持向量机(support vector machine,SVM)、ANN、随机森林等8种机器学习算法集成的分类器,基于儿童与其父母问卷调查结果数据,对儿童罕见肺部疾病进行诊断,经过十折交叉验证,发现集成分类器有较高的灵敏度和准确性,可以帮助全科医生进行儿童罕见肺部疾病的筛查与诊断[13]。信息检索主要是通过搜索罕见病患者病例报告,比较和识别患者之间的相似特征来判断患者是否为罕见病患者。FindZebra诊断辅助工具的知识库涵盖了人类孟德尔遗传数据库(Online Mendelian Inheritance in Man,OMIM)、遗传罕见病信息中心(Genetic and Rare Diseases Information Center,GARD)等十余个知识源,用户只需要输入症状、表型等数据就可以得到潜在的疾病及相关基因,以帮助临床医生进行罕见单基因疾病的诊断。目前,该工具可以在网上免费访问和使用[14]。

尽管现在医生通过基因检测、产前筛查、孕前筛查及新生儿筛查等手段,可以在胎儿出生或者出生前发现部分罕见病/遗传病,但是仍有许多疾病(如亨廷顿舞蹈症)无法在早期检测出结果,患者直到成年后才会发病,部分罕见病与遗传无关,主要是由于后天的环境和生活习惯造成的。因此,用计算机辅助罕见病/遗传病的精准筛查仍具有较大的应用价值。

5.5 小结

CDSS经过70多年的发展,在临床中已经得到了广泛的应用,它可以帮助医生提高诊疗水平,改善患者护理质量和临床结局事件,降低医院运营成本,最终实现医生、患者、医院三方共赢的局面。本章节概述了 CDSS 的基本概念、意义、发展历程与框架，重点介绍了 CDSS 的决策推理方法、实践案例及前沿研究。

尽管 CDSS 取得了许多成果，但它仍有许多地方需要改善。例如系统界面的优化问题，许多研究仍未切实投入使用，CDSS 与当前诊疗流程集成问题，警告疲劳等。相信在未来，随着医疗与信息技术的发展，越来越多不同功能的 CDSS 将进入临床并得到深入的应用。

参考文献

[1] EVANS R S, PESTOTNIK S L, CLASSEN D C, et al. A computer-assisted management program for antibiotics and other antiinfective agents[J]. N Engl J Med, 1998, 338(4): 232-238.

[2] LEDLEY R S, LUSTED L B. Reasoning foundations of medical diagnosis[J]. Science, 1959, 130(3366): 9-21.

[3] SHORTLIFFE E H. Computer-based medical consultations: MYCIN[J]. Ann Intern Med, 1976, 85(6): 831.

[4] RAMNARAYAN P, TOMLINSON A, RAO A, et al. ISABEL: a web-based differential diagnostic aid for paediatrics: results from an initial performance evaluation[J]. Arch Dis Child, 2003, 88(5): 408-413.

[5] ZHANG S, GUO M, DUAN L, et al. Development and validation of a risk factor-based system to predict short-term survival in adult hospitalized patients with COVID-19: a multicenter, retrospective, cohort study[J]. Crit Care, 2020, 24(1): 438.

[6] CHEN J H, PODCHIYSKA T, ALTMAN R B. OrderRex: clinical order decision support and outcome predictions by data-mining electronic medical records[J]. J Am Med Inform Assoc, 2016, 23(2): 339-348.

[7] HAO S, WANG Y, JIN B, et al. Development, validation and deployment of a real time 30 day hospital readmission risk assessment tool in the Maine healthcare information exchange[J]. PloS One, 2015, 10(10): e0140271.

[8] PARK J, RHO M J, MOON H W, et al. Prostate cancer trajectory-map: clinical decision support system for prognosis management of radical prostatectomy[J]. Prostate Int, 2021, 9(1): 25-30.

[9] KÖHLER S, CARMODY L, VASILEVSKY N, et al. Expansion of the Human Phenotype Ontology (HPO) knowledge base and resources[J]. Nucleic Acids Res, 2019, 47(D1): D1018-1027.

[10] KOILE D, CORDOBA M, SERRO M D, et al. GenIO: a phenotype-genotype analysis web server for clinical genomics of rare diseases[J]. BMC Bioinform, 2018, 19(1): 25.

[11] SHEN F, LIU S, WANG Y, et al. Utilization of electronic medical records and biomedical literature to support the diagnosis of rare diseases using data fusion and collaborative filtering approaches[J]. JMIR Med Inform, 2018, 6(4): e11301.

[12] SIDIROPOULOS K, GLOTSOS D, KOSTOPOULOS S, et al. Real time decision support system for diagnosis of rare cancers, trained in parallel, on a graphics processing unit[J]. Comput Biol Med, 2012, 42(4): 376-386.

［13］ROTHER A K，SCHWERK N，BRINKMANN F，et al. Diagnostic support for selected paediatric pulmonary diseases using answer-pattern recognition in questionnaires based on combined data mining applications：a monocentric observational pilot study［J］. PLoS One，2015，10（8）：e0135180.

［14］DRAGUSIN R，PETCU P，LIOMA C，et al. FindZebra：a search engine for rare diseases［J］. Int J Med Inform，2013，82(6)：528-538.

6

医疗物联网系统

随着科技的发展，各行业物联网用例激增，医疗领域也不例外。便携的物联网设备给我们带来了更加方便的监护设备，能够为患者提供更长时间的指标监测，进而对自身情况有更好的了解，医疗物联网应运而生。利用物联网和大数据的支持，加上医疗设备的接入，可以完美构建物联网的医疗体系，使普通群众也能够更好地享受医疗服务，解决看病难、效率低的问题。此外，通过物联网技术和相关医疗设备的支持，可以通过远程网络技术进行实时交流，进一步实现医院远距离对患者进行诊断，并且给予建议和提醒，为患者提供更加便捷的就医条件。

6.1 医疗物联网系统概述

6.1.1 医疗物联网及医疗物联网系统简介

物联网是基于传统的电信网络和互联网的信息媒介，使所有可以独立寻址的正常物理对象能够形成互联网络。物联网在全球有统一的标准和技术，适合全面覆盖和规模应用，其与云计算、大数据等新兴技术的紧密结合，解决了技术、网络、应用、产业的碎片化等诸多问题。医疗物联网是一种应用物联网技术的医疗保健系统，通过连接各种医疗设备和传感器，实现医疗数据的收集、传输、存储、处理和应用，以提高医疗保健的效率和质量。

医疗物联网系统根据医疗场景可以划分为感知层、网络层、平台层和应用层 4 个部分[1]。

（1）感知层：实现持续、全面、快速地信息获取。感知层主要通过各种医疗和健康设备收集必要数据，通过使用物理传感器来协助完成医疗信息的采集。例如，电阻传感器可以将温度、湿度、位移等一系列的物理量的值转换为电阻值，从而完成信息的采集。

（2）网络层：网络层使用识别层和平台层之间的共享或专用网络进行信息的有线

或无线传输,实现实时、可靠、安全的信息传输。网络层的接入网主要涉及的有 Wi-Fi、ZigBee、蓝牙、UWB、Z-Wave、NFC 和 IrDA 等短距离无线通信技术。

（3）平台层：平台层通过设备管理和连接管理平台连接感知层,并通过应用支持平台向服务商提供一致接口,终端设备和资产"管理、控制和操作"的集成,实现了对信息的准确、高效、智能处理。此外,平台层还可以提供通用的服务能力,例如数据路由、数据处理与挖掘、数据仿真与优化、应用开发、设备维护等一系列服务。

（4）应用层：应用层则是为了实现更加精确、多样、人性化的信息应用。医疗物联网的应用层主要包括医院的业务管理、个人健康管理、政府决策支持 3 个方面的应用。其中,医院的业务管理可以实现药品管理、医疗器械管理和辅助诊断等,并且提高医院管理水平和医疗服务质量；个人健康管理可以实现慢病管理,以及健康干预和养老监护等,同时助力远程医疗和健康管理、健康养老等。医疗物联网还可以为政府在公共卫生、医疗保障等方面提供辅助决策支持。

6.1.2 医疗物联网系统发展历程

2005 年 11 月 17 日,国际电信联盟（International Telecommunication Union，ITU）正式提出物联网这一概念,并宣布物联网时代的到来。2009 年 1 月,IBM 公司提出"智慧地球"战略,得到当时的美国总统奥巴马的积极批准,物联网引起了全球的注意。

2008 年 11 月,IBM 公司宣布了"智慧地球"战略,它提出通过超级计算机和云计算集成物联网。2009 年 1 月,IBM 和美国智库机构信息技术与创新基金会（Information Technology and Innovation Foundation，ITIF）向美国政府提出,信息通信技术投资可以产生短期就业并促进长期发展,其中支持物联网开发主要在三个领域：能源、宽带与医疗服务。

此外,欧盟开发的物联网在医疗领域使用药品的序列码,提供了针对假药的新措施。日本和韩国在 2004 年根据物联网制定了国家情报战略：u-Japan 和 u-Korea。

2010—2016 年,随着 4G 技术的普及,穿戴设备逐步进入医疗健康领域,这一阶段主要是资本和创业公司在发挥作用,比如出现了 Jawbone、Fit 等主打运动健康的公司和产品。在以医院主导的医疗行业中,也出现了物联网医疗,比如某呼吸研究所主导的呼吸医疗物联网。然而,这一阶段可以认为是泡沫期,因为主要是资本在发挥作用,而几乎没有真正进入生活和临床的物联网。

2017 年,华为在医疗物联网领域开始投入研究,成立了无线应用场景实验室,内部称之为 X Lab,其主要面向未来做研究和孵化。该研究的一个方向是医疗物联网,其研究的假设客户对象是医院,目标是将无线技术应用到医疗行业中,从而获得医疗行业的无线通信市场。这不同于以往,以往是面向普通的消费者,因此其研究的对象是医院里的应用场景,包括面向临床的无线医疗应用场景、面向后勤的物联网应用场景、面向患者的物联网应用场景。基于华为 X Lab 的研究成果,工信部下属的信通院起到了一定的助推作用,在 2017 年的互联网+医疗健康产业联盟在年度会议上,发布了《无线医疗白皮书》,基本上可以认为是为行业指明了医疗物联网的研究方向与场景。

2018 年,中国人民解放军总医院(北京 301 医院)基于联通的 5G 网络、康多的手术机器人,开展了首例基于 5G 网络的远程手术,手术内容是远程操控手术机器人完成动物实验猪的肝小叶切除,这是世界首次,也是至 2020 年的唯一一次真正的远程手术操控实验。该事件引发了行业的广泛关注。类似于这种远程手术的实验,以及很多实际的测试,是一种探索。手术实验的成功,也标志着行业真正地进入探索期。此外,中国信息通信研究院开展了首届绽放杯大赛,其中面向医疗行业,产生了几十个创新应用场景,让行业开始向医疗物联网孵化。

医疗物联网的关键内涵是以网络连接医疗装备服务于医疗。过去多年,医院中采用的网络可以讲是"七国八制",有的采用有线网络、蓝牙、Zigbee、Wi-Fi 等,有的由医院自建,有的由医疗设备商搭建,有的由通信运营商建设。总之,其在易用性、稳定性、可维护性方面暴露出诸多问题。2019 年,由行业团体医院组建的 5G 网络建设工作委员会成立,并发布了《基于 5G 的医院网络建设标准》,这是由医疗行业和通信行业联合制定了团体标准,一定程度上规范了 5G 时代医院的无线信息化网络建设的要求,相信未来能够规范网络建设。

6.1.3 医疗物联网国内外研究现状

6.1.3.1 政策方面

1)中国

在国家层面,基于健康中国的整体计划,将医疗物联网发展政策纳入智慧医疗互联网医疗政策体系。

《关于实施健康中国行动的意见》中提出"加强科技支撑,开展一批影响健康因素和疑难重症诊疗攻关重大课题研究,国家科技重大专项、重点研发计划要给予支持",还提出"强化信息支撑,推动部门和区域间共享健康相关信息"。这为医疗物联网提供了顶层设计[2]。

《健康中国行动(2019—2030 年)》提出"发挥市场机制作用,鼓励研发推广健康管理类人工智能和可穿戴设备,充分利用互联网技术,在保护个人隐私的前提下,对健康状态进行实时、连续监测,实现在线实时管理、预警和行为干预,运用健康大数据提高大众自我健康管理能力"。这为医疗物联网运作提供了思路规划[3]。

2）美国

由于近年来大规模物联网网络攻击事件频繁出现，国家层面的医疗物联网政策施力角色发生改变，逐渐由自主应对的民间自组织主体转变为立法防护的国家官方主体。自美国 2017 年提出的《创新发展与物联网法案》规范了医疗物联网主要程序架构和制定频谱以来，美国持续进行对医疗物联网安全法规的制定，例如针对政府部门和医疗机构采购物联网装置来进行规范的《物联网网络安全促进法案》，以及由商务部建立机制并鼓励医疗设备厂商对其物联网商品安全加密进行分级卷标认证的《网络盾牌法案》，旨在加强美国国际标准制定的领导力。此外，美国医疗物联网政策制订持续关注数据信息安全层面，这在一定程度上提升了医疗物联网维护的复杂性，同时也为医疗物联网运营商通过物联网服务运营集成以提高医疗物联网各架构层整合简便性，提供了更多的政策市场机遇，其中具有代表性的是 Verizon 公司和 AT&T 公司的医疗物联网业务平台产品。

3）欧盟

2019 年 6 月欧盟的《网络安全法案》正式施行，对医疗物联网的应用部署也提出了网络安全要求——采用欧洲网络安全认证系统的框架，以确保欧盟医疗 IoT 产品与服务的网络安全水平。

4）日本

日本已进入高度老龄化社会，65 岁以上人口占该国总人口的比例已达 28.7%，与老年疾病有关的医疗互联网产品，包括心脏起搏器、人造心脏瓣膜、血管支架、胰岛素泵、人工关节等植入性物联网产品的需求极为旺盛。针对医疗物联网产品日益广泛的应用态势，日本政府于 2018 年底至 2019 年初，频频针对医疗相关的物联网安全法规进行修订。

6.1.3.2　技术方面

医疗健康物联网作为国家重要的战略技术已受到当今世界各国的高度重视，医疗健康物联网的充分应用将会给当今的医疗和健康行业模式带来深刻的改变，并为行业和社会的良性发展提供强劲的动力。物联网是多种技术聚合而成的产物，其中囊括了传感控制技术、RFID 技术、无线通信技术、网络技术、大数据技术、云计算技术、人工智能技术。医疗物联网以物联网为基础上，结构上分为感知层、传输层、平台层和应用层四个层级。各类新型技术的复杂性、特殊性、创新性使物联网时代具备与之前迥然不同的特点，这必然也会给医疗行业带来新的机遇。

目前，我国的医疗物联网已用于多家医院和医养中心，但在医疗水平落后的地区，物联网医疗的使用率仍然不高，要提高使用率，仍需要不断完善顶层架构、系统设计和落地模式。

健康问题受重视能带动可穿戴设备产业发展。2018年全球可穿戴医疗设备市场规模为103亿美元。慢性病的增加与死亡率的上升是政府及人民密切关注的问题。患者开始佩戴24小时的远程监测可穿戴设备,由于可穿戴设备的升级改进,并不会影响到患者日常生活工作,考虑到设备和技术的成熟性,预计人们对可穿戴设备的需求还会在未来稳定增长。此外,预计将有大量的治疗设备,如智能哮喘管理设备、可穿戴式止痛设备和胰岛素管理设备等也将推动市场增长。

在众多医疗健康物联网连接方式中,短距离传输场景是医疗健康物联网的基础,并且医疗健康物联网对于数据可靠性的要求很高,选择短距离无线协议时,安全性尤其重要。在可用的短距离无线技术中,蓝牙和Wi-Fi是医疗设备开发商最常采用的技术。Wi-Fi具有更大的覆盖范围和更高的传输速率,但容易出现共存问题。蓝牙数据具有传输速率较低、传输距离较短的特点,但是不易受到近距离内大量射频传输的影响,并且功耗更低。在医疗健康物联网传输场景中,二者各有所长,用途各有不同。

6.1.3.3 应用方面

医疗物联网应用分为物联网医院智能化设备管理和可穿戴设备健康管理智能化监测。物联网医院智能化设备管理包括护理管理、固定资产的动态管理、物流管理等方面。可穿戴设备健康管理智能化监测包括睡眠状态、体脂、心率、血压、血氧、体温及血糖水平等。

将物联网广泛应用于医疗健康领域的各个环节,覆盖从家庭社区到医院,从疾病诊疗到健康管理等医疗服务的各层次,实现对医疗对象、医疗健康信息和公共卫生安全的智能化感知、监控、决策和管理,为提高健康干预与管理能力、提升医疗服务和管理质量、持续改善健康水平提供更全面的支撑,进而推动实现全人群、全生命周期的健康管理。

物联网医院智能化设备管理应用场景包括大型医院和社区卫生机构两种组织形式。以医疗健康物联网为媒介,通过物与物、人与物的互联互通,将医务人员的工作特性规范于流程之中,大大提升工作效率,增强医疗技术能力,降低医疗安全风险。区别于目前以疾病为中心的医学模式,物联网医学应用具有变革传统医疗的潜力,通过健康医学模式与物联网技术的结合,有望将疾病治疗向前推进到疾病预防和健康管理。医疗健康物联网在大型医院内的应用包括患者体征数据的自动采集、移动查房和护理、重症患者监护、医疗用品识别示踪、患者身份识别和防走失、消毒物品和手术器械追溯管理、医疗物资管理、医疗垃圾处理、大型医用设备监管和医疗机器人等。医疗健康物联网在社区卫生机构的应用包括慢性病监护、老年病监护、妇婴保健、居民电子健康档案、健康教育等。医疗健康物联网在家庭场景下的应用包括远程生理指标监控、远程健康评估和干预、院外恢复监控、养老监护、个人健康管理等。

6.2 医疗物联网系统主要功能及应用

物联网技术在医疗健康领域具有很大潜能,可以辅助医院进行医疗对象的智能感知,支持医院的数字化采集与决策,对医疗信息进行数字化并实现闭环的医疗过程,规范医务人员的工作流程,提高工作效率的同时改善医疗技术,降低医疗安全风险以及满足医疗智能管理需求,最终提升院内院外设备全流程监控水平、强化数字医院建设能力、创新助力个性化和精确化医疗服务。

医疗物联网系统的应用场景主要有大型医院、社区卫生组织和家庭3种。医疗物联网在大型医院内的应用包括患者体征数据的自动采集、移动查房和护理、重症患者监护、医疗用品识别追踪、患者身份识别和防走失、消毒物品和手术器械追溯管理、医疗物资管理、医疗垃圾处理、大型医院设备监管和医疗机器人等。医疗物联网在社区卫生机构的应用包括慢性病监护、老年病监护、妇婴保健、居民电子健康档案、保健卫生知识咨询、健康教育等。医疗物联网在家庭场景下的应用包括远程生理指标监控、远程健康评估和干预、院外恢复监控、养老监护、个人健康管理等。

医疗物联网系统的主要功能可以分为以下几类。

6.2.1 病患管理

医疗行业是一个非常严谨的行业,在各个环节都不允许出现错误,其中患者的身份核对十分关键。尤其在急救环节,医务人员迫切需要准确且快速地匹配患者的详细资料。传统的人工登记方式效率较低且错误率高。

在住院期间,患者将在住院的注册系统中输入身份信息,并戴上含有个人信息的电子标签腕带。当患者戴上腕带后,无线物联网可以随时检测到电子腕带发送的信息,医务人员可以使用物联网系统来获取患者的身份,方便其实现对患者的有效管理。同时,电子标签还具有较长的识别距离,如果患者未经许可离开护理区,电子标签会将警报信息上传到监视站,以实现对患者的适当管理。

比如,上海仁济医院南院引入了物联网手环,该手环通过蓝牙感应的方式进行身份识别,取代了传统扫描腕带二维码的方法。这种应用可以为患者提供更好的医疗体验,尤其是在对受伤插针或深度睡眠的病人进行护理操作时。

除此之外,对特殊病患的管理不能像普通患者一样采取常规医院的常规手段。例如,针对肇事肇祸的精神患者,对其进行自动识别、定位和跟踪是精神专科医院患者管理中非常重要的一部分。基于医疗物联网的病患区域定位系统利用RFID技术,使病患保持在读写器识别范围内,读写器能自动识别全部病患的身份标签信息,并对所有病患进行实时监管。只有经过系统授权的病患才能安全进出。系统管理人员可以通过电脑实时查看每个门区患者的进出情况和每个门区的报警状态。同时,患者区域定位系统和患者门禁管理系统还可以实现与公安物联网平台的互联。

6.2.2 远程监控

随着日常生活水平的提升,人们对于医疗健康服务的需求不断增加。临床护理人员需要频繁测量和记录患者的体温、脉搏等生命特征,但传统的医疗模式存在着时间长、效率低等局限性,无法满足患者 24 小时的实时监护需求。

医疗物联网系统使用生理传感器采集人体的心电、脉搏、血压、体温等重要的生理参数数据并对其进行处理,并使用无线蓝牙技术进行通信。智能终端获得患者的数据和实时位置信息,并将患者的生理参数和实际时间位置信息发送到医院的健康监护中心。除此之外,医疗物联网系统还可以利用无线通信网络将各类生理信息传送到对应的医疗监护中心,监护中心的医务人员在得到数据后对患者进行及时的诊断分析,以便实时援助患者。有些医院还开发了智能床位监测系统,把物联网传感器安装在患者的病床上,对患者的活动进行实时监测分析,并在异常事件发生时及时报警,以减少意外事件的发生。

随着国家卫生管理概念的继续加深,对医疗服务的需求正在增加。但由于缺乏医疗资源,很难为用户提供个性化且准确的医疗咨询服务。那些尚未被诊断出患有疾病的人不能全面详细地了解自己的健康状况,等到身体不适时才去医院检查,疾病往往已经发展到严重阶段。如果病人在治疗后出院,医院很难对患者进行长期跟踪和康复评估,也难以充分验证医院治疗方法的有效性。因此,建立基于物联网技术的远程医疗监测系统实际上可以改变当前的医疗服务状态,并实现准确有效的个人健康管理。

移动医疗是为了满足当前市场的需求而衍生出的一种新型医疗体系,使用物联网把远程医疗与智能手机结合,可使医生和患者实现直接沟通,从而大大提高医疗的便携性和灵活性。如阿里巴巴的未来医院、腾讯的微信智慧医疗等平台,能够实现医生和患者的一对一在线沟通和交流,医生可以远程根据患者的特征对其是否会患上慢性疾病进行风险评估,而无须坚持既定的护理计划或让患者重复入院治疗,实现对慢性病患者的实时监控和远程救助[5]。同时,移动医疗也可以大大降低患者的医疗费用,提高国民健康保障水平。

6.2.3 用药管理

药品在流通过程中存在许多亟待解决的挑战。在医药供应链上,由于周围环境温度、湿度、光照等因素的变化,药品性质会发生改变甚至可能完全失效。在药品流通环节中也存在混入假药的情况,如果不能做到有效监控,轻者会贻误治疗,重者会危及生命安全,将会对社会产生极大的危害。除此之外,药品若频繁发生串货、退货现象,且不能及时、准确地跟踪药品,药品的流通成本将会大幅度增加。而在药品使用过程中,若医院无法实时了解患者的用药情况,就不能知晓配药时间和用药时间是否合理。

医疗物联网系统通过联网设备和无线通信技术与把患者和医疗保健专业人员相连,以收集、保存和跟踪重要的医疗数据。通过监测医疗服务,保存诊疗用药的痕迹,可以为患者提供更高质量的医疗服务。通过在流通中识别和跟踪单一药物,获得完整的药物记录,可以实现及时、准确的数据收集和高效共享药物信息,有利于药品检查流程的优化。医疗物联网技术也可以应用于监测药物服用状态,以降低药物滥用的风险。

除了口服用药以外,静脉注射也是临床医疗中最常用的一种治疗方法。物联网技术构建的智能输液监测系统可以实时监测输注时间、输注速度和液体体积的变化。如果注射完成或注射故障,则系统会自动发送警报信号并催促医务人员。在智能输液监测系统中,护士可以实时监测病房中所有患者的整个输液过程,实现智能和自动化管理,减少乃至消除医疗事故,并降低护士的工作强度,提高医院的医疗质量。

6.2.4　医院物资管理

持续发展的医疗技术为患者提供了高水平的医疗服务,但传统医疗资源管理体系流程不完善,存在着效率较低、资源浪费的问题,并且容易引发医疗安全事故。基于医疗物联网系统可以更有效地进行医院资源管理,实现医疗设备定位管理、医疗废物追溯管理、智能安防等重要的功能。

医院实行科学化和规范化管理是必然趋势,医疗设备的管理是医院管理的重要组成部分。将射频跟踪自动识别管理系统应用于医疗设备,在存储设备信息的同时还能记录每次维护、维修和巡检的相应日志,可以有效预防由于不确定因素造成的原设备建档档案损坏和遗失造成的设备信息资料丢失的损失,做到每次巡检和维护时对每台机器的情况有充分的了解,避免设备巡检和维护工作中的疏漏,更利于明确医疗事故中的责任归属问题。同时,系统能标识设备的状态,减少设备闲置时间,提高设备的利用率和医护人员的工作效率。

管理手术设备是保证手术顺利进行的重要部分,医疗物联网应用可以大大减少器械使用的安全隐患。基于 RFID 的手术设备管理和追溯系统将极大地消除设备的潜在安全危险,明确每个环节的人员职责并记录相关信息,这确保了事故发生后的可追溯性。同时,医疗物联网系统可以跟踪物品的位置,指出医务人员采用了哪些物品以及什么患者使用了什么物品,从而减少物品的损失及浪费。

血液管理是医疗管理领域中的一项重要内容。血液是多种疾病的传播渠道,但在血液管理的过程中经常会出现一些可变的因素,增加了医疗事故的风险。将物联网技术应用到医疗领域能够有效加强对血液的管理。目前,主要采用 RFID 技术来实现血液信息的实时交互和处理。该技术可以全面监测和管理血液收集和储存过程,让整个血液保护工作透明化,有效地预防血液感染,并提高工作人员的效率。

医疗废弃物也属于医疗物资。医疗废弃物管理牵涉多个部门、行业及领域,需要不同部门的配合,严格监管其产生、运输和处理过程。传统的人工管理模式效率较低,医疗废弃物管理流程不完善,难以及时发现在处理流程中存在的问题,一旦出现人为错误容易引发严重的医疗安全事故。医疗物联网系统利用 RFID 技术实现对医疗垃圾箱的全流程监控,用移动终端实时收集各种类型信息,并将其处理的各个流程信息实时传输到监控中心,保证医疗废物处理流程的规范化,实现从传统人工处理向现代智能管理的转变。

6.2.5 医院后勤人员管理

医院的后勤部门对各个医院来说都是一个重要的保障,是保证所有工作能够正常进行的前提条件。做好医院的后勤工作,能够充分地让全院医护人员及住院患者都能享有一个良好的医疗工作生活环境,同时能保证医护人员在医院工作的时候没有后顾之忧。更重要的是,医院的医疗后勤工作直接影响着患者的体验。精细化项目管理的医疗后勤工作不仅能为医学事业带来巨大的便利和帮助,而且能更加有效地促进医院未来的发展。但是,随着计算机技术的飞速发展,单纯依靠人力资源堆积已经无法完全覆盖医院后勤管理功能,传统的后勤管理模式造成医院后勤管理层与基础执行层在协调沟通上存在障碍,导致后勤管理服务无法及时上传下达,不能达到更高安全性和节能性的要求,影响了医院临床科室、智能部门的工作效率,甚至还会影响医疗安全。

基于物联网技术开发的医院后勤人员管理系统,首先建立基础数据库对人员基础信息(包括年龄、性别、工种、工作年限等)进行录入。给后勤人员佩戴手环设备,后台管理系统可以获取后勤人员的行动轨迹等信息,实时从医院信息系统中获取相关检验、检查医嘱,并自动生成任务单,并根据后勤人员的繁忙程度、距离远近、工作饱和度、任务路线等实际情况进行智能化派单,实现最优化的订单分配。结合大数据分析,系统可以持续优化派单引擎,进一步减轻后勤人员工作负担,并有效提高工作效率[6]。同时,可以通过对人工效率、工时完成率、平均响应时间、返修率、平均工时、满意度等指标完成对医院后勤人员的关键绩效指标(key performance index,KPI)管理,以此作为他们的基础考核指标,帮助院方及运维单位实时掌握维保人员的工作情况。

6.3 案例分析

6.3.1 院内医疗物资管理应用

院内医疗物资管理包括药品、医疗器械等的管理。利用物联网技术完善医院的物资管理制度,再加上精细化、智能化的管理手段,在持续提高和改善医疗服务水平的基础上,保障医用物资及时供应,提高物资的使用率,控制物资成本,可以提升医院整体运营效率,降低运营成本,实现其与市场动态有序紧密结合,以达到降本增效的目的。

目前,药品的全流程追溯体系在国家监管下已经全部覆盖,2019 年 4 月 28 日,国家药监局发布《药品信息化追溯体系建设导则》和《药品追溯码编码要求》两项信息化标准。这两项标准分别对药品信息化追溯体系基本构成和参与方构成,以及药品追溯码基本要求和构成要求等提出了具体要求。院内药品的管理从药品采购、出入库、养护、单剂量包药、配送、储存和使用,所有过程都通过信息系统实现业务流程无缝整合,利用药品电子监督码(条形码)、RFID 技术和物流作业设备,将药品基本信息和运输存储信息等各环节的信息存储在 RFID 标签中,达到药品流通全过程采用自动化管理以保证质量可追溯,实现药品精细化管理模式,落实质量的全程监控模式,实现医院内部药品的全程信息追溯。对于出现问题的药品批次,可以快速定位药品的分布情况及使用该药品的患者信息,这为临床用药提供了安全保障机制。药品可追溯管理模式能有效减少院内各部门的库存管理压力,减少医院临床人员、临床药师在物流方面的工作量。

医疗设备全生命周期是指医疗设备管理部门以医疗设备的安装验收、日常维护、维修和报废作为医疗设备生命周期中的各个阶段,通过物联网管理方式,运用 RFID、红外感应、激光扫描器等信息传感技术为医疗设备建立固定资产档案,实时智能化识别、定位、跟踪、监管和管理,为医院精细化管理提供翔实可靠且高效的数据保障。2020 年 12 月 21 日,国务院第 119 次常务会议修订通过《医疗器械监督管理条例》,该条例自 2021 年 6 月 1 日起施行,国家对该法规进行了进一步的细化和修订,对医疗器械的使用管理提出了更高的要求和挑战。所有的医院在医疗设备管理的 4 个阶段中都要做到以下要求。

(1) 在安装验收阶段,为设备安装 RFID 标签,同时写入该设备的基本信息,包括设备厂家信息、设备序列号、设备功能简介、设备操作注意事项、该设备所属部门、该设备所属个人、该设备适用范围和设备维保信息等。

(2) 在日常维护阶段,根据安装时设置的维护周期,设备会自动上报维护提醒,设备处工作人员在设备 RFID 标签中记录维护内容及时间,使设备维持在最佳工作状态,物联网平台根据设备传感器上报的数据提前对设备可能出现的故障做出预判,预先做好处理方案,防止意外事件的发生,提高设备使用效率。

（3）在维修阶段,该设备对可能造成影响的科室与个人发送设备维修预警,提醒设备处安排好备用设备,确保维修不会对正常的医疗造成不良影响。

（4）在报废阶段,通过 RFID 阅读器定位设备位置,并对设备进行报废鉴定,包括维保信息、维修历史等信息,同时将设备评估结果录入系统,以方便后续查找。通过医疗设备全生命周期监控,时刻掌握设备工作动态,有效防范未知风险,消除安全隐患,提高医疗设备的可靠性,降低医疗设备的维护成本。

国际上,医疗器械编码的应用情况还处于初级阶段,国际医疗器械监管机构在 2011 年完成了对医疗器械唯一标识(Unique Device Identification，UDI)实施原则的协调,提出"医疗器械 UDI 标准",推荐 UDI 采用全球标准 1(Global Standards 1，GS1)国际物品编码标准;2013 年,国际医疗器械监管机构论坛(International Medical Device Regulators Forum，IMDRF)、美国 FDA 分别发布相关医疗器械唯一标识系统指南及法规;2014 年,美国 FDA 对第三类医疗器械实施医疗器械唯一标识;2017 年 5 月,欧盟明确了实施医疗器械唯一标识的法规要求;日本、澳大利亚等国家也陆续开展相关工作。然而,法规发布应用还未形成比较成熟的应用体系,美国等国家正积极制定相关政策法规,推动 UDI 的应用实施。基于 RFID 技术的医疗器械管理及追溯系统可以在一定程度上消除某些人为引起的安全隐患,明确医疗器械从入院到出库使用中各个环节工作人员的责任并对相关信息进行记录,便于在发生不良事件后进行追溯。基于 RFID 技术的医疗器械管理能实现"一物一码"的精准管控,减少人工操作的随意性和主观因素,实现从临床到仓储再到供应商之间的快速申领配送、精确库存管理、快速出入库、快速订货、物流跟踪、使用登记、报废登记、满意度在线评价,以及库存和效益的用量预警分析等智能化管理。

6.3.2 公共卫生管理应用

公共卫生是关系到一个国家或一个地区人民健康的公共事业。物联网在公共卫生管理中的典型应用包括急性传染病传播期间的控制和管理,公共场所的智能测温筛查管理,疫苗和药品的冷链监控管理等。

传染病传播期间控制传播途径是有效防治传染病的方法之一。借助运营商大数据优势,并结合物联网平台与人工智能技术,创建疫情传播仿真模型,提出控制疫情传播的关键参数,协助政府开展疫情防控工作。在疫情暴发阶段,控制传播途径的最好方法是追踪并隔离确认人员的密切接触者。传统追踪接触者的技术有赖于采访接触对象并调查问题,在中大型城市采用传统方法的风险系数高且效率低。应用物联网(RFID、蓝牙、GPS、Wi-Fi 等)技术能追踪详细的位置,还可以提供不同人员与确诊病例的互动接触时间和距离等相关信息。低功耗蓝牙是应用最广泛的 IoT 标准之一,可提供相对较高的位置追踪精确度,并且提供了多种位置追踪方案,如接收信号强度指示(Received Signal Strength Indicator,RSSI)和信号波达角(Angle of Arrival,AoA)等,同时可对追踪到的接触者进行分类并排定优先处理级别,便于进行数据分析和控制传播途径。

控制传染源也是防治传染病的必要条件之一,针对传染病患者,为了防止传染扩散,医院可以为其佩戴智能手环,智能手环会记录该患者的行动轨迹、Wi-Fi、心率等信号变化,当患者离开限定范围时,手环上的电子围栏功能会对患者发出警示,并通知疾控中心和公安系统在第一时间跟进。此外该手环还可以提供服药提醒、周期检查、心率监测等多个功能。

21 世纪以来的急性传染病几乎都会导致人体温度升高,因此使用物联网智能测温系统可以检测疑似病例。基于物联网的智能测温系统通过摄像头进行人脸识别并通过红外探测仪检测人体温度。物体温度高于绝对零度(−273℃)就会辐射电磁波,热成像摄像机通过采集物体发出的红外电磁波,将红外信号转化成电信号,再根据信号处理系统计算出物体温度,并输出便于肉眼识别的伪彩色图像。通过在人口密集区域设置物联网智能测温系统对人员进行体温筛查,对疑似病例采取隔离、观察等措施,并且对确诊患者进行隔离、流行病学分析和隔离治疗。智能测温系统将时间、地理位置、人物图像和体温等数据传递到后台数据库,该系统的软件管理平台可以实时统计人流量,并根据日期、时间、人体温度等自动生成报表并上传,以便于数据统计和溯源。如果检测到人体温度高于设定阈值,测温系统会自动发起警报,安防人员会再次核实。智能测温系统可以非接触快速筛查人体温度,既能减少感染风险,还能精准测温,该系统在新冠肺炎疫情防控中起到了重要作用。

急性传染病的疫苗接种的快速和大量铺开,就需要用到医疗冷链监控疫苗。疫苗作为一种特殊的生物制品,具有对温度高敏感的生物特性。疫苗从生产、储存、运输、分发到使用的全过程中的每个环节,都可能因为温度不符合规定要求而失效。借助 RFID 技术、冷链物流 GPS 技术可以实现全程监控药品和疫苗,传感器在冷链车、冷库、冰箱中实时检测温湿度,并把数据上传至服务器,实现实时监测,形成完整的追溯数据链,以实现疫苗冷链储运全程的可监控、可管理、可追溯。厂家可以通过物联网平台进行追溯,了解药品流向,能在出现问题时紧急停止扩散,避免对人民造成危害。冷链温度监控系统通过完善监控设备、软件平台整合建立,搭建覆盖冷链数据采集、数据监测、数据分析、数据管理、数据追溯、信息报警、远程监控等各项功能,实现对药品、试剂、血液冷链管理的硬软件系统的统一,并且能将各个监测点所有温湿度监测设备采集的数据通过物联网技术统一上传至云平台服务器,并可根据需要上传至上级监管部门平台,可实现 24 小时的实时在线统一监管。

6.4 医疗物联网系统前沿研究

医疗物联网的价值来自三个方面：① 远程患者看护（remote patient monitoring，RPM），通过物联网系统远程采集患者生命体征，节约了大量行政成本和医疗成本；② 保健与预防，医疗物联网方案在保健预防项目上的医疗成本节约显著；③ 运营，基于运营医疗物联网项目，有部分供应商获得行政成本的节约，并且有大量的付费者从中获得了消费体验的提升。随着医疗物联网将医疗行业中的物理设备与数据资源整合，人们将实现更好的医疗、更高质量的患者看护、更强的客户体验和整体系统运作效率的提升。越来越多的公司也开始关注并投资医疗物联网，因此诞生了非常前沿的医疗物联网解决方案，例如 5G 智慧病房和无人物资配送技术。

6.4.1 5G 智慧病房

"5G 智慧病房"是医院围绕患者住院环节，依托 5G 网络、互联网、人工智能、物联网技术和智能医疗设备，以床旁智能交互系统为核心平台，辅以智慧医生/护士站交互系统和智能病房呼叫系统对传统病房进行智能化改造，使用物理呼叫系统等各类物联网应用设备，高效收集利用医疗数据，为医疗机构优化护理流程，实现 HIS 向病房扩展和延伸的智慧医疗服务[7]。5G 网络具有的大带宽、低时延、超低功耗、多终端兼容性等特点实现了物联网平台跨越级的提升，为病区智能医疗设备提供相互隔离和端到端的数据服务，满足医疗数据高效性、实时性和稳定性等多方面的需求，促进智能医用设备"万物互联"。

智慧病房的应用场景包含覆盖诊断治疗、临床护理、患者服务、药品物品管理、质量管理这五个不同维度的业务信息化管理体系，在医院护士站、走廊和病房三大场景中，通过电子屏幕实现预警信息的及时提醒、风险实时监测和查询，帮助医院完成控制成本、提升效率和减少不良事件发生的目标。床旁智能交互系统作为智慧病房的中枢大脑，依托 5G 技术和物联网技术采集智能医疗设备产生的数据，并将医院各类管理信息通过医院网络与床旁智能终端连接，整合分析后统一展示在智能大屏并实时更新。

使用电子屏幕，患者及家属可随时了解每日的诊疗计划。对医生来说，利用接入 5G 网络的移动终端设备可快速检索患者的护理、检查、化验等临床检查报告信息。5G 网络具有的大带宽、低时延特性可保障患者医疗数据及其相关影像资料下载速度达到秒级，提高了查房效率。系统合理、充分地利用 HIS 的数据资源，极大地推动了医院的信息化建设，为医护人员和患者呈现及时、准确的信息，为医生和患者提供了更友好和实用的服务。另外，可以通过移动查房系统建立移动医生站，医生能随时查看患者的检验结果等,开展诊疗行为,并且进行床旁宣教、远程探视、远程会诊,利用信息技术代替部分人工,大大减轻了工作量,实现医护协作一体化和医护患一体化的管理。

6.4.2 无人物资配送

无人物资配送的目的是减少人工运输中可能出现的差错,并利用物联网技术实现全流程信息化可追溯,同时还能提高运输效率,降低运输成本。下面主要介绍自动导航运输车(automated guided vehicle,AGV)、医疗无人机、自动化智能药柜(automated dispensing cabinet,ADC)。

自动导航运输车,又称为运输机器人,是在计算机和物联网传感器技术控制下的运输车,通过导向装置引导,沿程序预定路径运行并能停靠至指定地点,完成物品搬运等作业,从而实现医院物品的运输。所有自动导航运输车都带有 RFID 标签,以确保到达正确的位置。医务人员可以用手持设备扫描车上的条形码,以验证医疗物资的正确交付规格。自动导航运输车主要运用于以下六大场景:消毒供应中心、静脉药物配置中心、护士站、住院部、手术室、库房。通过将机器人与医院 HIS 对接,能有效帮助医院配送系统实现信息化、数字化、网络化、集成化、智能化、自动化等,减少人工运输成本,节省运输时间。电子签收、扫码核对等物联网技术的运用,可有效降低人为出错风险;不同物资的分开运输,可有效降低交叉感染或疾病传播的风险。在新冠肺炎疫情中,自动导航运输车发挥了巨大作用,运送医用口罩和防护服等医疗用品给医院,驶入隔离区运输生活物资和医疗物资,解决了配送过程中"最后一公里"的难题,避免配送员交叉感染的风险。

医用无人机目前主要应用于紧急情况下的医疗物资运输和检测样本配送,在医疗急救用血、核酸检测样本等方面已有所应用。检测样本整体重量偏轻,而无人机配送恰好针对小件运载,可提高服务临床的效率。医用无人机可以通过医院地面站向其他医院、血库进行相互医疗物资运输,如血液、血清、疫苗、器官等。在急救环节,由于该环节对时效性要求极高,因此医用无人机在这方面与地面交通相比具有明显优势,可以实现小批量、快速运送,医院、血库可以在第一时间通过医用无人机向救援地区运输急缺物品。医用无人机技术可以实现极快的点对点城市医疗服务,使医院系统能够通过集中化的实验室和医疗库存,缩短患者的等待时间。例如,癌症组织切片需要在手术室取出后以最快的速度送到病理科检验,以作为手术决策参考,这关乎患者生命安全。其次,大量使用医用无人机后,可以灵活布置检验中心的位置,并且医用无人机传输系统物流的应用可以减少大型检验设备的重复投资。

自动化智能药柜是利用医院信息系统链接和物联网传感器技术,对智能药柜的调剂、补货、数据维护及其特殊药品调剂实现全程闭环管理的药柜。自动化智能药柜拥有自己的 ADC 系统,以记录药柜的药品存取信息和药品信息。审方中心对医嘱进行合理性和适宜性审核,医嘱在审核通过后进入 ADC 系统。ADC 系统可发挥提示、警告、控制等作用,取出和存放都需要识别药品的条形码,有效控制药品调剂、药品管理。护士使用指纹扫描或面容识别的身份验证方式登录 ADC 系统,选取用药患者并核对患者信息无误。每个自动化智能药柜都配有高清摄像头,确保自动化智能药柜的取出和存放都透明清晰。中心药房可有效管控护士使用自动化智能药柜、药师管理智能药柜药品等环节,如果取药时间、打开的储存区域、取药的品种数量、患者姓名或住院号等信息有误,中心药房可在第一时间发现并干预,有效避免错误的发生。通过 ADC 系统的全流程封闭管理,追溯和跟踪药品去向,可降低安全隐患,提高盘点效率,保障住院患者及时用药、安全用药,同时减轻科室药品管理的工作量。

6.5　小结

本章概述了医疗物联网的基本概念和发展历程,并介绍了国内外研究现状,也说明了医疗物联网系统的主要功能和应用,包括病患管理、远程监控、用药管理、医疗物资管理、医院后勤人员管理。随着医疗物联网技术的发展,RFID 技术结合了互联网、5G 通信、人工智能等技术,形成了许多完整的管理系统,为医院精细化管理和可追溯管理提供了技术支持。本章还介绍了新技术整合运用的前沿研究,包括 5G 智慧病房和无人物资配送技术。

参考文献

［1］周耀军.基于物联网的病区服务智能化解决方案[J].信息通信,2016(8)：153-154.

［2］国务院.国务院关于实施健康中国行动的意见[J].中国公共卫生管理,2019,35(4)：426-428,577.

［3］国务院.健康中国行动(2019—2030 年)[J].中国组织工程研究,2020,24(36)：5905.

［4］高峰.利用物联网技术建设特殊病患管控系统[J].中国信息化,2021(1)：88-89,81.

［5］姚晓春.社区智慧医疗系统的应用与开发[J].无线互联科技,2020,17(2)：52-53.

［6］杨嘉麟,程华丰.医院精细化管理中物联网技术的应用[J].解放军医院管理杂志,2021,28(4)：326-328.

［7］卢红,朱双全.基于 5G 技术的智慧病房建设探讨[J].中国卫生信息管理杂志,2021,18(2)：180-183,193.

7 远程医疗系统与移动医疗系统

远程医疗(telemedicine)是指跨越距离向希望保持健康的人提供的公共卫生服务，它涵盖了各种医疗活动，包括疾病的诊断、治疗、预防，医学方向的继续教育以及医疗研究和评估。而移动医疗(mobile health)则是使用移动通信技术如掌上电脑(personal digital assistant，PDA)、移动电话和卫星通信来提供医疗服务和信息，具体来说，移动医疗主要依赖于移动终端系统的医疗健康类应用软件和可穿戴式医疗监测设备。随着社会的发展以及人们生活水平和信息化水平的提高，远程医疗和移动医疗的发展日益成熟，这种方式打破了时间和空间上的制约，突破了传统医疗单一的服务模式，极大地提高了医疗服务的效率和质量，成为未来医疗行业发展的重要方向之一。

7.1 远程医疗系统与移动医疗系统概述

7.1.1 远程医疗与远程医疗系统简介

传统远程医疗是指对不能前来就医的远方患者施行简单医术治疗的特殊医疗方式，现在特指借助现代通信技术实现的对远地对象的医疗服务系统。

远程医疗系统从功能上可分为远程医疗监护、远程诊断和会诊、远程手术及治疗三个方面。远程医疗监护主要是指对患者的各项生理指标(如心率、体温、脉搏、血氧饱和度等)进行实时的监控，并给出更优质的医学评估和指导意见。这类系统被广泛运用在患有慢性疾病或是无法及时就医的群体中。系统可以传输静态医学图像、诊断单、化验单、生理参数监测值等，以便医生根据这些信息进行远程诊断和指导。

远程医疗可以有效地将大型医院优质的医疗资源和先进的医学理念以及技术进行区域上的辐射，例如对卫生基础较差的偏远地区、海岛或舰船上的伤病员进行远距离诊断、治疗和咨询，适用于放射科、病理科、皮肤科、心脏科等多科病例。

远程医疗在我国已经形成了以城市带动农村的医疗发展体系，并且在医学专科的治疗中也发挥了不可磨灭的作用,同时还有望改善我国医疗资源分布不均所造成的问题。随着信息技术的发展和尖端技术(如虚拟现实、增强现实技术)的引入,以及各项法律法规的逐步完善,远程医疗事业的发展前景也必将更加光明。

7.1.2 移动医疗与移动医疗系统简介

移动医疗是在远程医疗的基础上出现的一种新型医疗模式。根据美国医疗信息与管理系统协会(Healthcare Information and Management Systems Society,HIMSS)给出的定义,移动医疗指的是通过使用移动通信技术,如 PDA、移动电话和卫星通信来提供医疗服务和信息。它可以有效地解决发展中国家由于医疗资源短缺、人力资源不足所导致的医疗卫生服务问题,为发展中国家的医疗卫生服务提供了一种有效解决医疗人力资源短缺所产生的医疗问题的方法。

移动医疗的应用范围可以分为面向医疗机构内部与面向医疗机构外部两方面。在医疗机构内部主要体现在对患者的电子化和全天候可视化管理;而医疗机构外部则范围更广,包括对常见疾病的预防、筛查、检测、诊断和治疗,如预约挂号、远程采集数据、教育与通知、远程监控、医学教育、疾病与流行病传播跟踪及诊断与治疗支持等。通过移动技术,可以全面优化病人就医的整个流程,包括挂号、就诊、入院、用药、各项检查检测以及手术到缴费等环节。移动应用可以高效地将医院的各类信息系统有机地整合到一起,同时又使系统更加灵活机动,进一步提升工作效率。在移动医疗服务应用的规划与部署方面,美国处于全球领先地位,全球超过一半的医疗服务在美国得以应用。与发达国家相比,我国的移动医疗仍处于起步阶段[1]。

移动医疗改变了过去人们只能前往医院"看病"的传统生活方式。在一定程度上解决了挂号困难、候诊时间长等问题。只要是在网络覆盖的地方,人们可以随时获取自己感兴趣的健康咨询,也可以针对个人的问题获取医生的专业解答。随着移动通信技术的加入,人们看病所需要花费的时间成本将大大降低,也提升了医院医疗资源的有效利用率,进一步改变了人们的健康理念,引导人们养成良好的生活习惯,将治病转变为防病。

7.1.3 发展历程

20 世纪 50 年代末,美国学者 Wittson 首先将双向电视系统用于医疗领域;同年,Jutra 等创立了远程放射医学。此后,美国不断有人利用通信和电子技术进行医学活动,并出现了 telemedicine 一词,在国内被称为"远程医疗"(或"远程医学")[2]。

1) 第一代远程医疗

第一代远程医疗诞生于 20 世纪 60 年代初。然而受限于当时较为落后的信息技术,导致可传递的信息量受到限制,进而阻碍了远程医疗技术的发展。因此,在 20 世纪 60 年代初期至 80 年代中期的这二十多年中,远程医疗技术的发展也较为缓慢。

2）第二代远程医疗

随着 20 世纪 80 年代后期美国与西欧等发达国家的信息、通信技术迅猛发展,远程 医疗技术在这些国家中获得了跨越式的发展与进步,同时也促进了大量意义重大且影响深远的远程医疗的项目的诞生,也就是我们现在所称的第二代远程医疗。其中第一套商业化的远程医疗系统就应用于美国,连接了麻省医疗中心与佛罗里达医疗中心。

1988 年,美国将远程医疗系统的概念定义为一个开放性的分布式系统,并将远程医疗系统具体划分为远程诊断（remote diagnosis）、专家会诊（consultation of specialists）、信息服务（information service）、在线检查（online examination）和远程学习（remote studying）等几个主要的部分。也就是说,远程医疗应包括双向视听通信技术、计算机及遥感技术等现代信息技术,从而实现包括数据、文本、图像在内的医学相关的资料以及远程会诊系统需要的音视频信息的传输、储存、查询。目前世界上体量最大、应用最广的远程医疗网络是佐治亚州教育医学系统,它可以通过有线、无线和卫星通信等方式进行远程医疗活动[3]。

为普及远程医疗技术,欧洲及欧盟组织了一场规模巨大的远程医疗系统推广实验,有 3 家生物医学工程实验室、10 家公司、20 家病理学实验室以及 100 多位用户参与其中。于此同时,亚洲、澳洲、非洲等地区的一些国家也进行了一系列的远程医疗推广与实践活动。值得注意的是,1988 年 12 月,在美苏太空生理联合工作组和美国国家宇航局的支持与帮助下,地震后的亚美尼亚的一家医院与美国的四家医院首次实现了跨国的远程联合会诊。

20 世纪 80 年代后期也是我国远程医疗活动最早出现的时期。早在 1986 年,我国就已经实现通过电报的形式对远洋货轮上的患者进行跨海会诊。到 20 世纪 90 年代,互联网技术在国内的飞速发展也让人们可以通过互联网来辨别自己的不明病症。以上种种的应用也让中国人真正明白远程医疗这一概念的意义,意识到其特殊性与优越性,进而推动了一批具有现代意义的远程医疗活动在国内的发展。在 1988 年到 1997 年间,解放军总院、上海华山医院、上海医科大学儿童医院等多家医院就通过卫星技术、电话线、综合业务数字网（integrated services digital network,ISDN）等多种方式实现了远程的讨论与会诊。上海教育科研网、上海医科大学也在此期间展开了远程会诊项目合作,成立了远程医疗会诊研究室[4]。

3）第三代远程医疗

2009 年后,我国出台了一系列远程医疗相关的政策,以推动医疗卫生资源共享。2009 年,中共中央、国务院提出的《关于深化医药卫生体制改革的意见》中明确提出了

"积极发展面向农村及边远地区的远程医疗"这一概念。2010年,国家卫生计生委提出《2010年远程会诊系统建设项目管理方案》和《2010年远程会诊系统建设项目技术方案》等,以推进基层的远程医疗建设。2014年国家卫生计生委发布《关于推进医疗机构远程医疗服务的意见》,要求"积极推动远程医疗服务发展",取消远程医疗审批,允许企业对顾客电子商务(business to consumer,B2C)模式。远程医疗开始进入高速发展阶段。

2015年7月、9月,国务院先后发布了《关于积极推进"互联网+"行动的指导意见》和《关于推进分级诊疗制度建设的指导意见》(以下简称《指导意见》),提出充分发挥互联网高效、便捷的优势,提高资源利用效率,加快发展基于互联网的医疗服务,推广在线医疗卫生新模式。《指导意见》提出"积极利用移动互联网提供在线预约诊疗、候诊提醒、划价缴费、诊疗报告查询、药品配送等便捷服务。引导医疗机构面向中小城市和农村地区开展基层检查、上级诊断等远程医疗服务。"

"互联网+医疗"的出现,以"云挂号""云咨询""云问诊""云处方"和"云配药"的方式,打通了整个传统的就医环节,实现了全新的就医方式。

2017年,国务院办公厅印发的《关于推进医疗联合体建设和发展的指导意见》中要求大力发展面向基层、边远和欠发达地区的远程医疗协作网,鼓励公立医院向基层医疗卫生机构提供远程医疗、远程教学、远程培训等服务。

在这个阶段,远程医疗服务逐渐进入社区和家庭,并更注重服务个人,提供针对性和个性化的医疗服务。尤其是在2015年之后,移动互联网的快速发展使得基于移动互联网的移动医疗服务成为新的突破口。随着智能手机的普及与发展和物联网技术的发展突破,云计算和云服务等技术也逐渐被运用到远程医疗和移动医疗领域,这也让各类智能健康医疗产品层出不穷,比如远程血压监测器、远程心电监测器,甚至远程胎心监测器,它们可以为用户提供更加快捷便利的日常医疗预防和监测服务。

4)新冠疫情推动下的远程医疗与移动医疗

2020年新冠疫情爆发,由于传染病的特殊性,远程医疗与移动医疗迎来了新的机遇和挑战,在短短的几个月时间里几乎实现了几年的飞跃。就英国而言,在疫情高峰期间,包括视频、电话和其他电子通信设备在内的远程医疗用于普通医学咨询的比例已从疫情前的约10%大幅增长到75%。

在2021年1月举办的医疗产业界的年度国际盛会——J. P. 摩根大会上,美国最大的私人医疗系统Ascension发表主题报告,披露在2020年1月至4月期间,远程医疗的服务量飙升了40倍,并在接下来几个月中保持着高度活跃,与疫情前相比增长20倍。

就我国而言,疫情也推动了远程医疗和移动医疗的发展。在武汉火神山医院,5G远程医疗推车已经投入使用。此外,中国移动还推出了"5G红外热成像测温"应用,该应用能够实现对多人同时进行扫描测体温等操作。

7.1.4　国内外研究现状

远程医疗的发展在全球各地的水平是不平衡的，国外这一领域的发展已有近 40 年的历史，尤其美国和欧洲要领先其他国家很多，普及得较为广泛，技术也趋于成熟，已进入精细化阶段。

根据美国医疗主管部门统计数据显示，全美范围超过 60% 的健康服务机构和 50% 的医院在不同程度上应用了远程医疗服务。目前，全美所有州都已经可以提供远程影像咨询服务；49 个州设立了远程精神健康服务；36 个州建成了以家庭医疗为核心的远程医疗咨询服务。美国远程医疗服务的核心是通过电话、邮件、音频、家庭电视等多种交流模式帮助患者与专科专家建立联系，获取专业性、针对性的建议。远程医疗也被更多地用于关注慢性病患者和患者出院后在家庭或者社区医院的后续健康管理，通过音视频设备、智能应用程序，医生可以对患者进行远程的康复指导和疾病监控，同时也可以对患者进行健康管理、用药依从性评估和认知能力评估等工作。

在中国，移动医疗系统仍处于发展阶段，在医院中的应用也相对较少。其中使用较多的有移动护理系统，它可以帮助护士借助移动设备和无线网络对病区患者进行护理。但随着国内移动互联网的快速发展，移动设备与用户数量不断增长，移动医疗方面也有了飞速的进展，用户可利用手机端来就诊预约、支付费用、服务点评、查询检查报告等，就医体验得到明显提升，诊疗行为模式也取得了革命性的进步。

随着用户习惯的养成以及医疗政策措施的放宽，移动医疗健康应用的渗透率还将进一步得到提高。移动医疗的出现将逐渐解决当前医疗医院配置不均衡、医疗服务流程不合理、医疗服务乱象等问题，移动医疗将迎来高速发展的黄金时期。

随着人们对移动医疗认知水平的提高，在线问诊和医药电商的使用促使移动医疗的市场规模逐步扩大，快速增长的市场和庞大的用户需求存在一定的关系，如今 35～65 岁的人群成为最大的亚健康人群，超重和肥胖、血脂异常和脂肪肝、高血压等病症亟待移动医疗设备测量并提早发现，从而尽早对患者进行治疗。随着老龄化的加剧，空巢老人和独居老人增多，可穿戴智能医疗设备可以远程实时监控老人健康状况，还能减少人力成本，从而颇受用户欢迎。再加上慢性病越来越年轻化，患病时间很长，人们对"随手可得"的移动医疗服务需求越来越大。根据人民网研究院发布的《中国移动互联网发展报告(2022)》，截至 2021 年 12 月，我国在线医疗用户规模达 2.98 亿，国内大部分省级医院都建立了基于无线网络的移动医疗系统，并且发展迅速。

目前来看，国内移动医疗依然存在不少问题[5]，具体如下。

（1）数据安全问题：移动医疗平台应用往往需要使用者提供相关的个人信息，这些信息不仅仅局限于年龄、性别，还涉及健康状况甚至财务状况等。如果移动医疗平台在日常的使用和管理中缺乏对用户数据和隐私的安全保护，就可能造成非常严重的数据泄露，威胁用户的个人隐私。

（2）医生权益保障问题：医生参与移动医疗涉及多点执业的问题。然而，这一问题在法律上仍然没有明确的回答或者规定，这也是移动医疗行业所面临的重要问题之一。同时，由于医疗行业的特殊性，医生和医院需要承担更多的责任，尤其是对患者的生命负责。因此，医生多点执业不仅会导致医疗风险的增加，也会模糊医生的责任界限，进而导致医生原本就职的医院不愿意应对此类问题。而如果连移动医疗平台或是运营商也拒绝为医生承担风险与责任，将会进一步阻挡渴望踏入移动医疗领域的医生们的脚步。因此，若要积极推广移动医疗，需要在国家层面制定相应的行业或法律规范，比如完善医疗责任保险制度，为医生的多点执业提供保障，才能使移动医疗的发展成果惠及大众。

（3）职场秩序规范问题：目前，我国移动医疗行业仍处于起步阶段，虽然新冠疫情推动了移动医疗市场的迅速发展，使得用户规模达到数亿级，但公众对移动医疗的认识仅限于表面意义，大多数使用者并不信任移动医疗服务，再加上目前市面上许多面向个人用户的移动医疗 app 上存在各种不实的相关信息，人们对移动医疗的信赖度仍不高。虽然移动医疗相关领域的法律法规仍存在不足之处，但参与移动医疗的运营商仍需严格遵守国务院、卫健委等相关机构制定的规则秩序，保护用户自身权益，确保市场的正向发展。与此同时，监管部门和市场部门应牢牢把控审核标准，对运营平台及入驻医生都做出行为上的规范，并严厉打击违法犯罪行为，最终实现移动医疗市场的良好的生态环境与积极的发展前景。

7.2 远程医疗系统组成及相关技术

7.2.1 远程医疗系统组成和功能

所有远程医疗系统可以被简单定义为三个部分：医疗服务提供者、远地寻求医疗服务的需求方，以及用于联系二者的通信网络和诊疗装置。远程医疗系统组成如图 7-1 所示。

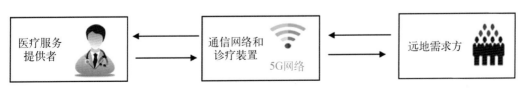

图 7-1 远程医疗系统组成

医疗服务提供者也就是医疗服务源所在地,一般位于大城市的医疗中心,具备丰富的医学资源和诊疗经验,例如国内的三级甲等医院。远地需求方一般来说是不具备足够医疗能力或条件的医疗机构,也可以是家庭患者,或者是处在隔离中患传染性疾病的患者和位于医生不能及时到达的战地患者。而远程医疗的主要目的就是将这二者联系起来,因此组成医疗系统的最后一部分就是联系二者的通信网络和诊疗装置。其中,通信网络可以包括普通电话网、无线通信网和通信卫星网、5G 技术等;诊疗装置包括计算机软硬件、诊疗仪器、可穿戴式设备、虚拟现实(virtual reality,VR)设备等。

而远程医疗系统从实现的目标和功能来看,又可以被大致分为四类,如图 7-2 所示。

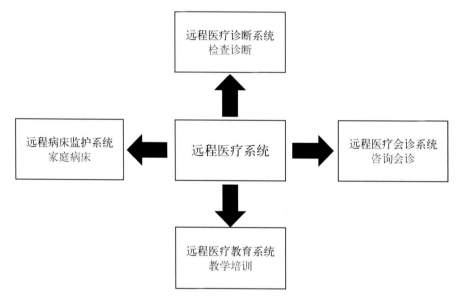

图 7-2　远程医疗系统分类

7.2.1.1　远程医疗诊断系统

以检查诊断为目的的远程医疗诊断系统主要通过便携的生理监测装置和其他无线设备将种类繁多的检查设备连接入网,建立无线网络传输系统,通过与 HIS 和 PACS 集成,可以快速获得各种形式的病历信息以提升偏远地区医院的诊断医疗水平,降低为了准确诊断所产生的额外费用,克服时间和空间的限制。

7.2.1.2　远程医疗会诊系统

以咨询会诊为目的的远程医疗会诊系统主要通过网络模式结合院内的 HIS、PACS 等来实现远距离、多医生对患者进行诊断的模式,摆脱了医院固定地点、固定上班时间的限制,降低了医生前往医院和患者转院所需的时间。

7.2.1.3 远程医疗教育系统

远程医疗教育系统以教学培训为目的,可以实现远程手术示教,将专家的手术过程同步直播至下级和基层医院示教室,同时可以进行实时的语音交流指导、实现对医生护士的在线教育培训和远程跨科室、跨医院、跨国的教育协同,为医生提供了更多的学习资源,达成优质医疗资源的高效共享。

7.2.1.4 远程病床监护系统

以家庭病床为目的的远程病床监护系统借助物联网和 5G 技术,可以使监护者通过手机 app、计算机或者大屏幕对远端的患者、老人、儿童等进行实时看护。

7.2.2 远程医疗相关技术

远程医疗是一个多环节参与的过程,它不仅需要传统的医疗技术,也需要更多的信息学技术和电子技术,如图 7-3 所示。

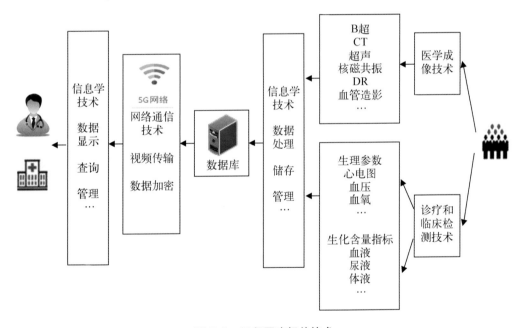

图 7-3 远程医疗相关技术

7.2.2.1 诊疗和临床检测技术

远程医疗的起点仍然是患者的个人信息,如心电图、血压、血氧等生理和电生理参数,B 超、CT、核磁等图像资料,血、尿、体液的各种生化含量指标等。医疗技术发展到今天,追求的不仅仅是如何获取这些数据,更是获取数据的准确性、高效性和便捷性,例如可以通过穿戴式设备对患者的心电、血压、血氧等生理参数进行实时的监测。

医学成像技术主要包括超声成像技术、X 射线成像技术、核磁共振成像技术和核医学成像技术，这些成像技术的发展拓宽了检查的范围，也提升了医生的诊断水平。

7.2.2.2 信息学技术

在完成患者各种医疗信息的采集之后，如何对这些种类繁杂、数据量庞大的医疗信息进行储存也是一个难题。因为医疗信息数据量庞大，尤其是图像类信息，所以需要对数据进行压缩和处理；同时，由于医疗信息的储存时间往往比较长，所以需要合理地运用数据库技术对医疗数据进行管理；又因为在储存过程中常出现数据格式问题，所以需要引用数据交互的标准化技术。完成了信息的储存，势必要对信息进行提取，再对压缩过后的数据进行复原，并在远程医疗端进行显示，这也同样需要运用信息学技术。信息学技术在远程医疗中起到串联全局的作用。

7.2.2.3 网络通信技术

网络通信技术作为实现远程医疗、串联远程医疗、保证远程医疗质量的关键技术，在远程医疗的整体环节中扮演着不可或缺的角色。远程医疗涉及公共安全、应急通信等多个重要领域，传送的医学信息有数据、文字、视频、音频和图像等各种形式，其中数据和文字信息的数据量小，对通信要求不高，视频和音频信号数据量较大。在远程实时会诊中通常需要同时传送视频和音频信号，还有一些医学影像信息，因此对信息交互和传输的及时性、安全性和可靠性都有较高的要求。随着信息学技术的快速发展，从专网通信、Wi-Fi、4G 网络到 5G 网络，信息交互的及时性、数据的传递速度和质量都得到了显著提高。同时，通过同态加密等最新的数据隐私保护手段，信息的安全性也得到了极大的提升。

7.3 移动医疗系统组成及相关技术

7.3.1 移动医疗系统组成和功能

移动医疗系统由信息/通信、监测、监控、诊断四个部分组成，各部分功能如下。

（1）信息/通信：具体包括以患者为中心的约诊提醒、治疗提示、检查检验结果等患者健康相关数据的管理。

（2）监测：通过医疗物资或者设备的实时连接，对患者药物遵从性等情况进行监测。

（3）监控：公共卫生事件监控，具体包括预防疾病发生、灾害救援、确定医疗员工位置，最大限度地预防和减少疾病的发生。移动医疗跟踪疾病的功能常被用于印度等地方的疾病预警系统，它支持公共卫生人员监测传染病的蔓延情况。

（4）诊断：分为诊断支持和远程医疗两个方面。通过移动医疗服务，患者在家就能接受医生的诊断，而不再需要直接面对医生。当然患者的手机里必须装有特定的软件，患者根据软件的提示选择症状的文字或图像信息,该信息就会被传送给医生,医生根据患者的描述提供诊断和治疗建议。

7.3.2　移动医疗相关技术

移动医疗技术几乎涉足了医疗健康的各个方面,目前应用的主要领域有:面向医生群体的医患沟通、医生工具;面向制药企业、药房的用药指南、药品销售;面向医疗机构的远程医疗、移动救护、卫生防疫、组织协调管理;面向医疗设备设计制造的移动医疗设备;面向移动运营商的移动服务、云服务;面向物流产业的物联网应用;面向科研机构的移动调查、健康普查。按照目前的医疗领域范畴,移动医疗技术应用范围可以分成院前应用、院中应用和院后应用三个部分,主要对应院前的健康监测与健康管理,院中的移动医疗服务和安全、效率管理,院后的健康促进、健康教育、慢病管理和健康调查。

1) 移动诊断技术与应用

超声诊断系统:超声成像是一种在医学中应用广泛的诊断方式,该技术诞生至今挽救了无数人的生命。然而当今世界上仍有将近70％的患者无法通过该技术诊断,尤其是医疗条件较差的发展中国家的患者。移动超声诊断系统则是将一个可以移动的超声探头集成到智能手机中,患者可以通过手持手机的方式对患者进行超声扫描,并将扫描获得的图像通过网络发送到医生手中,实现远程诊断。这项发明非常适用于上述所提到的缺乏设备条件的发展中国家和落后地区。

手机听诊器:澳大利亚的StethoCloud团队开发了一个应用,他们在智能手机上安装了一个特殊的听诊器,用于诊断一岁到五岁的幼儿是否患有肺炎。肺炎患者在吸气时,其肺部会发出"呼噜呼噜"的细小水泡声音,所以常用听诊器根据肺部声音来诊断幼儿是否患有肺炎。使用该设备需要将特殊设计的听诊器通过手机音频接口接入手机,并在使用时将麦克风对准待测位置。麦克风会通过手机将收集到的声音数据上传到服务器中,服务器则会根据世卫组织的标准对声音进行诊断并将诊断结果返回手机。

2) 移动监测技术与应用

药瓶嵌入式监测:在药瓶的平台嵌入监测芯片,可根据医嘱对患者的用药情况和药品余量进行监测,通过闹钟、短信、电话等方式自动地发出用药提醒或余量补充提醒。这类药瓶还能够记录相关操作,包括药品使用或补充操作等,并定期将操作记录上传,医务人员或家庭成员可根据上传的一系列数据来为患者判断是否坚持治疗方案。

家庭监测系统:挪威曾通过使用嵌入式移动技术,将无线通信机器嵌入家庭设备中,构建一套家庭监测系统,通过使用传感器对独居老人的生活情况进行监测。系统使用了物联网技术,包括跌倒探测器、电子床单、癫痫报警和GPS定位、探测器、湿度传感器等,这些设备在监测到老人即将遇到危险时,会立刻向医疗服务提供者或其他家庭成员发出警报。

个人智能警报监控系统：沃达丰和西班牙红十字会为了让阿尔茨海默病患者树立起独立生活的信心，构建了个人智能警报监控系统。该系统除了对患者行为进行监测外，还配备了一个 GPS 接收器，可以每 3 分钟记录一次位置，如果超出了预先设置的地理区域，该设备便被触发从而报警。

血糖监测系统：传统的血糖监测手段需要患者每天定时多次进行检测，这种多次重复性的工作会给患者带来极大的困扰。而血糖检测系统测试利用了植入式的传感器，实现 7 天内对人体血糖的持续监控。区别于传统单一的测量方式，该系统可以实时连续地读取血糖指标，并将数据返回手机和计算机进行分析，患者就可以根据返回的数据改变饮食作息或是用药剂量，除此之外，该系统还支持血糖过低的报警功能。

7.4 案例分析

7.4.1 远程医疗系统案例

7.4.1.1 麻省总医院远程医疗中心

坐落于波士顿的麻省总医院（Massachusetts General Hospital）建立于 1811 年，是美国历史悠久的医院之一，也是哈佛大学医学院下属的教学医院。

麻省总医院在开发实施远程医疗解决方案方面的历史可以追溯到 20 世纪 60 年代。早在 1967 年，麻省总医院在美国创立了第一个远程医疗项目，利用连接麻省总医院和波士顿洛根机场的闭路电视系统，麻省总医院的医生可以为抵达波士顿洛根机场的患病旅客提供检查，当时洛根机场和医院的距离大约为 3 英里（1 英里≈1.61 千米）。在这次成功的尝试之后，麻省总医院使用这套系统与美国退伍军人管理局展开合作，为退伍军人提供远程的心理咨询服务，并进一步将合作延伸到监狱、学校等更多场景。随着新项目的发展，麻省总医院在远程医疗上的业务也不断拓展，例如为急性中风患者加入了远程临床护理服务以及通过和社区合作开启远程保健服务等。

2000 年，麻省总医院与布列根和妇女医院（Brigham and Women's Hospital）合作发起了 TeleStroke 项目，通过该项目，来自两家医院的治疗中风的专家能够通过视频和图片分享技术为其他医院的医生提供治疗中风相关的指导服务，该项目迅速在新英格兰地区和全美得到推广。鉴于 TeleStroke 项目的成功，麻省总医院也在自己医院范围内试行其他病种的远程医疗服务，2012 年，麻省总医院正式推出 TeleHealth 项目，提供心血管科、神经科、精神科和烧伤科等科室的远程医疗服务。

2017 年，麻省总医院正式成立了远程医疗中心，与相关远程保健服务机构合作，进一步延伸、拓展远程医疗服务。据报道，麻省总医院在 2019 年完成了超过 1 万次远程访问,总计完成了超过 3.6 万次远程会面。

7.4.1.2 火神山 5G 远程会诊系统

2020 年初,为集中救治新型冠状病毒肺炎患者,武汉紧急建设火神山医院。2020 年 1 月 31 日晚,华为与中国电信达成合作,共同完成了武汉火神山医院首个远程会诊平台的网络搭建和设备调试。2020 年 2 月 3 日,医院正式收治病患,远程会诊平台也正式投入使用。

该系统拥有高清视频会议终端,支持 1080P 的高清画质,并且即便在 512 kB 带宽的极限网络环境下,也能保证远程医疗系统畅通。在火神山医院,各病区主任根据患者病情变化,可以随时提出会诊需求。借助于 5G 网络,视频信号可以联通至各病区,把医疗诊断服务送到每位患者床前;外地的优质医疗专家也可通过远程视频与火神山医院的一线医务人员一同进行会诊。该平台在一定程度上缓解了武汉一线医护人员调配紧张、超负荷工作的问题,并且也减少了外地医疗专家往返疫区的风险。

7.4.2 移动医疗系统案例

7.4.2.1 信锐医疗移动医护

随着医疗信息化的高速发展,移动查房、移动护理等业务发展迅速,移动医疗作为医院信息化评级要求中的重要模块,对无线网络的稳定性、安全性、吞吐性能、漫游效果等都有严格的要求。

信锐科技是深信服科技股份有限公司旗下的子公司,成立于 2014 年,是一家企业级无线、物联网及交换机解决方案厂商。在智慧医疗领域,信锐科技为医院的移动医疗场景提供了移动医护解决方案。该方案有以下三个显著优势。

(1) 无缝漫游:保证移动查房终端在移动过程中实现快速无缝漫游,利用高速、高吞吐的无线网络有效支撑影像传输。

(2) 集中管理:通过无线控制器 Web 管理界面,对全网接入点(access point,AP)进行行统一管理;可查看 AP 在线状态、流量等关键网络运营信息;支持通过 app 进行运维管理,包括实时查看网络运行状态、配置修改、安全告警等。

(3) 数据加密:系统使用的无线控制器满足公安部 82 号令,还能对非法行为和不正当舆论进行实名溯源,保障无线网络安全。

7.4.2.2 平安好医生

平安好医生 app 上线于 2015 年 4 月,以医生资源为核心,为用户提供包括在线问诊、购药、搜索等功能在内的实时咨询和健康管理服务。

与同类移动医疗 app 相比,平安好医生相对较早地引入了人工智能,与国内多家三级甲等医院达成深度合作关系,共享 AI 医生在研究端、诊疗端、用药端的多维数据源。

为减轻医生大量重复、基础的在线问诊压力,平安好医生 app 探索研发了智能辅助诊疗系统,可以应用在问诊、导诊环节。同时,还通过记录患者过往的病例数据,为患者建立"数据化病历""健康档案"。

根据平台数据,截至 2020 年底,平安好医生 app 自有医疗团队超 2 247 人,外部签约医生达 21 116 人,平台注册用户数达 3.73 亿人,期末月活跃用户数超 7 260 万人,是国内覆盖率第一的移动医疗应用。2021 年 1 月,"平安好医生"app 正式更名为"平安健康"。

7.5 前沿研究

7.5.1 数据交换技术进展

FHIR 标准是 HL7 标准的最新版。HL7 组织成立于 1987 年,由 SamSchultz 博士在宾夕法尼亚州大学医院主持的一次会议上促成,并于 1994 年获得美国国家标准协会的认可。HL7 标准即标准化的卫生信息传输协议,是医疗领域不同应用之间电子传输的协议,用于在各种医疗服务提供者使用的软件应用程序之间传输临床和管理数据。HL7 标准指定了许多灵活的标准、指南和方法,通过这些标准、指南和方法,各种医疗保健系统可以相互通信。

HL7 标准的主要应用领域是 HIS/RIS,主要功能是规范 HIS/RIS 及其设备之间的通信,它涉及病房和患者信息管理、化验系统、药房系统、放射系统、收费系统等各个方面。HL7 标准的宗旨是开发和研制医院数据信息传输协议和标准,规范临床医学和管理信息格式,降低医院信息系统互连的成本,提高医院信息系统之间数据信息共享的程度。

HL7 标准中的"L7"是指开放系统互联(open system interconnection,OSI)参考模型的七层模型中的第七层,但这并不意味着它完全遵循该层的定义数据元素 HL7 用第七层构成它自己的抽象数据类型和编码规则。它也没有规范说明如何支持 OSI 第一层到第六层的数据。随着许多用户、厂商、顾问组织的加入,HL7 标准队伍在逐渐壮大,于2011 年成立了 HL7 标准工作组,该工作组结合了 HL7 V2、V3 和 CDA 的优势功能,同时支持现代网络标准和最新 Web 技术,提供统一的扩展和约束机制,还重点关注了可实施性。

SMART 是医疗应用平台,该平台帮助医疗信息技术工作者快速创建适用于医生、护士、患者等医疗流程参与者使用的、贯穿诊疗全过程或着重某一重点场景的各类应用。大多数 SMART 平台上的应用本着开源的原则,可以供符合 FHIR 标准的 HIS 或EMR 系统直接整合应用。我们都希望,应用系统像手机 app 一样可以自由选择、自由安装、自由卸载。从医院的角度看,该要求表现在相同的应用或功能能够在不同的开发商之间达到自由选择,并能被无缝嵌入医院的 HIS 或 EMR 系统中。从应用开发商的角度看,该要求表现在应用可以被无缝嵌入任何一个 HIS 或 EMR 系统中。

要实现这样的功能,需要解决以下四个方面的问题。

(1) 数据理解问题:确保在应用和应用之间对同样的概念有相同的定义,比如患者、就诊、医嘱、结果等。

(2) 获取数据问题:不同应用之间使用相同的技术规范来获取相同的数据,应用与应用之间不用关心其内部的实现方式,比如获取就诊信息,无论对于哪个厂商,获取就诊信息的方式是相同的。

(3) 身份认证与授权:实现应用和应用之间的身份认证和授权控制,保证数据的安全性。

(4) 界面集成:采用标准的界面应用开发技术,可以将一个应用无缝嵌入到另外一个应用中。

SMART app 就是围绕着这 4 个方面来定义实现应用之间无缝集成的标准,SMART 是可替换医疗应用的可重用技术(substitutable medical apps reusable technology)的缩写,其核心思想是可替换和可重用,它是由波士顿儿童医院和哈佛医学院的一群有志青年推出的,SMART app 这一非营利性项目的目标是为了实现在电子病历等系统之上自由加载 app。

SMART app 采纳 OAuth2.0(OAuth 是一种开放的协议,为用户资源的授权提供了一个安全、开放而又简易的标准,OAuth 是 Open Authorization 的简写)。作为身份认证和授权标准,采用 HTML5 作为 UI 实现技术。同时,随着 FHIR 标准越来越成熟,SMART app 与 HL7 标准进行深度合作,SMART app 采纳 FHIR 标准作为数据模型和 API 的标准。

只要医疗机构的 HIS 或 EMR 系统支持 FHIR 标准,即可安装并使用 SMART app,SMART app 通过 FHIR 标准接口依照用户许可访问的数据范围自动填充患者相关信息并自动运行预测模型以得出风险预测结果。

7.5.2 虚拟现实远程手术

一些复杂的手术情况需要来自另一位专业外科医生的实时协助,然而外科医生的现场关注效率并不高。相关研究者针对这种情况开发了几种数字技术,例如视频辅助系统、远程监控系统、远程医疗系统和远程呈现等。这些技术就是为了支持远程协作的。近几十年来,远程手术平台有所发展,但由于成本障碍和缺乏灵活性,并没有在全球范围内得到推广。

远程会诊和远程手术这种点对点的交流模式需要传输数据量巨大的医疗影像数据,而 4G 时代下的技术条件远远达不到这样的数据传输质量,5G 技术的出现,在网络通信技术上保证了远程手术的可操作性。5G 技术的关键在于拥有了高质量的医疗影像数据传输,医疗专家可以借助这些数据来远程指导现场医生进行手术。随着远程呈现这一概念的提出,5G 技术成为远程医疗应用中不可或缺的一部分,如采用基于 5G 技术的 VR 眼镜来实际观察掌握手术室内的虚拟场景,由高精度的机械臂代替医生的手术操作等。VR 技术在极大地拓宽手术范围的同时也保障了医生的安全,例如面对患有严重传染病的患者和战地环境下的患者的情况[8]。

基于 5G 的远程 VR 手术系统一般包含 VR 眼镜、操控手柄、传输模块、全景照相机和 VR 机械臂等,如图 7-4 所示。通过布置在手术现场的 3D 全景照相机对整个手术过程和环境进行信息采集,以及 5G 网络将采集到的图像信息传送到 3D 融合控制器,融合控制器将信息转换成为 VR 眼镜中可视的信号,医生就可以通过 VR 眼镜以第一视角的方式直观地了解手术现场和患者的情况,之后再通过操作操控手柄的方式远程控制 VR 机械臂对患者进行手术。

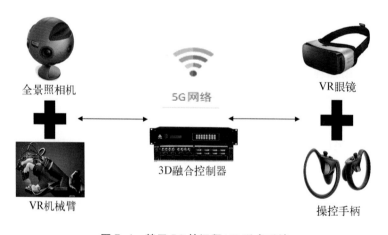

图 7-4　基于 5G 的远程 VR 手术系统

进一步实现远程呈现的技术是增强现实(augmented reality,AR)技术。AR 被定义为"一种将计算机生成的图像叠加在用户的真实世界视图上的技术,从而提供一个复合视图"。AR 提供了真实世界环境的实时表现,在这个环境中,计算机生成的图像被叠加到一个连续的视觉"种子"上,从而创建一个增强的合成图像。虽然视频远程会议技术以前已经成功地用于远程引导的替代设置,但是目前它的应用在现场手术中仍然受到限制。相比之下,增强现实技术允许远程外科医生使用手势、注释、图表和临床成像的组合,以一种逐步的方式勾画出必要的程序步骤。这种技术优于简单的单向视频或电话通信:增强现实元素允许远程外科医生"展示"如何进行手术,而不仅是"告诉"远程外科医生如何操作。

Proximie 是国外一个安全的、基于云计算/储存的增强现实平台,它允许本地外科医生(手术)和远程外科医生(辅助)使用手术领域的鸟瞰图进行实时协作。两位外科医生通过双向音频进行交流,使用了许多集成的增强现实功能。例如,远程外科医生可以使用网络摄像头将自己的手插入虚拟手术领域,或者使用一系列标注和绘图工具突出重要的结构。2016 年,一位远在黎巴嫩贝鲁特的外科医生就是通过该平台为巴勒斯坦加沙的外科医生提供帮助的,进而对一名 18 岁男性的手部进行重建手术。目前,最新的技术之一是混合现实,它可以满足远程呈现的本质要求。这种技术的引入有助于结合现实世界和虚拟世界的远程协作。在远程协作的情况下,增强现实和虚拟现实并不能完全满足外科医生的需求,而混合现实技术还可以克服现有技术的局限性,实现增强现实和虚拟现实的结合,以获得准确的结果,形成的这个概念被称为现实虚拟连续体。

总体来说,VR 技术和 AR 技术的应用在远程手术领域取得了突破进展,使远程手术不再局限于远程会诊,同时不再局限于通过画面去对手术进行远程指导,而是可以通过远程的操作进行展示,乃至直接对患者进行手术,使得患者享受更高质量的医疗救治。

7.5.3 5G 院前急救

院前急救的主要过程包含事故现场的处理和患者的后送转运两个过程,如图 7-5 所示。来自临床前急救护理的数据通常不能以集成的电子方式获得,救护车和创伤中

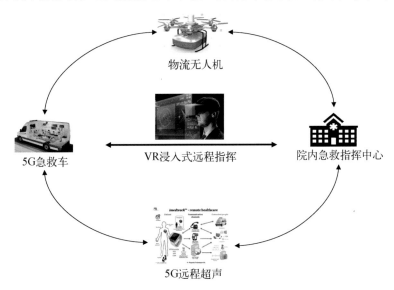

图 7-5　5G 院前急救系统组成

心之间的数据流缺乏一种能够有效聚合、传输和重用的沟通方法。为了解决这样的问题，需要保证现场处置医生—指挥中心—急救车—医院之间能达到准确、全面、实时和连续的信息共享，这对网络通信的传输速率、带宽、时延和稳定性都有极高的要求。而5G具有的高宽带、低时延、可靠稳定等特点满足了远程医疗应用在院前急救上的需求[9]。

浙江大学医学院附属第二医院在 2019 年对远程医疗在院前急救领域进行了创新探索，首创了"多维度 5G 智慧急救绿色通道"。该医院内的"5G 远程急救指挥中心"通过将院内急救指挥中心、VR 浸入式实时远程指挥、5G 远程超声、5G 急救车后送、物流无人机等多个子系统进行整合，通过 5G 网络建立起一个实时数据互通互联的多维度院前急救系统。

通过 5G 远程超声系统和 5G 急救车，医生可以在医院对运送途中的患者进行 B 超检查，并对患者的实时生命体征（包括血压、心率、血氧饱和度、体温等）进行实时监测，并将医疗信息实时同步上传到院内的急救指挥中心大屏幕，实现对患者病症的实时监控和评估，达到信息同步的目标。同时，VR 远程指挥系统的引入，可以让院内的医生和专家对车内情况有完整的了解，并实现远程的医疗指导，进一步推动院前院内医疗质量同质化，节省患者的整体救治时间，提升患者的救治率。

实现了患者信息的实时同步后，院内的急救团队可以快速实现对该患者急救所需物资的判断，而一旦出现物资紧缺，例如血液或小剂量储备的药品等的紧缺，就需要快速从其他院区或者医疗机构进行急救物资的调配。鉴于目前的交通状况，可以通过无人机进行小型物资的快速配送，并通过 5G 网络对无人机的飞行过程进行全程监视。

5G 院前急救系统是远程医疗系统和移动医疗系统的一项综合应用，这一项进展不仅使沿着临床路径的全面记录成为可能，而且也确保了至关重要的护理连续性，同时将远程医疗会诊从医院间的会诊拓展到院前和院内间的远程医疗会诊，提升了高质量医疗服务的覆盖面。这也证明了远程医疗和移动医疗的发展与信息技术的进步密切相关。

7.6　小结

远程医疗和移动医疗是医学、信息学、工程学等多专业融合的产物，也是医疗健康发展的必然产物。远程医疗和移动医疗正在覆盖医疗全过程的各个层面，并将医疗服务从医院延伸到社区乃至家庭。而随着信息化水平的提高，远程医疗和移动医疗的质量也得到了技术保证，克服了传统医疗在时间和空间上面临的问题，不但提高了患者接受的医疗服务质量，同时也给医生提供了更大的便捷。

为了更好地推动远程医疗和移动医疗的发展,更多的国家层面的政策已经出台,法律法规不断得到完善,信息化进一步发展,更多优质医疗资源得到加大投入,我国的远程医疗和移动医疗已经进入了一个高速发展的阶段。但目前的远程医疗服务主要集中在大型医院和经济发达地区,如何将远程医疗服务更好地向基层医疗机构延伸、优化医疗资源的配置、推动区域医疗资源的共享、让更多的人享受到远程医疗、推动远程医疗更加健康地发展,都是接下来需要解决的问题。

参考文献

［1］汪鹏,吴昊.国内外移动互联网医疗应用现状及未来发展趋势探讨[J].中国数字医学,2014(1):3.

［2］BAKER J, STANLEY A. Telemedicine technology: a review of services, equipment, and other aspects[J]. Curr Allergy Asthma Rep, 2018, 18(11): 60.

［3］刘阳.浅谈远程医疗的应用与发展[J].中华全科医学,2012,10(6):2.

［4］徐冲,刘建中.航天飞行中的远程医学发展历程回顾[J].载人航天信息,2014(3):4.

［5］张梦乐,何开文,王一荃,等.浅析移动医疗的是与非[J].中国集体经济,2021,661(5):160-161.

［6］张虎军,李运明,谭映军,等.移动医疗技术现状及未来发展趋势研究[J].医疗卫生装备,2015,36(7):102-105.

［7］徐彦栋.基于 DICOM 标准的按需打印系统设计和实现[D].上海交通大学,2012.

［8］赵刚,王能才,韦哲,等.基于5G的移动通讯技术在远程医疗中的应用[J].中国医学装备,2020,17(10):8-11.

［9］GAEBEL J, BOCKELMANN C, DEKORSY A, et al. Requirements for 5G integrated data transfer in german prehospital emergency care[J]. Curr Dir Biomed, 2020, 6(3): 9-12.

8 公共卫生信息系统

我国目前建设的公共卫生信息系统(public health information system，PHIS)大多根据特定领域和范围而得到应用，彼此之间属于相对封闭的系统，因此形成了一个个"信息孤岛"，无法做到彼此之间互联互通、信息共享，无法将数字化与智能化在"群体"维度充分实现，更无法满足全生命周期健康管理服务需求。因此，作为贯彻国家信息化发展的重要内容和落实医改的重要手段，加快并规范公共卫生信息化成为重点建设内容。面对公共卫生服务需求与服务供给之间的矛盾，医疗信息化是提升基本公共卫生服务能力，提高科学管理水平、卫生服务质量和效率的有力手段。

8.1 公共卫生信息系统概述

8.1.1 公共卫生信息系统简介

随着云计算等互联网新兴信息技术的发展，各国开始在公共卫生领域建立公共卫生信息系统，旨在实现各系统之间互联互通和数据共享。这些系统致力于监测公共卫生健康因素，提升全民健康水平，并通过监测疾病危险因素来增强应对突发公共卫生事件的科学决策与管理能力，提高重大疾病防控及公共安全保障能力。

公共卫生信息系统的建立基于公共卫生信息，而谈及公共卫生信息就首先需要对公共卫生进行一个明确的界定。公共卫生以社会和群体为对象，以宏观调控、监督执法、宣传教育为手段，以控制群体疾病，提高公共卫生水平为中心，调动社会力量共同提高全民健康水平。因此，与人群健康、疾病有关的问题及因素都可以纳入公共卫生的研究范畴，其对应的信息也就是公共卫生信息。如图 8-1 所示，公共卫生信息主要分为如下四个部分：与检测有关的疾病监测和卫生监测，与响应有关的医疗救治和指挥决策。其中，疾病监测和医疗救治以预防控制为目的，卫生监测和指挥决策以监督决策为目的。

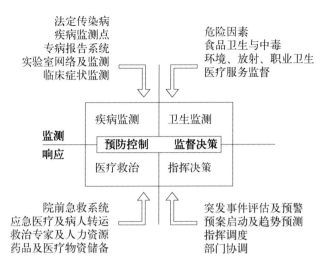

法定传染病
疾病监测点
专病报告系统
实验室网络及监测
临床症状监测

危险因素
食品卫生与中毒
环境、放射、职业卫生
医疗服务监督

	疾病监测	卫生监测
监测	**预防控制**	**监督决策**
响应	医疗救治	指挥决策

院前急救系统
应急医疗及病人转运
救治专家及人力资源
药品及医疗物资储备

突发事件评估及预警
预案启动及趋势预测
指挥调度
部门协调

图 8-1　公共卫生信息

公共卫生信息系统是公共卫生基础设施的基本组成部分，是公共卫生的重要工具。公共卫生决策在很大程度上依赖于信息获取的时效性和可靠性。公共卫生信息系统的作用便是产生、分析和利用这些数据。随着公共卫生数据来源的不断扩大和互联网技术的发展，公共卫生信息系统在公共决策中扮演的角色愈发重要。它为公共卫生健康服务，为管理决策提供信息，并涉及公共卫生的各个领域，在流行病学监测、健康结果评估、计划和临床管理、计划评估和绩效衡量、公共卫生规划和政策分析等方面均发挥着不可替代的作用。

在落地实践中，公共卫生信息系统主要有基于服务和基于人群两大方面的应用。首先，信息系统用于存储和提供反映公共卫生组织和其他卫生相关实体开展活动的服务数据。其次，信息系统存储和提供基于人群的数据，这些数据对公共卫生的监测、项目评估、政策制定和优先事项的决策非常重要。这两个常见的应用不是分开的，而是广泛交互的。

公共卫生信息系统作为一个多功能平台，有着广泛的作用。对于普通病患，系统可以收集、存储、管理其电子病历，从而改善治疗；对于临床医生，系统可以提供多病患样例，利用大数据优势为研究提供信息，为医疗方案提供支持；对于医院，系统可以帮助其制定运营管理政策，还可以通过访问公共卫生记录来获取病患在其他医疗机构的诊疗历史；对于医疗卫生官员，可以帮助其制定正确有效的公共卫生政策，尤其是应对需要快速决策的公共卫生突发事件。从国家宏观角度来看，借助公共卫生信息系统，不仅可以利用健康数据提升全民健康水平，还可以分析人口健康趋势并有效降低医疗成本。

2018 年 4 月,国务院办公厅发布《国务院办公厅关于促进"互联网＋医疗健康"发展的意见》[1],从健全"互联网＋医疗健康"服务体系、完善"互联网＋医疗健康"支撑体系、加强行业监管和安全保障等三个方面提出了十四条具体意见。为进一步促进和规范全国公共卫生信息化建设与应用,2020 年 12 月,国家卫生健康委、国家中医药管理局联合制定了《全国公共卫生信息化建设标准与规范(试行)》[2],为未来 5～10 年我国公共卫生信息化建设指明了发展方向。

8.1.2 公共卫生信息系统发展历程

公共卫生信息系统的发展与建设在各国都结合具体的国情经历了不同的阶段。但总体来说,经过几十年的发展,发达国家已经搭建了较为成熟的公共卫生信息系统,并在有效管理和技术升级上展开激烈竞争。下面以美国、加拿大、日本和我国为例,分别介绍各国公共卫生信息系统的发展历程。

8.1.2.1 美国

美国于 20 世纪开始建立专业的公共卫生职能机构,并于 20 世纪 60 年代开始卫生信息化的发展。但真正的大规模医疗信息化建设还是从 1996 年开始的,这一年,美国国家生命与健康委员会(the National Committee on Vital and Health Statistics, NCVHS)开始进行医疗信息标准化建设。1996—2004 年,美国的医疗信息化尚处于探索阶段。2004 年,美国总统布什发布第 13335 号总统令,制定了美国 10 年内实现电子病历的明确目标。2005 年,美国政府为了对医疗信息化提供针对性建议和实施方案,成立了新的顾问委员会。2009 年,美国总统奥巴马发布第 13507 号总统令,明确将医疗信息化纳入美国新医改。经过半个世纪的发展,美国公共卫生信息化的范围逐步扩大,从医疗机构独立应用阶段到区域卫生信息化建设阶段再逐步发展到全国医疗卫生服务体系整体网络建设阶段。

8.1.2.2 加拿大

加拿大的卫生信息化建设主要经历了三个阶段:基础建设阶段、信息共享阶段、信息应用阶段。第一阶段的主要战略目标是制定了公共卫生信息系统的未来发展目标和逐步计划,整合医疗卫生服务建设;第二阶段将战略重点转变为实现系统之间的互联互通,并且在此阶段发展电子档案的建设;第三阶段的战略目标是在第二阶段的基础上整合 EHR 系统,从而可以跨越不同医疗实体,实现其在不同医疗机构中的应用。

8.1.2.3 日本

由于经济、科技等方面的因素,日本的公共卫生信息系统发展在亚洲国家中处于领先地位。在 20 世纪 90 年代,日本逐步确定了着力发展信息技术的国家战略,在该战略驱动下,2001 年制定并实施"e-Japan 战略"。2006 年发布"新 IT 改革战略",其中医疗卫生信息化建设得到了进一步规划,强调要促进各医疗机构间信息系统的互联互通、信息共享。2009 年制定"i-Japan 战略 2015",将数字技术和信息化应用于医疗改革,着重发展远程医疗及电子健康档案,为解决人口高龄化、医护资源不足和分布不均等社会问题开辟新的道路。

8.1.2.4 中国

我国的公共卫生信息系统发展主体也分为以下三个阶段。

第一阶段为 1999—2009 年,这十年为数据积累期。在 1999 年我国迈出了公共医疗信息化的第一步——金卡工程。该工程实现了我国部分医院信息化从 0 到 1 的突破。而真正使医疗信息化得到中央与地方政府的重视,并取得快速发展的则是 2003 年的严重急性呼吸综合征(severe acute respiratory syndrome,SARS)(曾称传染性非典型肺炎)疫情。

传染性非典型肺炎疫情暴露出我国公共卫生领域的诸多问题,极大影响了疫情防控,其中公共卫生信息化严重不足的问题显得尤为突出。针对这一问题,政府开始推进全国范围内的医疗信息化。卫生部出台了《全国卫生信息化发展规划纲要(2003—2010年)》以加强疾控相关信息化建设。这段时期的医疗信息化建设以临床为中心,在各医疗机构展开,建设 LIS、PACS 和合理用药监控等系统,同时,各地逐渐将医院与地方医保、新农合等系统进行对接。数据显示,我国医疗信息化市场规模由 2001 年的约 13 亿元快速发展到了 2007 年的约 58 亿元,年均增长率在 20% 以上。虽然这段时期我国医疗信息化发展较快,但因软硬件基础薄弱,我国的信息化程度与国外相比仍然较低,我国还处在一个数据积累的阶段。

第二阶段为 2009—2019 年,这十年为数据汇通期。经历数据积累的初始阶段后,随着"互联网+"的快速发展,医疗信息化也随之进入快车道。2008 年,医改中首次纳入医疗信息化建设,强调以居民健康档案、医院管理及电子病历为重点加快医疗卫生信息系统建设。2011 年,卫生部制定了《2011—2015 年卫生信息化发展规划》,为了推进和规范电子病历发展,陆续发布了《电子病历基本规范与功能规范》《电子病历基本架构与数据标准》《电子病历系统功能应用水平分级评价方法及标准》《基于电子病历的医院信息平台建设技术解决方案》等文件。2013 年,政府发文促进健康医疗大数据应用,印发电子病历应用管理规范,医疗联合体建设进入试点工作。2015 年,国务院办公厅发布《全国医疗卫生服务体系规划纲要(2015—2020 年)》,标志着国家全面推进人口健康信息化建设,核心内容概括为"46312",即计划到 2020 年,建设国家级、省级和地市、区县级四级卫生信息平台,公共卫生、医疗服务、计划生育、医疗保障、药品管理、综合管理六项业务系统,电子健康档案、电子病历和全员人口个案数据三个基础数据库,一个人口健康统一网络,信息安全和信息标准两个体系,并且要求医院以电子病历为核心,与人口健康信息平台互联,实现院内院外信息共享[3]。

一系列政策的出台极大地促进了医疗信息行业的发展。数据显示,从 2008 年到 2018 年,我国医疗信息化市场规模从约 72 亿元人民币增长到高达 492 亿元人民币,十年间市场规模增长了约七倍。

第三阶段为 2019—2029 年,这十年为数据应用期。随着信息系统建设的逐步成熟,我国医疗信息化建设迈向了新的阶段。2018 年,国家卫生健康委员会发布了《全国医院信息化建设标准与规范(试行)》,随后陆续发布的关于电子病历、互联网医疗、分级诊疗、互联互通等具体方面的相关政策为国内医院信息化未来发展指明了清晰方向。未来几年,随着国家层面新基建的大面积铺开,医疗信息化在升级业务端产品、开阔消费者市场方面大有可为。近年来,政策不断推动医疗信息化从主导管理与支付的医院信息系统逐步向临床诊疗信息化渗透发展,未来将实现更多临床数据的应用、院内及院外的信息互通共享。

8.1.3 公共卫生信息系统国内外研究现状

公共卫生信息系统的研究在国内外都有很大发展,随着国家发展不同,各国的侧重点有所不同。

以欧美部分发达国家为代表,它们在构建和维护公共卫生服务体系和信息系统方面有着丰富的经验。它们往往由政府专项支持,采用顶层规划、统一标准,实现各子系统之间的业务协同、互联互通。

作为医疗信息化的先行者,美国目前处于公共卫生信息化系统发展的领先地位。美国成立了专门负责医疗信息化规划的国家卫生信息技术协调办公室(Office of the National Coordinator for Health Information Technology,ONC),2014 年,它发布了《美国联邦政府医疗信息化战略规划(2015—2020)》,明确了这五年美国信息系统建设的应用目标:提出增强医疗的服务能力、提高公众和社区的健康水平、推动医学知识的研究与创新。

在公共卫生信息化系统的建设中,美国始终将数据作为核心内容。由美国卫生与公众服务部(United States Department of Health and Human Services,HHS)管理国家级的健康数据开放平台。作为联邦政府网站,其数据内容涉及公共卫生的各个领域,包括临床服务质量信息、全国卫生服务提供者目录、最新医疗和科学知识数据库、消费产品数据、社区卫生绩效信息、政府支出数据等。

从医疗信息化的实施现状来看,目前美国医疗服务信息化仍处于实施阶段,政府制定与推行的医疗信息化战略正在逐步进行;从医疗信息化的技术现状来看,借助高科技公司众多的技术优势,近年来,美国正在大力研发新的医疗信息化技术。例如:谷歌

(Google)公司跟美国的医疗中心合作,为几百万名社区患者建立了电子档案,可以实现医生远程监控;微软公司为帮助医生、患者和患者家属实时了解最新状况,也推出了一个新的医疗信息化服务平台;英特尔公司推出了数字化医疗平台,通过互联网技术手段帮助医生与患者建立互动。

英国同样把信息系统建设作为公共卫生大力发展的方向之一。为了实现全国一体化的公共卫生信息系统,英国斥资 55 亿英镑建设医疗信息储存服务系统,将境内超过 23 000 个医疗信息系统的数据进行收集和储存,包含的医疗信息覆盖超过 5 000 万居民,并已为 130 万名医务人员的工作提供服务。

与美国类似,英国国家医疗服务系统(National Health Service,NHS)有着庞大而完备的医疗数据,包括患者的健康记录、疾病数据等。截至 2018 年 4 月,英国公共数据官方网站中卫生领域公开数据集达到 2 148 个,包括全科医疗服务、处方和药品记录,全科医疗注册患者数量信息,医院数据,吸烟饮酒、肥胖、体育运动、饮食等报告数据等。除此之外,英国还有长达 200 年的全国普查健康记录,这些数据能够为公共卫生服务和医学研究创造更多的价值,也对研究英国的医疗健康服务体系有着非常重要的价值。

日本在公共卫生信息系统的建设过程中,不但着眼于公共卫生健康,同时对信息产业的发展和医疗成本的控制一直非常重视。以福山大学附属医院为例,该医院累计收集超过 1 700 万病历记录、1.43 亿张用药处方及 300 万种病名,基于这些数据辅以技术支撑,目前可实现处方自动分析和匹配功能。在控制医疗费用方面,由于受人口老龄化的影响,据推算 2025 年日本的医疗费用将在 2012 年的基础上增加将近一倍。为此,从 2015 年开始,政府利用公共卫生系统中的诊疗报酬明细表的数据来控制医疗费用,通过大数据分析计算出医疗费用中的浪费支出构成,促使各地方政府设定控制医疗费用的具体数字。政府预计 2025 年在预计费用基础上削减 5 万亿日元医疗费用,而基于大数据控制公共卫生信息系统成为其中的一项重要手段。

相比于公共卫生信息系统在上述发达国家已较为成熟的建设范例,我国目前在该领域尚处于起步阶段。2003 年的传染性非典型肺炎疫情暴露了我国公共卫生发展滞后和突发公共卫生事件应对机制不健全的严重问题。面对疫情中公共卫生信息系统暴露出的一系列问题,例如疫情信息报告不全面、监测时效性差、卫生信息网络覆盖面小、信息整合能力差等,国家对公共卫生体系的研究、建立和完善给予了前所未有的重视。在此期间,公共卫生信息系统也取得了长足的发展。

经过多年的快速发展,我国很多地区已经建成了区域卫生信息平台。这些平台按照覆盖地域的级别可以分为省级、地市级、区县级。区域卫生信息平台以服务居民健康为主旨。在区域卫生信息平台的基础上,我国公共卫生信息系统也在逐步发展,但与区域卫生信息平台更注重区块性不同的是,公共卫生类的业务更注重流程。

与国外不同,我国公共卫生信息系统建设依托国家公用数据,覆盖各级卫生行政单位,触角延伸到各城乡社区,同时要加强法制化和标准化建设,规范信息的收集、整理、分析流程,以保证信息质量。为了提高公共卫生科学决策和应急指挥能力,我国还建立了国家级、省级、市级三级疫情和突发公共卫生事件的预警应急指挥系统。

8.2 公共卫生信息系统数据来源及组成架构

8.2.1 公共卫生信息系统数据来源

在当今"数据为王"的时代,数据是非常宝贵的资源。任何公共卫生信息系统的核心都是其中所包含的数据。对公共卫生信息系统来说,不论是用户病情诊断还是疾病研究抑或是科学决策,都需要翔实的数据作为支撑。而这些功能的实现,不仅需要单一信息系统采集的数据,还需要与多类型、多渠道的卫生数据进行关联。例如:将疾病报告的数据和食品销售的数据、餐饮业检查的数据、药品销售的数据等进行关联,可以更加真实和全面地反映居民的饮食卫生情况。因此,公共卫生信息系统的数据来源不局限于卫生系统,还会涉及食品药品部门、工商部门等,在获取到各种各样数据的基础上再对其进行相关性分析,才可以发挥出这些数据最大的价值。

对于这些数据,必须确保其准确完整。一般来讲,收集方式包括纸质收集和电子收集两种方式。在某些卫生信息系统中,信息通过问卷等纸质收集,然后由数据录入员传输到计算机。在其他系统中,临床或技术人员借助计算机或手机等设备使用电子方法收集和传输数据。两种数据来源并没绝对的优劣之分,使用电子收集方式意味着可以更快地收集和处理更多的数据,同时数据记录错误的概率较低,因为纸质信息更容易丢失或者造成不可逆损坏。但随之需要设计功能完善的电子系统,否则会得不偿失,造成数据收集困难甚至数据丢失。

在确定收集方式的基础上,对需要收集的数据进行具体分析。但要注意的是,对拟收集的数据进行分析时必须同时结合业务需求,将必需收集的数据按照特性分成不同模块。以传染病疫情监测为例,必须收集的数据模块包括患者人口学特征、患者联系的基本方式、医院/医疗机构的基本信息、患者症状的基本信息、患者诊断与治疗的基本信息、实验室的检验信息、流行病学调查的基本信息和审核的信息等。针对每个模块,又需要单独分析并确定其中所需的数据项。这些数据项必须满足该模块对应的业务需求。这些复杂的数据可能存在较复杂的来源,如图 8-2 所示。从所属单位角度来看,可以来自各级医疗中心、体检中心、卫生健康委员会、各级区域医疗中心等;从各子系统角度来看,可以来自普通疾病等级系统、定向治疗系统、免疫接种系统等。

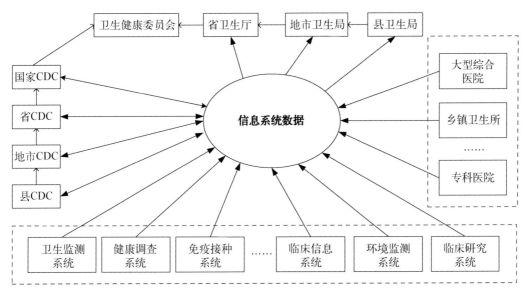

图 8-2　公共卫生信息系统数据来源

在信息系统的不同层级,数据的需求和供应都以复杂的方式变化。如图 8-3 所示,随着层级逐渐向更高级、更宏观的方向发展,公共卫生信息系统的职能也逐渐由具体实施向战略决策层面过渡。与此对应的是,每个层级所需要的数据就不尽相同,数据来源也就有所不同。在个人和社区层级,有效的临床管理和入户调查就可以获得满足社区需求的信息。在省市层级,公共卫生信息要使卫生管理人员能够即时掌握卫生设施和

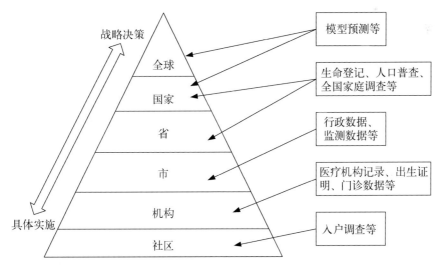

图 8-3　不同层级数据来源不同

整个卫生系统的运作情况。在更高层级,卫生信息要服务于战略决策和资源分配。各层级数据需求和来源存在不同,但这些数据又是被紧密联系在一起的。例如,人口普查是由国家计划的,但数据是从个人产生的,人口数据在国家和国家以下这两层级分别进行分析和使用。

传统的公共卫生信息系统一般由政府主导,由于组织部门不同、适用范围不同等因素形成了各自独立的封闭数据系统,这些系统依然采用传统层层上报的中心化数据模式,导致各部门间的数据系统基本为"平行关系",无法直接互联互通,因而在面对突发公共卫生事件等场景中,需要进行大规模实时动态数据协同时存在一些困难。随着新技术的发展,数据收集来源也发生了巨大变化。分布式信息系统可以借助物联网等技术的集成,将公共卫生数据的收集范围扩大至全社会的每个公民,该系统可收集的日常信息包括人口的流动状况和地理位置等,根据这些数据可以及早预防突发公共卫生事件,或者在事件发生后提高响应与干预效率。

需要注意的是,和金融应用场景数据结构统一规范的情况不同,公共卫生场景下的大规模数据收集必然涉及类型多样的异构数据,这些数据关系复杂、属性繁多。这意味着数据采集维度也必须向着精细化的方向发展,逐步从大颗粒向小颗粒过渡。以公民健康基本信息采集为例,传统公共卫生采集维度无外乎性别、年龄与职业等相对静态的大颗粒字段,这些维度与个人健康状况虽然紧密相关,但是只收集这些数据意味着损失了群体内每个个体的多样性和差异性信息。这种做法难以对构成群体的个体的健康状况、地理位置等生活轨迹进行静态简化归纳,而恰恰是这些动态的变化,构成了公共卫生预防、监测、决策的基础。因此,在公共卫生信息系统的建设中,必须意识到需要将群体的动态行为纳入监测,在进行公共卫生决策时必须考虑群体复杂且动态的社会行为,这些行为产生的实时数据波动,尤其是可以反映其位置变化、环境变化的数据,应该作为系统数据的重要来源。

8.2.2 公共卫生信息系统组成架构

我国公共卫生信息系统的基本网络架构原则为"纵向到底、横向到边",其中,"纵向"建立五级网络、三级平台,"横向"建立区域公共卫生信息网。如图 8-4 所示,五级网络即依托国家公用数据网,建立连接乡镇、县(区)、地(市)、省、国家五级卫生行政部门和医疗卫生机构的双向信息传输网络,形成国家 PHIS 虚拟专网;三级平台即地(市)、省、国家建立三级公共卫生信息网络平台[4]。

"横向到边"是按照区域卫生规划要求和属地管理原则,在地(市)区域公共卫生信息网络平台建设的基础上,区域内各级卫生行政部门、疾病预防控制部门、社区卫生信息系统、各级各类医疗机构按照统一要求,依托国家公用数据网接入地(市)公共卫生信

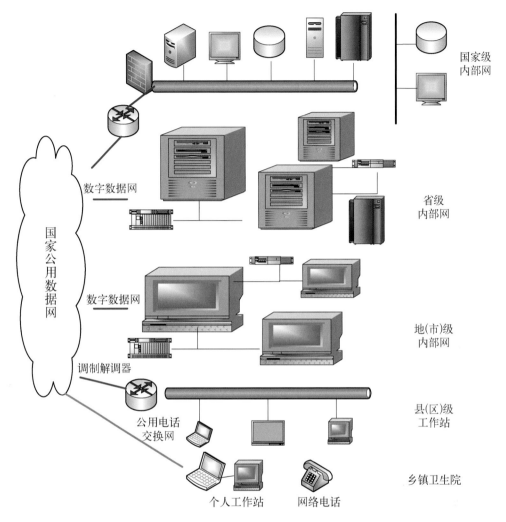

图 8-4　我国公共卫生信息系统五级网络

息网络平台,形成区域卫生信息网络。

　　从网络架构来看,如图 8-5 所示,信息系统一般被分为 WAN、LAN 和 SAN 3 层。最底层为分层体系架构提供基础设施,由技术保障团队和数据分析人员维护,需要保证数据的高可靠性,应该具备灾害恢复、赈灾冗余、通信保障等功能,同时,需要通过定义公共接口、信息交换协议、访问控制等方式确保权威性,实现不同子系统之间的信息集成,支持数据重用。中间一层为分层体系架构提供业务支持,业务往往集中在医院、卫生监管部门等需要快速响应的场景,使用局域网可实现内部部门互联,确保数据传输的安全、快速。最上层的应用场景涵盖几乎所有公共卫生领域,注重各领域之间的协同效应,通过广域网满足各方信息需求,实现公共卫生决策。

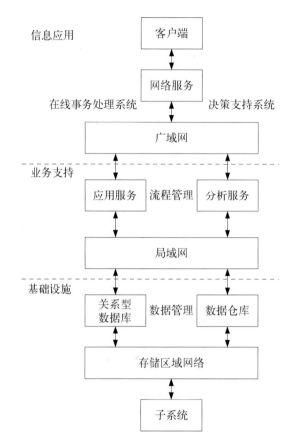

图 8-5　公共卫生信息系统网络架构

公共卫生信息系统按照部署方式进行划分,架构可以分为如下三种。

1）第一种结构：系统将应用和数据进行分级部署,上下级之间通过数据交换来实现信息共享

在这种结构中,业务数据在下级应用中产生后根据需求传到上级。下级对数据拥有控制权,可以控制上传数据的范围、时间等特征,也可以对已经上传的内容进行修改,数据的安全性很高,但各级机构的数据可及性也很高,见表 8-1。由于下级中有应用部署,下级机构可以通过区域的卫生信息平台将各个应用进行集成,实现数据共享、事件驱动和单点登录等功能。将应用进行集成可以减少重复登录和重复填报的工作,同时可以增加一些提示和警告功能。这种结构可以提高系统的灵活性,但由于应用和数据都控制在下层,下层各级的应用集成方式和规则结构不够统一,需要上级机构对其进行约束。由于一个业务会被分成若干级分别建设,各级之间实现业务的联调需要较长时间,因此该结果的建设成本最高,建设周期也最长。

2）第二种结构：系统将应用和数据集中部署在某一级，各级之间通过数据交换来实现信息共享

该种结构下，数据集中在某一级，安全性变高，但各级数据的可及性有所下降，上级可以控制下级数据的范围和时间。由于应用集中在某一层，其他同一级的应用将无法集成，结构灵活性下降，但业务逻辑可以统一控制，因此业务规则一致性较高。该种结构的建设成本相比于第一种显著下降，但该结构本身就是第一种结构和第三种结构的折中，所以结构在各个方面的指标都比较平均。

3）第三种结构：系统将应用和数据集中部署在上级，应用中若提供了导出功能，下级机构可以获取到相关数据

这种结构即为"云"结构，也是公共卫生工作者最熟悉的在"国家大疫情"中采取的结构。数据完全由上级控制的方式使得数据安全性变高，但各个下级机构数据的可及性变低。这种结构的业务逻辑一致性、应用的便捷性和第二种结构基本一致，但该结构被建设在云端，所以建设成本最低。

应用和数据部署的三种结构特点如表 8-1 所示。

表 8-1 应用和数据部署的三种结构特点

结　构	数据安全性	数据可及性	应用便捷性	业务规则一致性	建设成本
第一种结构	高	高	高	较低	高
第二种结构	较高	一般	较低	高	一般
第三种结构	高	低	较低	高	低

上述 3 种结构，并没有某一种可以完美适配任何场景，从表 8-1 可以看出，每种结构都有其特点，适用于不同的场合。面对不同系统应用进行选择时需要综合考虑，以确定最适合的模式。有些业务与其他系统数据交互较少，并且本系统内部对数据安全性要求较高，那么采用第三种结构就最为合适，例如精神疾病管理系统；反之，有些业务对数据的安全性要求一般但其内部对象较多且与诊疗系统关系密切，对应用的便捷性要求较高，此时采用第一种结构就较为合适，例如糖尿病、高血压类的管理系统。

公共卫生信息系统目前以"互联网＋"模式为发展方向，以大数据为基础设施，以医疗大数据为内容核心搭建服务平台，供居民、医生、医学企业、卫生管理机构等多方使用。为了确保系统的可靠性和稳定性，目前系统架构设计往往引入"中台"理念，"中台"的作用在于将系统内复用的基础服务进行抽离，形成单独的保障平台，在减少复用性的

同时为系统提供更好的服务保障。将各条核心业务线与"中台"进行分离,可以为各条业务线的独立发展奠定良好的基础。采用此种架构的整体系统设计一般为三个层级:后台、中台、前台。其中:"后台"面向信息管理人员,涵盖公共卫生各条业务线的信息,用于处理各项业务逻辑;"中台"同样面向信息管理人员,它为"后台"运行所需各项基础服务提供保障,将后台所需的数据和系统进行资源化,同时对这些资源进行监管以确保服务的正常提供;"前台"面向终端使用者,通过网页客户端、小程序(app)客户端等向医生、患者等受众提供服务,需要关注交互性、美观性等问题。

"中台"的构建是互联网+公共卫生服务的基础,具体包含"数据中台""技术中台"和"业务中台"等。"数据中台"顾名思义,主要进行数据采集、交换、治理及利用,"技术中台"的主要作用是完成平台中对技术资源的建设,支撑公共卫生业务在"业务中台"上的发布、运营与监管。

随着区块链等新一代技术的发展,这些技术的引入使得公共卫生信息系统的稳定性和可靠性获得了极大提高,采用区块链技术搭建的分布式架构相比于其他网络架构,具有更高的可靠性,如图8-6所示,将其运用在公共卫生信息系统中,不仅可以扩大信

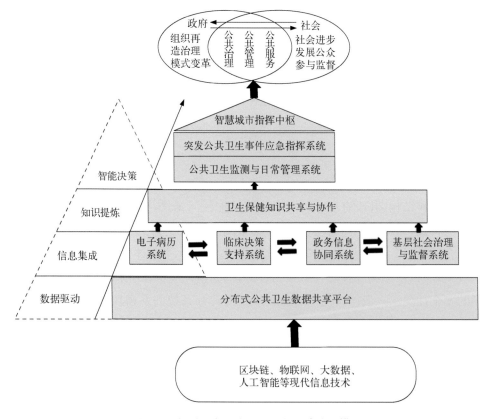

图8-6 新型国家公共卫生信息系统建设模型

息系统数据收集范围,提高社会参与度,更可以通过分布式多节点的方式降低传统架构中单一关键节点的脆弱性。也就是说,即使系统中某些节点出现了故障,整体网络仍可以正常运行,系统仍能正常工作,有效克服了传统信息系统中常见的"单点故障"挑战。此外,采用区块链技术的系统内部数据采用多节点实时备份的方式,因此系统具有较强的抗打击能力,在遭遇外部攻击时,数据也很难被篡改,系统可以迅速恢复。

8.3 公共卫生信息系统与个人健康统计

8.3.1 全人、全程个人电子健康档案

全人、全程健康,对个人来讲,是指从出生到死亡的整个生命历程中个体对生理、心理和社会状态的良好适应过程,是一个动态变化的阶段,对群体来讲,是整个社会群体涵盖的人体的健康状态汇总。

"全人"不仅仅包括某个个体的全部健康相关因素和健康状况,还涵盖了整个社会的全部个体的健康状况,是整个社会群体健康状态的综合体现。相比于传统的健康概念,全人、全程健康是由点到面、由个体到整体、由局部到全局的拓展和升华,落脚点更加全面和完善。它将健康的范围由个体健康延伸到群体健康,更加符合公共卫生信息领域以群体为对象进行研究的特点,有利于临床医学、社会医学和预防医学等各个领域的分析与发展,同时帮助各级卫生监管部门、卫生服务部门和其他健康服务单位的信息交流与共享,为卫生医疗资源的合理分配提供参考信息[5]。

"全程"是指个体的整个生命过程,涵盖了从出生到死亡的整个生命历程。生命是一个连续的、循序渐进的过程,相邻的生命阶段都存在相关性。全人、全程健康概念中的"全程"打破了传统健康观念只关注某一个生命阶段的横截面的健康信息的固有思维,使健康的概念变得动态连续,它旨在将各个生命阶段的健康信息有机地整合起来,体现整个生命过程中健康特征的变化情况,以整体、发展和动态的角度来理解健康。

全人、全程健康管理是在全人、全程健康的基础上提出的一种全新的健康管理概念,它以涵盖全部社会群体及整个生命周期为目标,对个人和群体的健康状况信息进行监测、收集和分析,实现了居民健康状态的连续动态管理,同时为区域和全国的公共卫生提供服务。随着全人全程健康管理概念的提出,利用计算机技术和网络信息技术,构建全人、全程个人电子健康档案是我国医疗卫生事业发展的必然趋势。基于全人全程个人电子健康档案的区域卫生信息平台总体框架如图8-7所示。

其中,"全程"包括个体生命周期的十个生命节点,分别为胎儿期、新生儿期、婴儿期、幼儿期、学龄前期、学龄期、青春期、青年期、中年期和老年期。"全人"包括居民健康档案子系统、免疫规划子系统、康复医疗子系统、未成年保健子系统、妇女保健子系统、

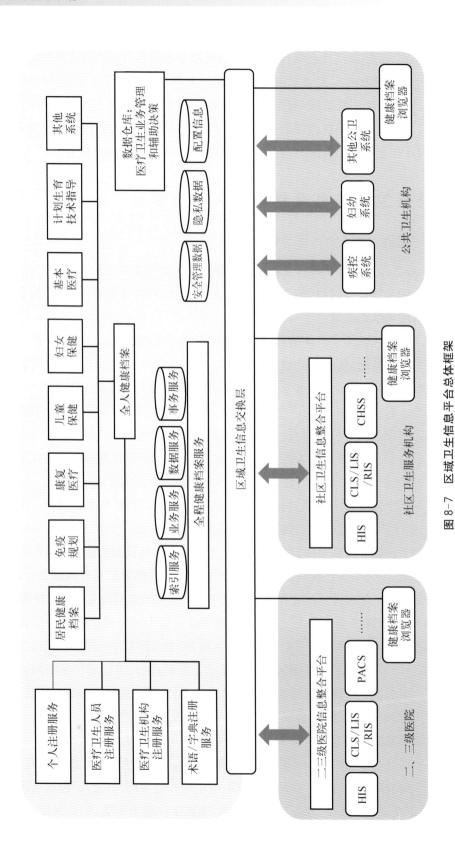

图 8-7　区域卫生信息平台总体框架

基本医疗子系统、计划生育技术指导子系统、慢性非传染性疾病专项管理子系统、传染性疾病专项管理子系统、健康教育子系统和生命事件登记子系统 11 个子系统，功能具体如下。

1）居民健康档案子系统

该系统结合了居民个人健康档案、家庭档案、社区档案和区域档案，实现居民连续、全方位的健康档案动态管理。个人健康档案包含居民的人口统计学信息、生活习惯、既往史、现病史、体检信息、就诊信息等信息，个人健康档案结合家庭信息构成家庭档案，家庭档案结合社区特征构成社区档案，最后汇聚到区域卫生信息服务平台。

2）免疫规划子系统

该系统实现对居民特别是儿童的疫苗接种信息管理，系统包含的功能有接种对象的档案新建和内容写入、接种通知单、接种登记、副作用登记等。另外，该系统还能实现对疫苗和接种设备的信息管理，包括疫苗的入库、出库和损耗等。

3）康复医疗子系统

该系统的服务对象是术后或者转诊到社区卫生服务中心的居民，特别是老年人或者残疾人，系统会动态记录康复居民的康复需求、康复方式、康复效果评估等信息，在这个过程中逐步建立起居民的个人康复健康档案。

4）未成年保健子系统

该系统的服务对象是从出生到 18 周岁的人群，系统详细记录未成年人在成长过程中的健康体检、生长发育监测、高危监护、心理发育指导和评估、常见疾病防治等信息，同时会对残疾儿、体弱儿等高危儿童的危险情况进行及时预警。

5）妇女保健子系统

该系统的服务对象是妇女，信息涵盖范围有妇女青春期保健、婚前保健、生育前保健等，重点对生育期的妇女进行监督和管理，记录其产前管理、筛查、（分娩）助产、产后访视等信息。

6）基本医疗子系统

该系统会采集居民周期性的体检信息、生化检验信息和长期用药信息，辅助居民对常见病、多发病进行健康管理，同时能够实现综合医院和专科医院的双向转诊。

7）计划生育技术指导子系统

该系统的服务对象是已婚育龄男女，通过该系统能够及时掌握医疗保健机构从事计划生育服务的情况，获取最新的计划生育相关资料和技术，为计划生育技术的开展提供理论基础。

8）慢性非传染性疾病专项管理子系统

该系统能够实现对居民常见的慢性非传染性疾病（如高血压、糖尿病、肿瘤等）的信息管理,对居民的健康状况进行长周期的追踪与监测,可以记录慢性非传染性疾病的发展情况、治疗措施、效果评估等,实现从个体到群体的慢性非传染性疾病管理方式的转变。

9) 传染性疾病专项管理子系统

该系统能够实现对居民的传染性疾病信息的数字化管理。社区卫生服务中心负责收集和报告区域范围内的所有居民传染性疾病信息,包括传染性疾病发生、发展、治疗等信息,满足医院、疾病预防控制中心、社区卫生服务中心等各个机构的需求。

10) 健康教育子系统

该系统用来收集与记录社区内居民的健康教育信息,同时提供与各种健康疾病问题相关的资料,向家庭和个人传授正确的医疗保健知识,帮助居民养成良好的健康习惯,促进整个社会的健康发展。

11) 生命事件登记子系统

该系统主要记录居民的出生和死亡信息,这些信息可以用于及时发现可能死于传染性疾病的病例,为疾病控制中心提供早期预警信息,使其及时制定相应的应对措施。另外,该系统可以分析死亡病例中的死因分布情况,分析动态变化过程,为疾病预防工作提供参考信息。

8.3.2　人口统计分析

人口统计学分析是指对人口数量的分析,通过对人口统计学资料的整理和分析,找到人口的动态变化规律,并描述人口因素与社会经济等诸多因素的关系,从而发现某一人口事件或者某一人口状态变化的原因,并揭示其中的社会规律。区域内的个人电子健康档案的汇聚将得到大量的人口统计学信息,利用这些信息进行统计学分析,最终能够得到社区整体的人口健康信息和卫生情况,甚至可以对某种疾病进行风险预警,这在当前的公共卫生监测中是非常宝贵的。

人口统计学分析的常用分析方法之一是队列分析,该方法主要研究拥有相同特征的人群。基于电子健康档案,研究人员已尝试开发多种算法并利用不同的参数设置进行人群队列研究,如表 8-2 所示。到目前为止,最成功的电子健康档案研究使用了英国和美国医疗保健系统中预先定义完善的数据库,这些系统中的患者人群接受了大部分或全部的医疗服务。

研究人员使用电子病历可以构建标准队列,并对患有特定疾病的患者进行分组,美国的 Kaiser Permanente 构建了多个基于 EHR 的队列,包括北加州糖尿病研究(the diabetes study of northern California,DISTANCE)。这项研究涉及 20 000 名糖尿病患者,并解决了许多医学问题,包括亚洲人和太平洋岛民的糖尿病问题、社会经济地位与低血糖风险的关系等[6]。

表 8-2　电子健康档案研究样本精选（来自队列研究的人群数据）

数　据　源	样　本　数　量
单人精神科住院病房	728～2 010
专科中心/诊所	544～10 017
监狱网络	370 511
单家医院	467～55 492
多家医院	1 074～25 241
多家初级保健机构	7 925～345 143
医疗保健系统	2 537～919 873
联盟	8 709～233 844
集中式匿名数据库	923～524 402

　　越来越多的来自卫生系统的研究人员正在进行多系统、多中心队列研究。美国一项慢性肝炎队列研究，结合了四个医疗保健系统的 160 多万成年人的数据，确定了一组乙型肝炎和丙型肝炎患者。根据慢性肝炎队列数据，Mahajan 等研究发现，在死于有记录的肝病的丙型肝炎阳性患者中，只有 30% 的人在死亡证明上记录有丙型肝炎，这显示了美国对丙型肝炎患者死亡率的巨大低估。

　　研究人员还从中央的匿名化数据库中收集了研究人群数据，包括中国香港的临床数据分析报告系统和英国的临床实践研究数据链接（clinical practice research datalink，CPRD）[7]、健康改善网络（the health improvement network，THIN）和 QResearch 研究[8]。CPRD 从 500 多名英国全科医生手中收集数据，拥有 500 多万活跃的儿童和成年人患者的数据。这些数据库为研究人员提供了标准化的长程数据，方便构建队列并进行统计学分析。

　　随着 EHR 的普及和公众对肥胖的关注增加，研究人员开始利用庞大的 EHR 数据集构建队列并进行人口统计学和人群健康研究。研究人员利用大型电子病历数据集来重新评估从之前较小规模研究中得出的结论。例如，许多小型研究报告了中年人的身重指数（BMI）和晚年患阿尔茨海默病之间存在着积极或不一致的联系。Iwagami 等使用了 200 万人的纵向 CPRD 数据，发现中年人的 BMI 越高，患阿尔茨海默病的风险越低，这表明肥胖可能对阿尔茨海默病起到防范作用，或者体重减轻可能是由早期阿尔茨海默病造成的，这两个领域都是未来研究的重要领域[9]。在另一项研究中，Hibbard 等使用安全分娩联盟(the Consortium on Safe Labor，CSL)的 EHR 数据(分娩次数 $N=$ 233 844)来控制先前分娩结果研究中缺失的因素(如产妇的医疗条件)。他们发现，与足月出生的婴儿相比，晚期早产儿与呼吸道发病率的增加有关，但这种关联比之前小规模研究报道的要小。同样，对生育诊所的小样本进行的研究此前曾将乳糜泻与不孕不育联系起来[10]。Dhalwani 等计算了超过 200 万英国女性的不孕不育发病率，没有发现这种联系的证据。

罕见疾病研究也可以受益于 EHR 庞大的数据量，托马斯等使用了英国 4 个 EHR 数据库来研究水痘作为中风的风险因素。中风是儿童中一种罕见的事件，以患者作为自身的对照，他们观察到在水痘后的 0～6 个月内，儿童中风的风险增加了四倍。这项研究确定了未来研究感染和血管损伤之间的联系及其在卒中作用的途径。

以电子病历为基础的队列分析已经产生了大量重要的研究成果，而且只会随着电子病历使用的扩大、成本的下降以及链接到其他健康记录的方式增加和可获得性的改善而继续增长。此外，随着新技术允许在不需要医疗专业人员辅助的情况下捕获患者数据，该项研究的机会也将会增加。

8.3.3　健康统计分析

监测群体的关键性疾病发展情况和健康状况指标，进行健康统计分析，有助于及时掌握公众的整体健康水平，同时提醒公共卫生机构采取行动预防和控制疾病。广泛采用个人电子健康档案进行公共卫生监测，增加了监测的及时性和完整性。更广泛地说，个人电子健康档案为扩大当前监测工作的作用和视野提供了一个独特的机会。电子健康档案拥有丰富的数据，可以帮助公共卫生部门及时有效地监测包括肥胖、糖尿病、高血压和肾脏疾病在内的一系列疾病的患病率、医疗保健利用情况、治疗模式和结果。利用这些新出现的机会可以极大地提高公共卫生部门监测人口健康、指导公共卫生倡议和衡量干预措施影响的能力，具体见图 8-8。此外，电子健康档案有可能促进临床护理和公共卫生进行更紧密的合作和更好的整合。将这两个领域更紧密地联系在一起，有望改善和丰富这两个领域，从而为个人和人群带来更好的健康结果。

如前文所述，电子健康档案中记录和存储了居民的健康数据，包括人口统计学信息、既往史、现病史、实验室检测结果、免疫接种、病理报告、医疗人员治疗报告等。除了能够将这些信息方便地提供给医疗保健者外，电子健康档案还有一些附加功能，例如访问临床和公共卫生指南，获得关于常规筛查或者疾病报告责任的提醒。电子健康档案在临床医学中的迅速发展为推进公共卫生机构进行公众健康统计分析提供了机会。电子健康档案系统中可以设计标准的计算机算法，用来识别需要检测的疾病病例，并能自动将报告传送给公共卫生机构。这种做法可以作为传统的仅由实验室结果异常而触发

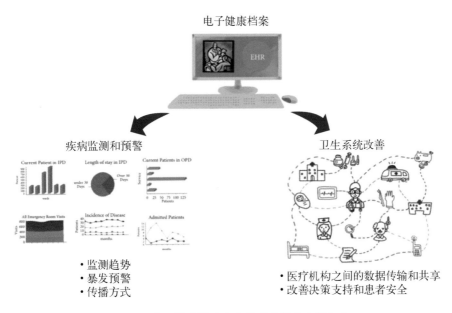

电子健康档案

疾病监测和预警

卫生系统改善

- 监测趋势
- 暴发预警
- 传播方式

- 医疗机构之间的数据传输和共享
- 改善决策支持和患者安全

图 8-8 电子健康档案在公共卫生健康中的角色

的疾病通报报告方式的一种补充,还可以用于加强对常见慢性疾病(如心血管疾病、哮喘)的监测,因为这些疾病不是由实验室测试定义的,而是从电子健康档案中找到临床标准进行定义的。对于通过电子健康档案首次报告给卫生部门的疾病,电子健康档案系统可以随之自动发送关于该种疾病的临床参数和风险因素,以便为报告提供可供参考的背景信息,同时也可以为公共卫生监测人员提供电子病历,可以更快地收集临床数据信息和风险因素。最后,卫生部门和电子健康档案提供者之间的电子链接可以是双向的,卫生部门也可以向电子健康档案提供者即医务工作者提供信息,例如关于活跃疾病暴发的公共卫生最新情况、诊断和治疗建议,以及关于如何管理公共卫生重要状况的指导。

公共卫生电子病历支持(electronic medical record support for public health,ESPnet)是由哈佛公共卫生信息学卓越中心和马萨诸塞州公共卫生部在美国疾控中心资助下开发的使用电子病历进行公共卫生监测的系统。该系统在马萨诸塞州和俄亥俄州的四家大型诊所使用,与各自的州卫生部门一起为近 200 万人提供服务。ESPnet 配置了独立于主机 EHR 系统的独立服务器,允许与不同的 EHR 系统兼容,并避免主机 EHR 系统的额外计算负担。主机 EHR 系统能够在夜间甚至实时地将每个患者的结构化数据发送到 ESPnet。这些数据包括人口统计学、诊断代码、实验室检查和结果、处方、疫苗接种和社会史。ESPnet 使用算法来识别与公共健康相关的病例,识别结果将会整理成报告疾病的个别病例报告或者慢性病和流感样疾病(influenza-like illness,

ILI)的人口水平汇总报告传送给州卫生局[11]。

ESPnet 利用医生诊断编码、实验室检查结果、生命体征和处方来识别与公共卫生相关的情况。目前，ESPnet 有针对应报告疾病（包括活动性结核病、衣原体肺炎、淋病、梅毒、莱姆病、盆腔炎、百日咳和急性甲型肝炎、乙型肝炎、丙型肝炎）、慢性病（哮喘、1 型糖尿病、2 型糖尿病、妊娠期糖尿病、糖尿病前期、肥胖症、高脂血症等）、ILI 和疫苗不良反应的模块。对每种疾病的算法都必须进行校准，以最大限度地提高灵敏度和预测值，减少假阳性报告，为公共卫生部门减轻负担。ESPnet 免除了提供者向卫生部报告的责任，并将详细的临床信息与初始报告一起提供给卫生部，这可能会简化监测调查。

8.4　案例分析

8.4.1　美国疾病控制与预防中心的 INPHO 系统

美国疾病控制与预防中心（Centers for Disease Control and Prevention，CDC）于 1992 年发起了公共卫生官方信息网络（the information network for public health officials，INPHO）的建设。美国 CDC 一直努力支持创建将地方和州的公共卫生信息与联邦机构的信息联系起来的网络。这种类型的信息网络对疾病监测活动越来越不可或缺，特别是在区域和全国范围内可能暴发局部疾病的情况下。通过这种方式，卫生信息系统可以帮助在公共卫生组织之间建立和维持有效的组织间关系。

CDC WONDER 是由美国 CDC 设计的软件，目的是将关键信息快速轻松地送到公共卫生管理人员手中。它最初是一个基于个人计算机（personal computer，PC）的系统，现在可以在任何一台连接到互联网的计算机上使用，解决了工作站专用于特定数据库的问题。通过 WONDER 软件，公众可以搜索美国 CDC 发表的关于发病率和死亡率的每周综述文章和预防指南，还可以访问美国 CDC 主机和其他计算机上的数十个数字数据集，比如关于死亡率、癌症发病率、出院率、行为风险因素、糖尿病和许多其他主题的公共使用数据集，并且可以容易地汇总和分析所请求的数据[12]。

INPHO 系统是一个以先进的电信网络为基础开发的用于促进公共卫生信息联络的框架，是加强公共卫生基础设施战略的一部分。INPHO 系统中的三个重要概念分别是链接、信息访问和数据交换。首先，美国 CDC 与各州和地方的卫生机构合作，建立局域网和广域网。其次，美国 CDC 通过使用 CDC WONDER 扩展了"虚拟网络"，提供对美国 CDC 公共健康数据库中数据的访问。最后，美国 CDC 鼓励各州联网获取信息。

美国各个州有多个公开的卫生信息系统，通常维护的信息系统包括计算机化免疫登记、铅毒性跟踪、残疾儿童早期干预数据库、先天性疾病登记，以及生命统计数据、医疗补助使用情况和疾病报告等。

佐治亚州是美国 CDC INPHO 系统的第一个实践地点。佐治亚州通过与学术卫生合作伙伴和 IT 合作伙伴组成的一个独特的州机构联盟,当时迅速发展成为一个示范点。该联盟的成员包括佐治亚州医学院、佐治亚州先进电信技术中心和埃默里大学公共卫生学院。该项目得到了罗伯特·伍德·约翰逊基金会的初步资助。该项目的基础单位包括 81 家诊所和 59 个县卫生部门。佐治亚州的 INPHO 系统包括局域网和广域计算机网络、办公室自动化和电子邮件、公共卫生日历、行政人员信息系统和公共卫生突发事件的电子通知。在该项目开始之前,州公共卫生办公室运营着 13 个小型的未连接的局域网。随着 INPHO 项目的实施,硬件和软件被整合到一个集成的网络系统中。

Cornerstone 是伊利诺伊州开发的一个管理信息系统,用于整合妇幼保健服务。该系统是一个集成了几个相关程序的州信息系统,其中只需要捕获一次风险评估和人口统计信息,即可将其用于多个项目。该信息系统可用于协助信息交换、风险评估、随访保证和转诊服务。

8.4.2 澳大利亚公共卫生信息系统应对 COVID-19 转型

2020 年底,澳大利亚的一些地区,特别是昆士兰州已经成功地将新型冠状病毒肺炎(以下简称新冠肺炎)的感染率控制在卫生系统能力能承受的水平,这一结果已被公认为是全球抗击新冠肺炎疫情的成功范例。新冠肺炎疫情挑战了传统的公共卫生信息系统,因为传统的卫生系统依赖于基于纸张的工作流、电子表格和孤立的数据库。公众对病毒的强烈关注,政治和公众对准确、实时报告病例数量的需求,以及快速传播和全天候新闻周期都给传统的公共卫生信息系统带来了巨大的挑战。

政府认为有必要将新冠肺炎疫情应对的工作流和数据管理从传统的孤立信息系统、临床登记处和纸质工作流转变为创建实时集成的数字数据流,进而管理新冠肺炎疫情。大规模数字化改造项目的通常流程和结构,如项目规划期间的员工和目标用户参与、广泛的咨询、规划和详细的工作流程培训,在大流行的危机条件下是根本无法实现的。采用这种大规模公共卫生工作流程的数字化以提供实时数据是具有挑战性的,但将管辖区的新冠肺炎发病率和病死率降至最低才至关重要。

卫生部门在原始信息系统的基础上实施了实时集成的数字和数据工作流程解决方案,以支持澳大利亚昆士兰州新冠肺炎疫情的多机构有效管理,主要表现如下:① 工作流程的重大转变(将临床工作人员从纸质和孤立的信息系统转移到快速发展的数字工作流程);② 为感染 COVID-19 的患者找到真正的感染来源;③ 整个政府的文化和治理转变,将数据收集中心从单个机构和部门转移到感染的患者身上。此次在公共卫生信息系统上集成的程序称为数字冠状病毒应用程序(the digital coronavirus application, DCOVA),该程序是数字卫生信息系统的关键组成部分,有助于昆士兰州成功对新冠肺炎进行围堵[13]。

系统采用了"结对编程"的方法来加快开发进程，临床信息学家（医疗和护理背景）和开发人员实时协作开发应用程序，这大大加快了工作速度。开发是在 Microsoft Powerapps 环境中进行的，该环境允许对移动设备和桌面设备进行配置，由 8 人组成的内部开发团队遵循低代码策略，成本微乎其微，因为现有的人员和资源被转移到有关 COVID-19 的开发工作中。系统采取了持续改进的方法，不断迭代改进。由于政府政策变化迅速，经常改变检疫标准（这需要立即反映在 DCOVA 中），开发的灵活性至关重要。这种灵活性是通过专门的开发团队在传染病暴发的危机环境中持续待命来实现的。

DCOVA 是一个基于 Web 的应用程序，它可以安全地捕获需要隔离的人员的信息，并创建一个多机构的安全数据库。被数据库认为感染风险有所增加的人，即来自疫情较为严重的地方或者与已知病例有密切接触的人，法律要求对其进行 14 天的隔离。DCOVA 允许公共卫生官员和警察帮助被隔离者，确保他们的安全并使他们获得所需的服务。它还与基于云的数据仓库（data warehouse，DW）中的其他数字系统集成，以便进行更广泛的报告。昆士兰州卫生局、昆士兰州警察局和住房与公共工程部已经投入使用 DCOVA。

8.4.3　宁波市鄞州区基于大数据的传染病监测预警平台

2004 年以来，国内建立了传染病网络直报系统，实现了全国范围内的传染病病例监测和报告，但监测范围没有覆盖全部疾病和全国所有的医疗机构，所以该系统对新发重大传染病的预警能力不够。宁波市鄞州区在原有全民健康信息平台和健康大数据平台的基础上建立了基于大数据的传染病监测预警平台。

鄞州区全民健康信息平台涵盖了区域内的 532 家健康管理服务机构和各级各类医疗机构的 HIS、PACS、LIS、慢性病随访管理、传染病报告等，实现了这些数据的互联互通。该系统以居民个人电子健康档案为载体，整合了区域内全部的医疗和公共卫生信息系统，打破了"数据孤岛"的壁垒，推动了区域医疗健康的发展。

鄞州区于 2009 年建立了健康大数据平台，实现了辖区内所有医疗机构健康数据的互联互通，构建了统一的术语体系，实现了数据结构的标准化，在提高医疗数据质量的同时也推动了公共卫生事业的发展。该平台采用大数据分层、分级、分域数据管理技术体系，可配置的数据质量修复融合技术数据目录，血缘追溯的数据管控技术等数据治理技术和以患者为中心的全链条疾病特征自动识别等技术，实现了区域内医疗卫生应用协作和跨平台的卫生健康信息数据融合。目前，该平台已经覆盖了鄞州区 95% 的常住居民个人健康信息，并且成功实施了多项任务，包括慢性病管理、传染病监测等。

基于大数据的传染病监测预警平台的数据来自上述的健康大数据平台,涵盖了居民在临床诊疗和公共卫生服务活动中产生的全部医疗和卫生健康信息,包括:居民的人口统计学数据、居民电子健康档案、住院与门诊电子病历、药物使用数据、检验检测数据、影像学数据等临床数据;疾控机构对接或自动导入的肿瘤登记数据、免疫接种数据、传染病报告数据、死亡登记数据等公共卫生数据;教育部门、统计部门等其他部门自动导入的人口学信息数据、学生群体特征数据。这些数据是疾病多维度、联防联控监测预警的基础。

预警平台对常住人群和重点人群实施分类监测。预警路线图如图8-9所示。预警路线分3个阶段:首先,分析历史传染病监测数据报告,咨询公共卫生专家,确定需要监测的传染病种类和监测指标;其次,对系统监测所需的数据使用多源异构数据融合等技术进行处理,优先建立流感、登革热、肺结核、新型冠状病毒肺炎等传染病的专题数据库;最后,针对这些专题,建立各自的症候群临床符合病例定义标准,构建个案监测和群体预警模型,并开发相应的预警信息系统,由区域内各级医疗机构实施具体的线下处置工作,最终建立起线上监测预警和线下调查随访相结合的响应机制。

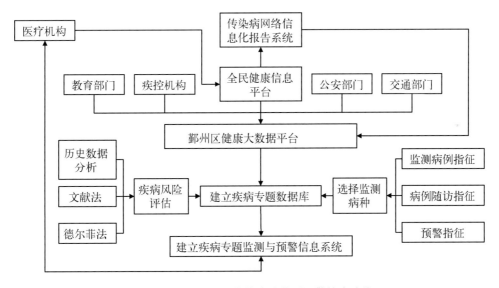

图 8-9　基于大数据的传染病监测预警技术路线

针对个案的监测,系统首先会把个案的症候群临床符合病例推送到区域内对应的医疗机构工作人员,工作人员通过入户询问或者电话等随访方式核查病例的情况,并完成相应的信息采集,将信息及时录入到监测预警平台系统中,用于区域群体监测预警。针对区域群体监测预警,系统会把群体监测预警信号推送到区域公共卫生部门的工作人员,工作人员针对预警信号,结合以往经验,研判预警信号的真实程度,并指导区域内相应的卫生部门和疾病控制中心采取相应的预警措施。同时,如果该监测事件较为严重和紧急,卫生部门和疾病控制中心将会及时上报并启动突发公共卫生应急预案。

针对个案的监测预警,该系统在 2019 年登革热流行期间,共发现登革热临床症候群符合病例 1 278 例,通过工作人员现场核实并结合实验室筛查和流行病学史分析,最终确定阳性病例 3 例。新型冠状病毒肺炎疫情暴发后,根据国家发布的防控方案,系统增加了对应的临床症候群符合病例探测标准,2020 年 1 月至 3 月期间,共发现新型冠状病毒肺炎临床综合征符合病例 1 595 例,通过工作人员现场核实并结合实验室筛查和流行病学史分析,最终确诊病例 5 例。针对群体监测预警,该系统在 2019 年 10 月至 12 月间,共发现流感样病例 77 664 例,监测过程中发现疑似流感事件预警信号 5 次,工作人员现场调查 3 次,最终核实为地区聚集性疫情 1 起。

8.5 前沿研究

8.5.1 新发重大传染病预警与高效应对

据估计,全球每年约 6 000 万人的死亡数量中,至少有 25% 与传染病相关。未被重视的传染病每年会夺走 50 多万人的生命,并导致至少 10 亿人慢性感染,给患者带来无法估量的创伤。古往今来,新发传染病带来的灾难一直在发生。在全球化的今天,新发重大传染性疾病的传播已经成为公共卫生最主要的威胁之一。人类与传染病进行斗争的主要方法之一就是建立传染病监测预防系统,及早发现风险,并尽可能将风险降到最低。至少在过去 20 年里,加强全球公共卫生监测和预警已经成为国内外科学家们的共识。

传统的突发公共卫生事件应急程序如图 8-10 所示。随着传染病防治形式的日益严峻,传统监测手段在实际的应用过程中已经越来越难以满足实际需求,不仅信息获取的途径非常有限,而且总体效率低下等一系列问题的客观存在,导致其无法满足传染病分析预测的需求。而上述问题客观存在的一个重要原因是,当前阶段我国市场经济环境下,传染病信息仍然以卫生直报系统为主要的获取途径,而我国仍然有相当一部分患者有"病情不严重到一定程度绝不去医院就诊"的心理,因此该系统所能够提供的数据往往具有较强的滞后性,在疾病的预报方面难以发挥预期的作用。实际上,该系统在实际的应用过程中,一般只能对已经暴发的疫情加以反映,而对疫情暴发前期或者尚未暴发的警情无法做出及时的提示。传统的传染病分析监测方法在实际的应用过程中,主要是以静态分析和定性分析为主要内容,不仅监测的灵敏度严重不足,而且检测方法过于单一。

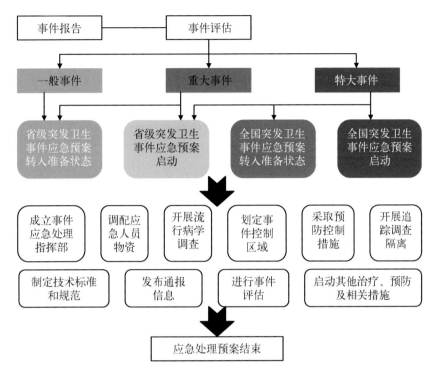

图 8-10　突发公共卫生事件应急程序

　　国际上,发达国家尤其重视细菌性传染病监测中的病原分析与预警工作,通过整合病原检测技术、网络实验室、现场调查和数据分析达到提前预警。比如,美国建立的细菌传染病监测系统(PulseNet)和食源性疾病主动监测网(FoodNet)等。全球新发传染病监测和响应系统(global emerging infections surveillance and response system,GEIS)主要致力于整合全球监测系统、能力建设工程、疫情调查和日常训练,该系统已经覆盖了 92 个国家。在防控甲型 H1N1、疟疾等方面发挥了重要的全球生物监测的作用。

　　2020 年 2 月 3 日,国家卫生健康委员会发布《关于加强信息化支撑新型冠状病毒感染的肺炎疫情防控工作的通知》,强调了为了充分发挥信息化的作用,要求强化数据采集分析应用(网络直报、与其他部门信息联动、统筹区域全民健康信息平台)、积极开展远程医疗服务、规范互联网诊疗咨询服务、深化"互联网＋"政务服务、加强基础网络升级改造和网络安全保障。2020 年 6 月 2 日,习近平总书记在公共卫生专家学者座谈会上强调,要把增强早期监测预警能力作为健全公共卫生体系当务之急,完善传染病疫情和突发公共卫生事件的监测系统,改进不明原因疾病和异常健康事件的监测机制,提高评估监测的敏感性和准确性,建立智慧化预警的多点触发机制,健全多渠道监测预警机制,提高实时分析、集中研判的能力。目前,增强早期监测预警能力与突发应对能力可以从以下几个方面考虑。

1）加强医疗机构与部门卫生信息系统的数据共享与整合，打破信息壁垒

数据共享与整合不仅是卫生系统内的整合，还包括跨部门之间的整合、跨领域之间的整合，要有坚决打破"信息壁垒"，拆除"数据烟囱"，围绕"智网工程"，以大数据为核心，不断优化各级各类医疗机构履行公共卫生职责与义务的能力，强化医防协同和信息互联互通，实现传染病早期症候群、不明原因疾病和异常健康事件的智慧化预警。

2）改进传染病监测分析方法，提升应对能力

传染病建模是一种数学方法，用来模拟疾病在现实世界中的传播。通过重建传播动力学，模型可用于获取传播能力，预测疾病暴发规模，提醒管理部门在疾病暴发的早期提供预警，有助于制定国家和国际公共卫生政策的预防和控制新方法。传染病防治的首要任务是确定传染病的流行特征。基于真实数据的模型和统计分析，在理解传染病和与疾病暴发有关的社会经济问题方面发挥着重要作用。原始数据的统计描述可以提供基本的疫情信息，而更深层的信息则依赖于统计模型。模型构建和参数设置是建模的主要问题，也是最困难的部分。为了解决这些问题，需要确定特定疾病的传播链，并收集传播节点之间传播的足够数据。

3）充分发挥传染病联防联控优势，建设并完善传染病监测管理平台

随着公共卫生监测体系的完善，传染病监测数据的来源也在不断扩大。传染病监测预警的基础是大数据，根据大数据来源的不同，目前监测预警系统主要依赖网络大数据、社会因素和自然环境大数据、医疗大数据和病原监测大数据等。如果无法将不同领域的大数据进行有效整合，卫生信息系统的早期监测预警能力也将受到限制。传染病监测管理平台需要建立健全信息监测协调机制，利用联防联控的优势，保证信息可以高效地传递到决策者手中。我国医疗机构虽有明确的组织分工，但仍存在部门间职能定位不清、地方政府主动性不够等问题。我国人口基数大，更要在中央的指挥协调下，充分发挥地方政府和基层医疗机构的作用，进行区域性的突发公共卫生事件应急处置。另外，可以建立异常公共卫生健康事件申报平台，医生、护士、医学生甚至是普通人都可以将身边的异常健康事件通过该平台进行上报，平台配有专业的公共卫生专家进行审核，并且将可疑事件移送到国家的公共卫生传染病监测平台。

有效的监测系统是迅速干预和控制传染病暴发的关键。此外，还需要全人群监测信息来补充当前的临床数据。目前的监测系统在应对人口迅速增长和环境变化方面的能力存在若干限制。地理空间技术和基于废水的流行病学（wastewater-based epidemiology，WBE）是目前较新的流行病学研究工具，有可能作为现有传染病监测系统和疾病暴发早期预警系统的补充方法。

公共卫生部门对绘图、分析和可视化的日益增长的需求始于过去 20 年，这促进用

于传染病监测和流行病学的信息时代技术的不断发展。这种持续的公共卫生负担,加上信息技术和空间数据的进步,使得能够提供空间和时间上疾病数据的可视化系统应运而生。地理空间技术为公共卫生专业人员和决策者提供了可视化和分析工具,以便在受影响和/或疑似地区执行疾病控制方案,并使以往技术上无法实现的分析和预测成为可能。信息技术和空间特征的进步促进了地理空间技术的发展,这一技术对绘制、监测、预测暴发、发现聚集、分析社区和跨领土有可能流行或大流行的传染病的传播模式十分重要[14]。地理空间技术包括地理信息系统(geographic information system,GIS)、全球定位系统(global positioning system,GPS)和基于卫星的技术,如遥感(remote sensing,RS)。GIS在公共卫生领域,特别是传染病监测和建模策略方面发挥着越来越重要的作用。GIS可以提供动态地图,以了解疾病的地理分布,便于分析病例频度、疾病制图、疾病的空间聚集、疾病与环境因素的关联、网络分析等。有了这样的可视化和分析能力,GIS技术在公共卫生领域得到了广泛的发展,为传染病的监测预警和应对提供了信息支撑。

WBE是一种可以提供社区全面健康信息的新方法。废水是水指纹研究的重要介质,包含丰富的生物和化学信息来源,基于废水的流行病学研究可以对社区的健康和生活方式习惯给出公正的反映。由于与疾病相关的内源性化学和生物尿液标志物种类繁多,WBE在社区一级监测传染病和流行病传播方面显然具有巨大潜力。WBE可以作为一种补充性的监测技术,它可以提供关于人口的快速、可靠信息,帮助了解社区中存在什么疾病,并有助于监测疾病的暴发。基于WBE的流行病学监测示意图如图8-11所示。

日本一个课题组利用荧光定量聚合酶链式反应(polymerase chain reaction,PCR)和巢式PCR技术对污水处理厂采集的大量污水样本进行了新型冠状病毒检测,为基于污水的流行病学调查和研究提供了有力的参考。该课题组认为,WBE研究有助于COVID-19疫情的早期预警,因为WBE研究能够覆盖无症状感染人群和症状出现前的感染人群,并在没有医学偏见的情况下预测疫情的总体状态。

8.5.2 职业健康风险因素发现

公共卫生信息系统对职业健康风险监控同样起到了不可忽视的作用。例如,抗击新冠肺炎疫情中,利用公共卫生信息系统不仅可以为抗击疫情提供有效保障,还可以分析医疗卫生人员的职业健康风险,进一步促进关于我国医疗卫生人员职业健康政策的积极研究。

欧盟和其他相关地区都有职业病发生情况的监测系统,这些系统用来识别职业病并帮助患有职业病的患者拿到补偿。2012年欧洲工作安全和健康局(European Agency

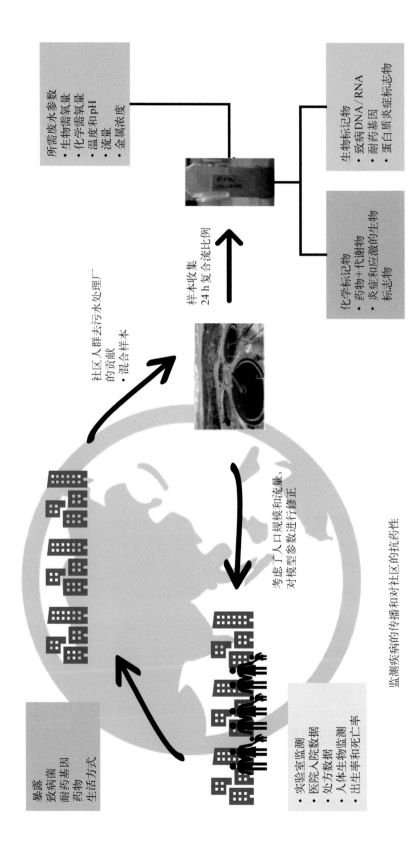

图 8-11　基于 WBE 的流行病学监测示意图

for Safety and Health at Work，EU-OSHA)编写了一份报告,确定了 2013—2020 年职业安全和健康(occupational safety and health，OSH)研究的优先事项,用于促进欧盟 OSH 的协调性。

2007 年欧盟构建了一个监测职业病趋势以及追踪新的或正在出现的风险的网络 Modernet,目的是通过欧洲各个国家的合作,促进信息和知识的交流。Modernet 的设立是为了解决职业风险监测的四个问题,具体为数据质量、趋势分析、新风险分析和信息传播。

职业卫生报告网络系统(the health and occupation research network，THOR)是全英国的监视网络系统,由曼彻斯特大学职业与环境医学中心在 2002 年与几个职业卫生有关的系统整合而成,该系统大约有 415 名胸科医生、149 名皮肤科医生、283 名职业医生、231 名全科医生和 26 名传染病控制顾问自愿报告他们在正常临床实践中的任何新的职业病。医生可以每月参加(占所有参与者的 10%),也可以每年随机选择一个月参加(占 90%)。

National Institute of Occupational Health(NIOH) registry 是挪威的一个全国性的匿名登记系统,挪威 6 个职业医学诊所(以大型地区医院为基础)的任何医生看到疑似职业病的病历都会向登记处报告。

法国公共卫生监督研究所(Institut de Veille Sanitaire，InVS)的卫生工作部门提出与工作有关的肌肉骨骼疾病、间皮瘤、哮喘等疾病的监测方案。自愿参与的医生可以向系统报告在他们临床实践日常中看到的病例。肌肉骨骼疾病监测(troubles musculo-squelettiques，TMS)由职业医师、外科医生、神经生理学家报告。间皮瘤监测 (programme national desurveillance du mésothéliome，PNSM)由法国 21 个地区的所有专科医生(病理学家、肺学家、肿瘤学家、职业病专家)报告,覆盖约 1 800 万人,约占法国人口的 30%。哮喘监测(observatoire national des asthmes professionnels，ONAP2)由来自 6 个地区的大约 420 名专科医生(病理学家、肺专科医生、过敏专科医生和职业医生)报告。

Modernet 中的大多数系统构建的目的是报告参与国家的所有地理区域和所有经济区域的职业病,提供已有的或者新发现的职业健康风险信息。然而,参与者普遍承认关于职业病的报告并不全面。导致漏报的主要因素之一是认识不足,即个人和/或医生没有将病情与工作联系起来。对于那些针对职业病进行补偿的系统,也可能发生漏报,因为个人不知道补偿的可用性或者患有的职业病是否满足补偿标准。对于那些基于医生报告的系统,漏报的程度也将受到医生参与水平的影响。这在不同的系统中会有所不同,部分取决于报告的性质(自愿或强制),但其他因素,例如医生的工作量、职业健康培训水平和其与职业健康的密切关系等,也会影响报告的全面性。很多系统并没有覆盖自由职业者,而这一行业占欧盟工作人口的 15％左右,并且该比例还在上升。另外,这些系统对特定部门的劳动力的覆盖有限,众所周知,在英国,职业医生往往会偏向于向公共部门和更大的行业进行分配。不过有些系统已采取步骤将该系统所涵盖的人口量化,从而能够计算更准确的职业发病率。

芬兰职业暴露信息系统(Finnish job-exposure matrix,FINJEM)是在 20 世纪 90 年代建立的,涵盖了 1945 年以来芬兰发生的主要职业暴露信息。表 8-3 总结了使用 FINJEM 作为暴露评估工具的流行病学研究,大多数研究是关于癌症的。FINJEM 已在瑞典、荷兰、澳大利亚、西班牙和德国的流行病学研究中得到应用。这些研究大多是基于一般人群的大型病例的对照研究,其职业历史延续很长一段时间,并且涵盖整个职业谱系。健康结果包括各种癌症、睡眠呼吸暂停和阿尔茨海默病等。不同的化学制剂经常被用于治疗研究,但在物理、微生物、生理-人体工程学和心理社会因素方面的研究很少[15]。

表 8-3　FINJEM 在职业病流行病学研究中的应用

疾　病	暴　露　物　质	研　究　设　计	国　家
肺癌	二氧化硅	人口普查、队列研究	芬兰
鼻腔癌	木屑、甲醛	人口普查、队列研究	芬兰
食管癌	化学制剂	对照研究	西班牙
胰腺癌	化学、物理等	对照研究	西班牙
膀胱癌	多环芳香烃	混合分析	6 个欧洲国家
阿尔茨海默病	心理社会因素	对照研究	德国
腰椎间盘疾病	心理社会因素	人口普查、队列研究	芬兰

在一项胰腺癌的荟萃分析中,使用 FINJEM 对流行病学研究中的化学暴露进行分类,然后通过简单随机模型和分层贝叶斯模型计算 meta 相对风险。为了达到监测职业风险的目的,FINJEM 会提供一份资料,概述可接触的物理或化学试剂的程度和水平。芬兰在进行国家层面的化学危害监测时,会使用暴露工人的数目和接触试剂的水平等指标。FINJEM 可作为职业流行病学的一种暴露评估工具,特别是在大型人群队列研究中,能够为国家层面的危害监测提供信息。该系统能够查明平均接触化学剂量最高的职业,因此可以帮助确定职业危害预防的次序。国家对暴露剂量及其随时间变化趋

势的估计,有助于评估相关职业带来的近期和未来的健康风险。但在工作场所使用该系统进行化学或物理危害监测的效果是有限的,该系统对不同职业的暴露估计是基于平均水平的,主要有助于规划国家或区域预防措施,无法识别同一工作场合的不同暴露层级的工人群体。

8.5.3 基于社交网络的公共卫生事件预警

传统的公共卫生事件预警由医生或实验室人员向政府机构强制或自愿报告已知传染病的情况,具有较好的准确性和完整性,能够提供大量的人口学和影响因素资料,可用于危险因素分析。但传统的预警系统存在一定的问题,例如病例确认和信息传递需要一定的时间,预警具有滞后性;信息主要来源于医院或者第三方实验室,在监测过程中会遗漏很多病例;对于新发传染病无历史经验支撑,无法进行及时预警。近年来发生的重大公共卫生事件,如亚洲的严重急性呼吸系统综合征冠状病毒(severe acute respiratory syndrome coronavirus,SARS-CoV)、全球范围的 H1N1/09 流感病毒、德国的大肠杆菌 O104∶H4 大爆发,以及全球范围的 COVID-19,促使各国政府机构和国际卫生机构对传染病监测方法进行改进。为了解决传统公共卫生事件预警的局限性,基于社交媒体和互联网的公共卫生监测方法逐渐发展起来。

标准的公共卫生事件监测方法有基于指标的监测和基于事件的监测。基于指标的监测系统会根据过去已经建立的针对每种疾病的监测和监测协议(用于计算发病率、季节性和疾病负担)收集和分析结构化数据,以便掌握有关人口的相关信息,以检测人口趋势或分布的变化,这就是上述提到的传统的公共卫生事件预警方式。而基于事件的监测是指有组织地快速获取可能对公共卫生构成威胁的事件的信息,这些信息往往不是依赖于官方报告,而是直接从事件的现场目击者那里获得,或者间接从各种传播渠道(如社会媒体或建立的常规警报系统)和信息渠道(如新闻媒体、公共卫生网络等)获得。基于事件的监测可以比基于指标的报告程序更快地确定事件,并且可以发现无法通过正式渠道报告的人群中发生的事件。基于社交媒体和互联网的公共卫生监测方法是基于事件的监测的重要组成部分,也是许多现有基于事件的监测系统最关注的来源。现有的基于事件的监测系统包含检索功能,使参与监测的流行病学专家和公共卫生科学家能够快速获取从许多媒体和新闻来源汇编的信息。

利用社交媒体和互联网作为数据来源的卫生信息技术是全球监测创新的重要驱动力,可以加快信息的收集和传递,以便对公共卫生事件做出更快更好的反应。一项研究表明,利用互联网数据(尤其是电子邮件和在线新闻)进行基于事件的监视,可以识别出与使用基于指标的监视方法相当的预警趋势。

加拿大卫生公共部开发的全球公共卫生智能网络(the global public health

intelligence network，GPHIN)系统利用互联网和最新的全球卫生事件新闻报道,创建了一种独特的早期预警暴发检测形式。GPHIN 创建了一种新的监测技术,这种技术破坏了疫情通报的国家边界,同时为全球疫情应对创造了新的可能性。通过将新闻纳入正在形成的全球传染病监测机制,GPHIN 有效地应对了全球媒体对官方国家疫情报告的挑战,提高了国际公共卫生的有效性和可信性。该系统早在 2002 年 11 月就在中国广东省发现了 SARS 的暴发,比世界卫生组织公开发表新呼吸道疾病病例的详细资料早了两个多月。2009 年谷歌利用其推出的谷歌流感趋势(Google Flu Trend，GFT)服务通过分析谷歌的大量搜索查询数据来跟踪人群中的流感状病例,可以准确地估计美国每个区域每周当前流感活动的水平,时间上的滞后只有 1 天。

移动健康和社交媒体的创新使用正开始对公共卫生实践产生重大影响。随着互联网使用的持续增长,人们使用移动技术和社交媒体来搜索健康信息,并发布自己的个人健康信息。Wilson 等人探索了使用移动技术建立个人免疫登记,以协助旅行者提供特定国家所需接种疫苗的证明。除了移动技术,许多人还利用社交媒体寻找和分享健康信息。针对特定疾病的网络在线社区平台正在往社交媒体应用程序的方向发展,并为研究人员提供了捕捉新的、监测不同类型数据的机会。社会媒体也为应急准备专业人员在减少灾害风险和管理方面展现出了希望。

然而,尽管基于社交网络的公共卫生事件监测技术已经有了很大的发展,相比于传统的方式节省了更多的人力、物力和财力,时效性也得到很大的提升,但目前基于社交网络的监测系统尚未被广泛接受并纳入主流供国家和国际卫生部门使用。该技术的局限性主要体现在以下几个方面。

(1) 社交网络提供的信息较多但质量不高,预警的假阳性较高。不同于传统监测系统的信息来源均为官方发布,社交网络提供的信息大部分来自公众和社交媒体,可信度不高。2012—2013 年甲型 H1N1 流感暴发期间,谷歌利用 GFT 服务进行流感趋势预测,但由于媒体的过多关注,其预测值远高于传统监测的估计值。

(2) 社交网络上用户的位置信息难以获取,系统无法在空间水平上开展监测。微博等社交 app 虽然为用户提供位置信息功能,但大多数用户不开启该功能,导致无法获取用户的位置信息。

(3) 从社交网络收集到的信息在传播给流行病学专家之前未得到有效的筛选。对大多数流行病学专家来说,从互联网收集数据的过程是复杂的,因为它包括文本挖掘(从网站或社交媒体搜索与健康有关的内容)、准备(提取和过滤与健康有关的信息)和只呈现最相关的内容(传播信息)。数据的获取和处理要么是自动的,要么是由人工完成的,结果通常依赖于用户与数据交互的技术,往往结果的差异也会很大。

虽然基于社交网络的公共卫生事件预警技术目前仍存在一些问题,但其在时效性上的优越性不容忽视。如果未来该项技术能够克服假阳性较高等一系列问题，基于社交网络的监测系统将会为疾病的早期预警提供帮助，从而在公共卫生信息领域发挥非常重要的作用。

8.6 小结

公共卫生信息系统是建立健全疾病预防控制体系、公共卫生事件应急机制和卫生执法监督体系的重要环节和纽带。该系统由国家、地方和基层的公共卫生机构组成，包括了急救中心、卫生防疫机构、保健机构和疾病防治机构等，发挥着疾病监测、卫生监测、医疗救治和指挥决策的作用。

公共卫生信息系统的发展与建设在各国都结合具体的国情、时期经历了不同的阶段，我国公共卫生信息系统经过几十年的发展也形成了比较完整的体系。目前的公共卫生系统需要加强中央和地方以及医疗机构与卫生部门信息系统的数据共享与整合，打破信息壁垒，持续构建和完善集传染病监测、卫生监测和医疗救治于一体的综合平台。

参考文献

［1］国务院办公厅. 国务院办公厅关于促进"互联网＋医疗健康"发展的意见[J]. 中华人民共和国国务院公报，2018(14)：9-13.

［2］国务院办公厅. 关于印发全国公共卫生信息化建设标准与规范(试行)的通知[J]. 中华人民共和国国家卫生健康委员会公报，2020(11)：1-119.

［3］朱皓. 医疗信息化的发展和未来[J]. 中国科技投资，2014(16)：1.

［4］JOHANSEN M A, HENRIKSEN E. The evolution of personal health records and their role for self-management：a literature review[J]. Stud Health Technol Inform, 2014，205：458-462.

［5］陈坤. 全人全程健康管理[J]. 全人全程健康管理，2012.

［6］MOFFET H H, NANCY A, DEAN S, et al. Cohort Profile：The diabetes study of northern california (DISTANCE)：objectives and design of a survey follow-up study of social health disparities in a managed care population[J]. Int J Epidemiol. 2016(1)：38-47.

［7］EMILY H, GALLAGHER A M, KRISHNAN B, et al. Data resource profile：clinical practice research datalink (CPRD)[J]. Int J Epidemiol, 2015(3)：827-836.

［8］HIPPISLEY-COX J, STABLES D, PRINGLE M. QRESEARCH：a new general practice database for research[J]. J Innov Health Inform, 2004，12(1)：49-50.

［9］IWAGAMI M, QIZILBASH N, GREGSON J, et al. Blood cholesterol and risk of dementia in more than 1. 8 million people over two decades：a retrospective cohort study[J]. Lancet Glob Healthy, 2021，2(8)：e498-e506.

［10］HIBBARD J U, WILKINS I, SUN L, et al. Respiratory morbidity in late preterm births[J].

Obstet Anesth Dig, 2011, 31(3): 419.

[11] LAZARUS R, KLOMPAS M, CAMPION F X, et al. Electronic support for public health: validated case finding and reporting for notifiable diseases using electronic medical data[J]. J Am Med Inform Assoc, 2008, 16(1): 18-24.

[12] FRIEDE A, REID J A, ORY H W. CDC WONDER: a comprehensive on-line public health information system of the centers for disease control and prevention[J]. Am J Public Health, 1993, 83(9): 1289-1294.

[13] SULLIVAN C, WONG I, ADAMS E, et al. Moving faster than the COVID-19 pandemic: the rapid, digital transformation of a public health system[J]. Appl Clin Inform, 2021, 12(2): 229-236.

[14] SARAN S, SINGH P, KUMAR V, et al. Review of geospatial technology for infectious disease surveillance: use case on COVID-19[J]. J Indian Soc Remote Sens, 2020, (1): 1121-1138.

[15] KAUPPINEN T, UUKSULAINEN S, SAALO A, et al. Use of the finnish information system on occupational exposure (FINJEM) in epidemiologic, surveillance, and other applications[J]. Ann Occup Hyg, 2014, (3): 380-396.

9 大数据技术与医疗信息化

随着医院信息系统、电子病历系统、影像存储与传输系统、放射科信息管理系统为主的医疗信息化系统在现代化医院中的大量使用,医疗信息系统中积累了大量医疗信息。使用大数据采集、存储、治理、分析、应用和安全技术,采取统一数据标准规范、数据技术规范和平台安全规范建立的医疗大数据平台不仅可以帮助患者主动参与医疗过程并为管理人员提供可视化分析工具,还能够有效改善医疗服务,同时为医学研究提供可用、高价值的医疗数据信息。

9.1 大数据技术概述

9.1.1 大数据简介

大数据(big data)泛指由于其自身容量太大、增速过快且类型过于复杂而需要"新的处理模式"才能使其具备更强决策力、更为深刻洞见的高增长多样化的海量信息资产。单从数据的类别而言,大数据是指那些传统手段无法收集、存储、管理和处理的信息,数据集规模超出传统手段的处理能力范围,通常需要更加强大的手段来处理的信息。

IBM 公司提出大数据具有 5 个特征,可以将其归纳为以下 5 个"v"。

(1) 容量(volume)。大数据容量的数据单位已经由 TB 级别跨越到了 DB 级别,不仅给数据的存储和处理带来影响,还需要在数据准备、数据恢复和数据管理等操作进行技术升级。

(2) 速率(velocity)。数据增长速度快,处理速度也快,时效性要求高。例如,搜索引擎要求几分钟前的新闻能够被用户查询到,个性化推荐算法尽可能实时完成推荐。这是大数据区别于传统数据挖掘的显著特征。

(3) 多样性(variety)。大数据处理方案需要支持不同格式和类型的数据。可以粗略地将数据分为结构化数据、非结构化数据和半结构化数据。结构化数据遵循标准的模型,常常以表格形式存储,一般存储在关系型数据库中。非结构化数据与结构化数据相反,一般不遵循统一的数据模式,占现实数据的 80% 以上,这种数据可以是文本和二进制文件。如果需要存储在关系型数据库中则一般以 BLOB 形式存储在表中。而半结构化数据介于二者之间,它具有一定的结构与一致性约束,但本质上不具有关系性。这类数据一般存储在文本文件中,常见形式是 XML 和 JSON 文件。

(4)真实性(veracity)。真实性指的是数据的质量和保真性。进入大数据环境的数据需要经过数据处理以消除噪声和不真实的数据。只有真实的数据才能够被转化为有用的信息和知识。

(5)价值(value)。大数据的价值来源于数据的真实性,数据的真实性越高,则价值越高。同时,由于数据具有时效性,那么其价值也取决于数据处理的速度,获取处理后数据的延时越小,则数据的价值越高。

大数据分析项目的生命周期可以分为以下 9 个阶段,如图 9-1 所示。

(1)案例评估。按照 SMART 标准确定执行分析的理由、动机和目标。SMART 标准指的是具体的(specific)、可衡量的(measure)、可实现的(attainable)、相关的(relevant)和及时的(timely)。

(2)数据标识。该阶段用来标识分析项目所需要的数据集和资源。该数据集和资源可能来源、结构和内容都有很大不同,因此需要后续进一步进行处理。

(3)数据获取与过滤。在此阶段对获取的数据进行过滤和分类,以便去除被污染的数据和对项目无价值的数据。

(4)数据提取。上阶段已经获取到分析所需要的数据,本阶段的目的就是将该输入数据转换为后续操作可以处理的格式。

(5)数据验证和清理。一般来说,无效的数据会歪曲和伪造分析的结果。本阶段的目的就是整合不同数据集的验证规则并移除已知的无效数据。

(6)数据聚合与表示。大数据分析项目中,数据需要在多个数据集中进行传播,因此需

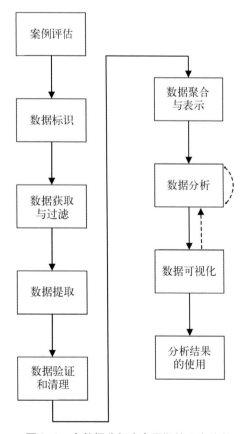

图 9-1 大数据分析生命周期的 9 个阶段

要在这个阶段将这些数据集通过相同的域连接起来,从而获得一个统一的视图。

（7）数据分析。一般来说,大数据项目的分析阶段可以分为验证分析和探索分析两个部分。验证分析指的是先提出一种假设,接下来使用数据分析方法来验证或反驳该假设,从而为具体问题提供明确答案。与验证分析不同,探索分析往往和数据挖掘紧密结合,通过数据分析产生一种对现象起因的理解,一般无法对问题提供明确答案,但会给出一个大致的方向。

（8）数据可视化。在此阶段将使用数据可视化技术和工具,将数据分析的结果通过丰富清晰的图形表现出来。

（9）分析结果的使用。大数据分析的结果能够确定保证处理分析数据产出最大价值的方式和环节,可以用来改善整个项目的逻辑。

9.1.2   大数据技术简介

大数据技术是指从各类数据中快速获取有价值的信息的技术。一般来说,大数据技术主要指的是大数据采集、大数据存储和管理、大数据分析及挖掘、大数据解释和应用等场合所需的技术工具。以下将从云计算、分布式数据库系统和大数据处理工具三个方面简单介绍大数据技术。

9.1.2.1   云计算

“云计算”的概念第一次出现是在 2006 年 8 月 9 日的搜索引擎大会上由谷歌首席执行官埃里克·斯密特提出的。它是分布式计算、并行计算等传统计算机技术和网络技术发展融合的产物。它能够通过网络“云”将巨大的数据计算处理程序分解成无数个小程序,接着通过多部服务器组成的系统进行处理和分析这些小程序得到结果,最后将这些结果返回给用户。在早期,云计算是简单的分布式计算,主要解决任务的分发和计算结果的合并。目前所说的云计算指的是分布式计算、效用计算、负载均衡、并行计算、网络存储、热备份冗余和虚拟化等技术混合的结果。从技术上看,大数据的存储和处理必然需要采用分布式计算架构,云计算能够为其提供强大的存储和计算能力。

目前,国内外主流的云服务厂商有阿里云、腾讯云、华为云、百度智能云、微软公司的 Azure 智能云和亚马逊公司的 AWS(amazon web services)。它们为能够用户提供基础设施即服务(infrastructure as a service,IaaS)、平台即服务(platform as a service,PaaS)和软件即服务(software as a service,SaaS)。

9.1.2.2   分布式数据库系统

传统的关系型数据库主要用来存储结构化数据,但是在大数据项目中多为非结构化数据和半结构化数据,传统数据库不能很好地满足大数据高并发读写性能、高存储性能和高扩展性能的需求。由此,非关系型数据库 NoSQL(not only SQL)应运而生。这些数据库具有可扩展、高并发读写性能、数据模型灵活和高可用性的优点。根据数据库的结构化方法和应用场合的不同,可以将其分为以下三类。

(1)面向文档存储的 NoSQL 数据库,主要代表是 MongoDB。MongoDB 是一个采用 C++语言编写的基于分布式文件存储的开源数据库系统,它能够在高负载的情况下,添加更多的节点以保证服务器的性能,因此在能够存储海量数据的同时保持良好的查询性能。MongoDB 将数据存储为一个文档,数据结构由键值(key-value)对组成,文档类似于 JSON 对象,字段值可以包含其他文档、数组及文档数组,能够支持复杂数据类型的存储。MongoDB 的语法类似于面向对象的查询语言,几乎可以实现关系数据库单表查询的绝大部分功能。MongoDB 主要能够解决海量数据的访问效率问题,当数据量在 50 GB 以上时,相比于关系型数据库,其性能有显著提升。

(2)面向高性能并发读写的 key-value 数据库,主要代表是远程字典服务(remote dictionary server, Redis)。Redis 是一个由 Salvatore Sanfilippo 开发的跨平台的非关系型数据库,采用 ANSI C 语言编写并遵守伯克利软件套件(Berkeley software distribution, BSD)协议。Redis 支持基于内存、分布式、可选持久性的数据库,同时提供多种语言的 API。Redis 通常被称为数据结构服务器,字段值可以是字符串、哈希表、列表、集合和有序集合等类型。Redis 可以把数据库加载到内存中进行操作,速度非常快,能够使读的速度达到 110 000 次/秒,使写的速度达到 81 000 次/秒,但同时也因为其运行在内存中,所以对不同数据集进行高速读写需要权衡内存(数据量不能大于硬件内存)。因此,Redis 的应用场景主要为小容量数据集的高性能操作和读写。

(3)面向高扩展性的分布式数据库。主要代表是有 Facebook 公司开发的 Cassandra。Cassandra 是一个混合型的非关系型数据库,其主要功能比传统 key-value 数据库丰富但是支持度不如面向文档储存的数据库。它结合了谷歌公司开发的 BigTable 基于列族(Column Family)的数据模型和 Amazon Dynamo 的完全分布式的架构。Cassandra 的读写操作会被复制到其他节点上,因此对一个 Cassandra 集群来说,具有极高的扩展性,非常适合应用于节点规模变化较快的场景。

9.1.2.3 大数据处理工具

大数据蕴含的巨大价值驱使着一些公司开发出进行数据处理的平台和工具,目前主流的平台或工具如下:由 Apache 基金会开发 Hadoop 框架,由 Twitter 公司开源的 Apache Storm 框架,由加州大学伯克利分校开发的 Spark 框架。本节主要介绍 Apache Strom 框架,另外两个框架将在后续章节中进行详细介绍。

Apache Storm 是一个分布式实时大数据处理系统。Apache Storm 设计用于在容错和水平可扩展方法中处理大量数据。它是一个流数据框架,流过程在集群上每秒可以访问数万条消息,具有最高的访问率和非常低的延迟。在负载增加的情况下,它依然可以通过线性增加资源来保持性能,具有高度可扩展性。得益于 Apache Storm 优秀的实时处理性能,它被广泛应用于信息流处理、连续计算和分布式远程程序调用。

　　Apache Storm 的集群结构如图 9-2 所示,有两种类型的节点,即 Nimbus(主节点)和 Supervisor(工作节点)。Nimbus 是 Apache Storm 的核心组件,它的主要工作是运行 Apache Storm 拓扑结构。Nimbus 分析拓扑结构并收集要执行的任务,然后将任务分配给可用的 Supervisor 并进行故障监视。Supervisor 有一个或多个工作进程,Supervisor 将任务委派给工作进程,工作进程根据需要产生尽可能多的 Executor(执行器)并运行任务。ZooKeeper framework(ZooKeeper 框架)中的 ZooKeeper 使用集群(节点组)用于协调 Nimbus 和 Supervisor 节点的工作状态,帮助它们进行交互。

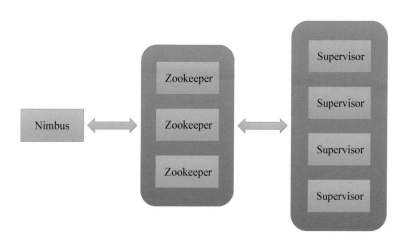

图 9-2　Apache Storm 的集群结构

9.1.3　医学信息系统需要大数据技术

　　医疗领域内的数据主要包含疾病研究和治疗过程中产生的数据,它们有着各种各样的数据类型。医学信息系统中的数据主要来源有电子病历数据、临床笔记数据、医学影像数据和临床试验数据。

　　1) 电子病历数据

　　电子病历是一项基本的医疗保健技术,电子病历数据包含各级医疗机构的数据。内容主要包括:患者的基本情况、人口信息、入出转院数据、诊断、治疗、处方、实验室检查、生理检测数据、临床笔记等。大多数情况下,电子病历多以文本为主,多为半结构化和非结构化数据。

2）临床笔记数据

临床笔记也称为病案报告，属于电子病历的一部分，一般包括医嘱、入出转院小结和其他描述性质的分析报告等。临床笔记中往往包含一些特殊符号和缩写，不同医生在描述同一概念时往往会采用不同的表达。同时，在临床笔记数据中，"复制粘贴"的内容占有很大的比例。

3）医学影像数据

医学影像是一种以非侵入方式取得人体及其内部组织影像，并实现逆问题推演的多技术与处理过程，其中技术包含影像诊断学、放射学、内镜、医疗用热影像技术、医学摄影、显微镜、脑波图与脑磁造影技术等，如 X 射线检查、CT、B 超、胃镜肠镜、血管造影、脑磁图等。医学影像数据大多以图片形式存在，数据量大且图像特征表达复杂。目前，医学影像数据大约占医学信息系统内数据的 90％以上，很多医院的医学影像相关数据单位已经达到 PB 级。

4）临床试验数据

在医疗信息系统中还存储着大量医学、药学和护理学等相关的随机对照试验数据，这些数据主要用来检测某种疗法或药物的效果。

医学信息系统中的数据具有独特的性质，如隐私性、异构性、不完整性、冗余性和数据表征不明显等。

医学信息系统数据就像一座待发掘的石油矿，需要依据其特点合理利用大数据技术对其进行管理、研究、挖掘，从中获取有利信息，改善医疗状况。

9.1.4　大数据技术在医学信息系统中的发展历程

假如以世界上第一个电子病历系统的实现为起点，医学信息系统到今天为止已经有 50 余年的发展历史了。在这 50 余年间，医学信息系统中积累了大量的相关数据，大数据技术也在日新月异地发展。本节将以人工智能为切入点，简要介绍大数据技术在医学信息系统中的发展历程。

20 世纪 60 至 70 年代是医学人工智能的初步探索阶段。1968 年，人工智能专家系统 Dendral 被应用于生化医学领域，帮助研究者通过分析质谱推测有机分子的结构。20世纪 70 年代初，研究人员开始探索将人工智能技术应用于医疗领域。1972 年，利兹大学研发出最早的医疗专家系统 AAPHelp——用于腹部疼痛的辅助诊断及手术的相关需求。同一时期，斯坦福大学开发出血液感染病诊断专家系统 MYCIN，它能够帮助医生对患者进行诊断并开具抗生素处方。尽管 MYCIN 并没有被用于实践，但是研究表明该系统提出的治疗方案具有较高的可接受度。早期的很多医疗诊断和咨询型的专家系统都参考了 MYCIN 的技术，因此，MYCIN 被誉为是最有影响力的专家系统。1979

年,斯坦福大学研发出首个被应用于临床的人工智能系统——PUFF,用来解读肺功能检查报告。由于医学的高复杂性,早期医学人工智能系统的应用大多并不成功,但这也开启了人工智能在医学领域的探索和发展。

20世纪80年代至20世纪末,医学人工智能的发展进入累积成长阶段。由于研究对象的复杂性和发展成果的实用性,医学人工智能成为人工智能领域的重要分支并得到了广泛的关注。1985年,第一届医学人工智能会议在意大利召开,接着创办了 *Artificial Intelligence in Medicine* 期刊。医学人工智能在知识工程、机器学习、不确定性系统、本体论与术语、自然语言处理、分布式合作系统、图像及信号处理等领域中都取得了积累和突破性的发展。20世纪80年代,用于预测患者病死率的第一个商业化医用决策系统 APACHE 被乔治·华盛顿大学研发出来。随后,大量研究者在医学专家系统方面投入精力,各种医学专家系统如雨后春笋般不断出现。这个阶段是医学人工智能相关知识、技术、实践经验的积累和突破阶段。

21世纪,医学人工智能进入快速蓬勃发展阶段。各种大数据挖掘、深度学习、人工神经网络等技术应用于医学人工智能的研究,分析生物医学数据中蕴含的关键机制、建立有效的临床辅助诊断系统、促进临床药物研发、开发辅助治疗机器人并向精准医疗挺进。在21世纪,作为医学人工智能的一个全新的子领域——生物信息学(bioinformatics)出现并迅速地发展起来。在中国,医学人工智能行业也得到了广泛关注,仅在有记录的2017年一年,相关行业融资总额就已经超过17亿元人民币。在2020年的抗击新冠肺炎疫情中,新冠肺炎CT影像综合分析与辅助诊断系统,人工智能与新冠肺炎病毒药物智能开发筛选,智能生物识别与智能医学检测系统,远程会诊和机器人护理等技术发挥了独特作用。未来,医学人工智能和医疗大数据还将继续蓬勃发展。

9.2 医疗大数据技术基础

9.2.1 数据存储管理

随着医疗大数据的不断增长,对医院信息系统的数据存储管理提出了较高的要求,本节以 Hadoop 为例介绍数据存储管理在医院信息系统中的应用。

Hadoop 是一款支持数据密集型分布式应用程序开源软件框架,支持在商用硬件构建的大型集群上运行。所有的 Hadoop 模块都假设硬件故障是常见的情况,应该交由框架自动处理。因此,Hadoop 架构具有高可靠性、高扩展性、高效、高容错性、低成本等特点,被广泛应用在各种大数据存储管理的场合,当然也包括医学大数据的应用。

Hadoop 的核心设计是 Hadoop 分布式文件系统(Hadoop distributed file system, HDFS)和 MapReduce 工作流程。HDFS 存储 Hadoop 集群中所有存储节点上的位置,

是 Hadoop 的底层。它的集群结构如图 9-3 所示,采用 master/slave 架构,由 NameNode、DataNode 和 Client 组成。在 HDFS 中仅存在一个 NameNode,它在内部提供元数据服务,其功能包括管理 HDFS 的集群配置和命名空间信息,管理文件信息,以及存储文件的 DataNode 信息。DataNode 将数据作为块存储在其中,也被称为从节点,它将实际数据存储在 HDFS 中。Client 负责为 NameNode 和 DataNode 之间发送请求。HDFS 之上是 MapReduce 引擎。MapReduce 能对原始数据执行 Spliting 操作并进行数据分区,将分区后的数据交给不同的 Map 任务区执行,再将数据转化为键值对集合进行输出,最后采用 Reduce 函数将其结果进行合并,并且以文本、二进制和数据库输出等不同的形式将结果输出。HDFS 配合 MapReduce 使 Hadoop 完美应用于数据批处理。除了这两个主要部分之外,Hadoop 还包含一系列子项目,如:用作数据分析和评价的 Pig,提供结构化查询功能的 Hive 数据库,提供协调服务的 ZooKeeper,用于数据挖掘的分布式数据库 HBase,分布式数据集合系统 Chukwa,数据序列化系统 Avor。

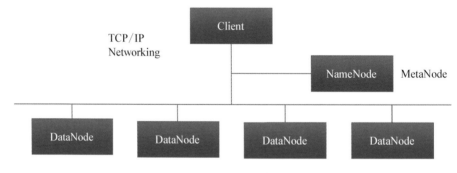

图 9-3　HDFS 集群简化结构

以医院信息系统为例,系统在最底层的数据层将现有的数据文件分别保存在 Hadoop 数据节点中,使用其跟随数据进行分片管理和负载。系统将结构化数据保存在 Hive 数据库中,设定数据量存储容量的额定值,对超过额定值的数据进行二次分片。对于非结构化数据,系统将其保存在 HBase 数据库中。验证发现,使用 Hadoop 对数据的分布式存储和管理的数据库相比于传统单一节点数据库,会有更高的运行效率。

9.2.2　数据高效处理

医学大数据处理模式可以分为批处理模式和流处理模式。批处理主要用来操作大容量静态数据集,并在计算过程完成后返回结果,非常适合需要访问全套记录才能完成的计算工作,Hadoop 就是一种专门用于批处理的处理框架。但是,在处理非常大规模数据集时,批处理会耗费大量的时间。流处理模式会对随时进入系统的数据进行计算。

相比于批处理模式,这是一种截然不同的处理方式,无需针对整个数据集执行操作,而是对通过系统传输的每个数据项执行操作。因此,流处理模式可以处理几乎无限量的数据,但同一时间只能处理一条(真正的流处理)或很少量(微批处理,micro-batch processing)数据,不同记录间只维持最少量的状态。流处理模式在深度学习等医学大数据处理技术方面具有较为优越的表现[1]。

图形处理单元(graphics processing unit,GPU)是目前大数据和智能计算时代的宠儿,在智能计算领域,GPU 占据了硬件的主导地位。从硬件的角度来看,GPU 的执行单元是由流处理器组成的,通过堆叠大量同构的流处理器来提供超强的计算能力;从软件的角度看,GPU 的内核执行模式是典型的数据流执行模式,不同的内核的执行顺序是由资源和输入输出数据是否准备就绪决定的。得益于 GPU 的内部设计,大量线程可以同时存在,在大规模数据集进行机器学习和深度学习时有最佳表现[2]。

Apache Spark 是一个开源集群运算框架,最初由加州大学伯克利分校 AMPLab 开发。它的核心模型是弹性分布式数据集(resilient distributed datasets,RDD),是一个具有自动容错、位置感知性调度和可伸缩性等特点的数据流模型。相比于 Hadoop 的 MapReduce 会在运行完工作后将中介数据存放到磁盘中,Spark 使用了存储器内运算技术,能在数据尚未写入硬盘时即在存储器内进行分析运算。Spark 在存储器内运行程序的运算速度能比 Hadoop MapReduce 的运算速度高出 100 倍,即便是程序在硬盘中运行时,Spark 的速度也能提高 10 倍。Spark 允许用户将数据加载至集群存储器并多次对其进行查询,非常适合用于机器学习算法对海量数据进行分析处理。Spark Streaming 模块实现实时计算,采用微批处理方法,将流处理组织为在小时间窗口上定期执行的批量计算,实现了毫秒级时间数据集的批量计算。

可以说,医学大数据的处理离不开 GPU 和相关流处理架构模型的应用,结合 GPU 和 Spark 技术的医学信息系统也在不断研发中。

9.2.3 数据分析技术

传统的大数据技术数据分析技术包含定量分析、定性分析、文本挖掘、机器学习和语义分析,结合医学大数据的特点,目前在医疗大数据使用最多的技术为机器学习、自然语言处理和文本挖掘。

机器学习是人工智能的一个分支,主要是设计和分析一些让计算机可以自动“学习”的算法。机器学习算法是一类从数据中自动分析获得规律,并利用规律对未知数据进行预测的算法。目前,对医学大数据的分析最多的是聚类分析和模式识别,一般使用人工神经网络、决策树、感知器、支持向量机、聚类算法和贝叶斯分类器。目前,机器学习已经广泛应用于自然语言处理、生物特征识别、医学诊断、DNA 序列测序等方面[3]。

自然语言处理是计算机科学的一个分支，是研究如何有效地处理自然语言、供计算机直接使用的一门交叉性学科。自然语言处理包括多个方面和多个步骤，基本涵盖认知、理解、生成等部分。自然语言认知和理解是让计算机把输入的语言变成包含信息的符号和关系，然后根据目的再处理。自然语言生成系统则是把计算机数据转化为自然语言。自然语言处理技术经过统计机器翻译、有监督的机器学习、非监督学习和半监督学习算法的发展，目前已经进入深度学习的领域，并在语言模型、语法分析方面取得了显著成果。在生物医学领域，自然语言处理技术主要用于生物医学信息抽取、隐私信息识别、文本摘要、构建生物医学问答系统和生物医学知识发现等领域，并取得了一定的成果[4]。

文本挖掘又称为文字探勘、文本数据挖掘等，是一个对非结构化文本数据进行分析从而获得用户关心或感兴趣、有潜在使用价值的信息和知识的过程。文本挖掘是传统面向结构化数据的数据挖掘的延伸，但传统的数据挖掘方法通常不能被直接用于文本挖掘。文本数据的无结构性使得在知识挖掘的过程中，需要使用自然语言处理技术来抽取文本数据的特征，通常在对输入文本的处理中通过对数据的分析，加上一些语言特征和消除噪声后，生成结构化数据。典型的文本挖掘方法包括文本分类、文本聚类、概念/实体挖掘、输出精确分类、观点分析、文档摘要和实体关系模型。

9.2.4 数据可视化

可视化（visualization）是用于创建图像、图表或动画等以呈现信息的任何技术。自人类诞生以来，通过视觉图像进行可视化一直是传达抽象和具体思想的有效途径。使用可视化来呈现信息并不是一个新现象，地图就是一个很典型的数据可视化的例子，但是在早期并重视可视化，直到 1987 年出版了《科学计算中的可视化》，数据可视化、信息可视化和知识可视化等概念逐渐受到重视。数据可视化是指通过计算机图形学或者一般图形学对计算机大规模计算所得的数据进行处理，将其转换为专注于某项数据特性的图形或图像，并以直观的方式表达出来。数据可视化是数据基于驱动形成的，它的研究重点也是如何对数字进行更加直观的表达。信息可视化依托的是大规模的数据，最早由 Xerox PARC 的用户界面研究小组创造，目的是提供可以动态符合需求的可视化结果。知识可视化是由数据可视化和信息可视化发展而来的，侧重对数据与分析结果的直接展示，研究重点是更加直观地展现内部知识的方法。

目前，医疗数据可视化存在最多的表现形式还是数据可视化。按照数据的类型可以将医疗数据分为时空数据和非时空数据，如图 9-4 所示。

时空数据指的是具有地理位置与时间标签的数据。一般将带有空间坐标的数据称为空间数据（spatial data），其中标量场是空间采样位置上记录单个标量的数据场。一

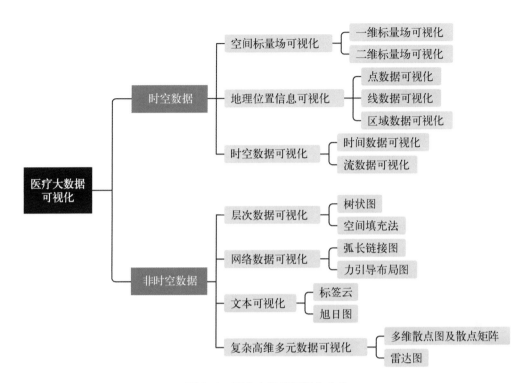

图 9-4　医疗大数据可视化分类

维标量场可视化是沿某一条路径采样得到的标量场数据,用线图形式呈现出数据的分布规律,一般用于各种生化检验结果的展示。二维标量场可视化通过在二维平面上标量数据的分布特征表现出来,常见的 X 线片就是其中的一个代表。有一些空间数据如可穿戴式传感检测设备携带的地理位置信息,也可以结合这些地理位置信息将数据坐标绘制在地图上。根据数据对象表现形式不同,可视化可以分为点数据可视化、线数据可视化和区域数据可视化。点数据可视化可以通过离散点的密集程度、数据对象的颜色及大小等表示数据的特征。线数据可视化可以连接两个或两个以上地点的线段或路径,展现区域内疾病分布情况,一种常见的用法是流式图(flow map)。区域可视化能够通过对区域绘图展现数据分布和地理区域的关系,检测是否出现地域性遗传病。还有一些数据具有时序性,会随时间的变化而变化。首先,将时间作为坐标轴,绘制折线图,能够将其适用于日常门诊分析业务流量等场合。对于随时间不断增加的流数据:一种方法是使用无限长度的时间轴,采用流动窗口观察,将流数据转换为静态数据,进行局部分析;另一种方法是将新数据叠加在历史数据上,监控数据随时间的变化,可以用来预测近期高发疾病。

　　对于非时空数据,可以进一步分为层次数据、网络数据、文本内容数据及复杂高维的多元数据。对于层次数据,一般使用树状图来展现其层次性,其缺点是当下面的叶子节点很多时会影响显示效果。另外一种展示层次数据的方法是空间填充法,采用矩形表示层次结构中的节点,父子节点之间的层次关系用矩形之间的相互嵌套隐喻来表达,可以充分利用屏幕面积。对于不具有自底向上或自顶向下结构的网格数据,一般采用弧长链接图法和力引导布局图。二者都采用节点表示数据,不同的是前者将节点沿一个线性轴或环状排列,使用圆弧连接各个节点,适用于用药情况分析和日常病情监测。后者的节点松散地分布在一张图中,使用直线连接有关系的节点,一般用于基因关联分析。文本内容是大数据时代非结构化数据类型的典型代表,也是大数据的重要表现形式,文本可视化的意义在于将文本中蕴含的语义特征形象化地进行表达。根据不同的形态,可以使用权重影响标签大小的标签云和关键字关系远近的旭日图等方法描述相关概念的重要性。对于复杂高维多元数据可视化,可以采用二维或三维散点图,以及散点矩阵或雷达图的形式,展现其在多维空间上的意义,进而能够直观地观察出不同影响因素下数据的变化。

9.3 医疗大数据平台建设

9.3.1 平台建设思想

随着医疗信息化、自动化水平的不断提高,我国的医疗大数据呈现爆发式的增长,而相应医疗行业对医疗大数据应用的需求也在不断提升。作为宝贵的基础性战略资源,能够将这些医疗大数据进行安全高效的整合,并采用合适的医疗数据分析技术和工具进行挖掘分析,对我国健康医疗领域的进步有着极为重要的意义。

虽然治理应用医疗大数据的相关工作在我国已开展多年,但目前仍旧处于行业发展的初期。医院中的大量信息资源囿于数据收集、整合和管理的不规范,仍然在数据库中“沉睡”,数据的利用效率不高。同时,值得注意的是,医疗信息具有高度的敏感性。目前各大医疗机构之间安全高效的数据共享机制的缺失,造成了许多“信息孤岛”的产生,拥有数据的机构不愿共享,需要数据的机构无法得到数据,严重限制了我国对医疗大数据的治理应用。因此,建设能够对医疗大数据进行管理、分析和应用的医疗大数据平台刻不容缓。

医疗大数据平台是指具备医疗数据采集、数据存储、数据分析和数据展现等多种功能的综合信息平台,是对医疗大数据进行管理、分析和应用的强有力工具。原国家卫计委(现国家卫生健康委员会)在《医院信息化建设应用技术指引(试行)》中,对医疗大数据平台的标准解释进行了以下说明。

(1) 数据交换汇集。多种数据采集接入技术,实现医疗机构内部数据、医疗相关科室数据、健康数据和互联网数据等多源异构数据的解析、汇集和共享。

（2）数据存储。基于列数据库、文件数据库、分布式数据库、集群等多种文件存储技术，支持结构化、半结构化、非结构化文件的分布式存储。

（3）分布式计算。基于分布式计算框架，利用集群资源，实现计算任务的分布式并行执行，提高多源异构海量数据的计算效率。

（4）数据可视化。基于统一时空框架，利用可交互的可视化界面方式，实现医疗卫生大数据综合展现。

面向医务人员，医疗大数据平台的建立能够通过大数据技术对病历文档实现结构化处理，满足临床科研数据的采集需求。面对海量数据也可以进行高效的查找，建立精准的研究队列。医疗大数据平台还可以为医务人员提供基于医疗大数据支持的医疗服务，获取各种疾病的辅助诊疗服务，借助过往病例和各大数据源深入分析相关病症并推荐最佳治疗方案，为个性化医疗打下基础。

面向患者，医疗大数据平台的建立能够使患者主动地参与医疗过程，有利于医生综合患者的既往病史、健康数据提供个性化医疗，做出更为准确的疾病诊断。这样的医疗模式更加尊重患者的个性化特征和需求。医疗大数据平台也可以更为高效地协调整合不同专业的医疗服务，保证医疗服务的连续性和可及性，从而提升医疗质量。

面向管理人员，医疗大数据平台能够提供统一的可视化分析工具，实现医院的精细化管理，通过医疗大数据平台可以对医院门诊的手术量、床位的使用率、出/入院人数、设备使用率、疾病图谱等数据进行高效的整合分析，为医院运营的相关决策提供客观可靠的数据支撑，同时通过不同时期数据的对比分析，管理人员能够准确地评估医院当前的运营情况并迅速定位运营过程中的薄弱环节，从而进行有针对性的改进。

借助医疗大数据平台发展起来的大数据整合治理和分析挖掘技术，能够提高医疗机构的生产力，实现历史医疗资源的再利用，更重要的是能够对大数据的思维和方法进行研究，从而突破那些传统思维和方法无法完成的问题，实现对医疗数据进行高效的检索、结构化和分析计算。与此同时，推广高效、安全、稳定的医疗大数据平台建设，实现医疗大数据安全的交互共享，会使得数据的使用价值增加，同时也会为医务工作者、临床研究人员、管理人员和患者本身提供可靠有效的服务和协助。

9.3.2 大数据平台生态体系

9.3.2.1 数据体系

医疗大数据是指医生对患者诊疗和治疗过程中产生的数据，医疗大数据涵盖了患者的基本数据、诊断数据、电子病历、医学影像报告数据、医学管理、经济数据、医疗设备和仪器数据等。医疗大数据除了具有大数据的特点外，还具有时序性、隐私性和不完整性等医疗领域固有的主要特征,而体量大、质量高、标准统一的医疗大数据是医疗大数据平台建设的数据基础。

医疗大数据具有的多源、异构、非统一等数据特性造成了医疗大数据标准体系与以往国家或者行业的数据标准有所不同,不同种类的医疗大数据往往需要因地制宜并采用更为宽泛灵活的数据标准,因此行业内应当积极推动构建医疗大数据价值利用的标准规范体系建设。

积极推动构建医疗大数据价值利用的标准规范体系建设,首先要积极完善医疗大数据相关利益方的梳理,理清医疗大数据平台中服务的提供者和消费者,同时还要理清数据流通环节其他的利益方和责任方,通过对这些数据相关利益方的梳理就能得到数据流通各个环节的业务需求和相关技术的需求,二者共同构成了整个大数据平台的需求,用于评估医疗大数据价值利用标准规范体系的合理性。其次,医疗大数据价值利用的标准规范体系还要从数据流维度和 IT 服务维度来进行构建:从数据流维度来进行分析,数据价值是通过数据采集、集成、分析和使用结果来实现的;而从 IT 服务维度来进行分析,数据价值是通过平台 IT 服务来实现的,通过 IT 服务来确保医疗大数据平台数据的一致性、安全性和准确性,从而有效利用医疗大数据平台的数据价值。

根据数据相关方的利益、数据流通的环节和平台服务协议等因素,基于用例驱动的方法积极推动构建医疗大数据价值利用的标准规范体系建设是打好医疗大数据平台数据基础的关键所在,同时也是医疗大数平台生态体系中的关键一环。

9.3.2.2 技术体系

中国医院协会信息专业委员会 2019 年发布的《医疗机构医疗大数据平台建设指南》指出,目前建设医疗大数据平台主要有以下需求。

(1) 稳定的大数据平台:通过大数据相关技术和框架,平台可以提供稳定高效的数据采集、数据融合、数据挖掘、数据计算、数据分析、数据治理功能。

(2) 多样的大数据采集:平台应支持全表采集、增量抽取等多种数据采集的方式,并且应支持日志管理和异常监控。

(3) 有效的大数据治理:平台应支持对结构化和非结构化数据、集中式和分布式数据的统一建模;支持对大数据脱敏、清洗的数据治理;以统一的数据标准对多源异构数据进行归一化处理。

(4) 丰富的大数据应用:平台应可以利用数据中心的大数据资源,对医疗服务、科研管理、医院治理等的辅助决策支持应用。

(5) 灵活的大数据展示:提供大数据数据模型可视化配置,提供大数据分析结果的可视化展示。

(6) 安全的大数据服务:平台应保障对大数据进行存储、访问、传输等服务时的安全,能够对数据进行安全评估和数据流转监控,防止隐私数据泄露。

在面对海量的数据规模、多元化的数据类型、动态的数据体系和巨大的数据价值时,传统的技术手段已经满足不了上述六大需求了,传统的存储和运算模式难以应对当前的数据规模和数据的复杂程度,通过传统的数据分析模式也难以深入挖掘数据的潜在价值。因此,构建更加先进的和能够应对当前医疗大数据的技术体系是医疗大数据平台生态体系不可或缺的一环。

9.3.2.3 政策体系

目前,国家也在越来越重视医疗大数据的治理应用和医疗大数据平台的建设推广,并积极出台相关的政策对其进行引导。

2015 年 9 月国务院发布了《国务院关于印发促进大数据发展行动纲要的通知(国发〔2015〕50 号)》(以下简称《通知》)。《通知》指出,要在医疗健康领域全面推广大数据应用,健康医疗大数据作为国家重要的基础性战略资源,它的应用发展将给健康医疗模式带来深刻变化,有利于激发并深化医药卫生体制改革的动力和活力,以提升健康医疗服务效率与质量,扩大资源供给,不断满足人民群众多层次、多样化的健康需求。

2016 年,国务院办公厅发布了《关于促进和规范健康医疗大数据应用发展的指导意见(国办法〔2016〕47 号)》(以下简称《指导意见》),《指导意见》进一步指出“通过‘互联网＋健康医疗’探索服务新模式、培育发展新业态,努力建设人民满意的医疗卫生事业,为打造健康中国提供有力支撑。健康医疗大数据以居民电子健康档案、电子病历、电子处方等为核心,融合了可穿戴设备、智能健康电子产品等产生个人健康数据资源,构建人口健康信息资源库。”《指导意见》要求以保障全体人民健康为出发点,消除“信息孤岛”,建设健康医疗大数据平台,推进健康医疗大数据的共享和应用。医疗大数据作为健康医疗大数据的重要组成部分,其主要目的是基于临床医疗数据和医学专业知识分析患者疾病信息,为患者提供精准医疗服务。为了推进医疗大数据的应用,有必要建设医疗大数据平台,为临床医疗、医学科研、个人健康管理奠定坚实的技术基础。

2018 年 4 月,国家卫生健康委员会规划与信息司发布了《全国医院信息化建设标准与规范(试行)》(简称《标准与规范》),《标准与规范》对未来 5～10 年全国医院信息化应用发展提出了建设要求,要求医院实现信息共享和业务交互、数据标准化、业务规范化,同时也对大数据技术在医疗业务中的应用提出明确要求和基本功能描述。《标准与规范》明确,医疗机构需要借助医疗大数据平台来管理、分析、利用医疗大数据,以实现提升医学科研及应用效能,推动智慧医疗发展的目标。建设医疗大数据平台,通过运用大数据的分析和发掘技术,可以在一定程度上帮助医疗机构运用历史医疗资源,增强竞争力,同时借助大数据的思维和方法进行研究,来突破过去采用传统思维和方法而无法完成的任务,实现对医疗数据的高效检索、后结构化和计算分析。

2018年9月,国家卫生健康委员会出台了《国家健康医疗大数据标准、安全和服务管理办法(试行)》(简称《试行办法》)。《试行办法》明确了健康医疗大数据的定义、内涵和外延,以及制定办法的目的、依据、适用范围、遵循原则和总体思路等,明确了各级卫生健康行政部门的边界和权责,各级各类医疗卫生机构及相应应用单位的责、权、利,并对这三个方面进行了规范。在标准管理方面,明确了开展健康医疗大数据标准管理工作的原则,以及各级卫生行政部门的工作职责,提倡多方参与标准管理工作,完善健康医疗大数据标准管理平台,并对标准管理流程、激励约束机制、应用效果评估、开发与应用等进行规定;在安全管理方面,明确了健康医疗大数据安全管理的范畴,建立健全相关安全管理制度、操作规程和技术规范,提出了数据分级、分类、分域的存储要求,对网络安全等级保护、关键信息基础设施安全、数据安全保障措施等重点环节提出明确的要求;在服务管理方面,明确了相关方职责和实施健康医疗大数据管理服务的原则,实行"统一分级授权、分类应用管理、权责一致"的管理制度,强化对健康医疗大数据的共享和交换。同时,在管理监督方面也强调了卫生健康行政部门日常监督管理职责,并提出大数据应用的安全监测、评估、追究制度[5]。

9.3.3 大数据平台实施规范

9.3.3.1 数据标准规范

健康医疗大数据作为国家的重要基础性战略资源,在2018年国家卫生健康委员会发布的《试行办法》明确指出,要加快推进健康医疗大数据标准制定的工作并鼓励各大医疗卫生机构、科研教育单位,以及相关的行业协会、社会团体等参与到健康医疗大数据标准的制定工作中来。目前,也存在着一些成熟的健康医疗大数据标准,但从多个机构汇总收集到的数据缺乏统一的国家标准或行业标准,不同的医疗大数据平台采用的是不同的标准,甚至不同地区或同一地区不同医院采用的数据标准也有所不同。这种临床医学数据普遍存在数据种类繁杂、融合分析技术薄弱、机构间数据异质性大等问题,严重阻碍了大规模高质量临床数据研究的开展。这种医疗信息行业内部对统一的健康医疗大数据行业标准的缺失,会在一定程度上制约医疗大数据平台的数据质量和数据的治理效果。

9.3.3.2 数据技术规范

《医院信息化建设应用技术指引(试行)》对医疗大数据平台应当具备的数据技术进行了以下说明。

1) 数据挖掘和建模

提供基于大数据架构下海量数据读取、数据处理、数据计算服务,通过可视化的数据探索工具、数据挖掘模型、简易模型训练支持数据挖掘与分析服务。

2）数据应用服务

支持快速数据集成、在线数据检索、多人协同等工具，提供大数据的检索、归并等应用服务。

3）数据治理

通过规范流程和规则库，基于流程引擎构建统一的、可配置的数据转换、清洗、比对、关联、融合等加工处理过程，对异构、异源海量离散的数据资源进行加工生产，生成易于分析利用的、可共享的数据。

医疗行业有别于其他行业，医疗大数据平台也需要根据医疗大数据来遴选相关的数据技术，而不能一味地照搬照抄，在数据采集、数据挖掘等关键环节要能够满足医院的实际情况。

9.3.3.3　平台安全规范

健康医疗数据具有敏感性，需要格外注意在保护数据安全和患者隐私的前提下发展健康医疗大数据。国家卫生健康委员会已经给出了构建的数据平台的安全保障体系应按照计算环境、通信网络和区域边界三个环节进行分等级的安全防护建设的要求，同时还需要建设集中的安全管理中心，对部署在这三个环节上的安全策略和安全机制进行集中管理。

在计算环境安全方面，数据平台应实现二级增强的计算环境所要求的身份鉴别、安全审计、访问控制，以及数据保密性和完整性等内容，此外，应根据实际情况，建立数据的备份及存储恢复措施，保证在发生安全事件时能够尽快恢复数据、系统和业务等。在通信网络安全方面，数据平台应当实现二级增强的安全通信网络所要求的通信机密性、完整性保护、网络设备安全性保护和网络设备冗余等内容。在安全区域边界方面，数据平台应当实现二级增强的区域边界所要求的防火墙隔离、安全审计、入侵防护、恶意代码检测与过滤等内容。

9.4　案例分析

9.4.1　基于云平台的医疗信息系统

云计算是分布式计算、并行计算、网格计算、虚拟化、负载均衡、网络存储等传统计算机技术和网络技术发展融合的产物，通过利用大规模、低成本的运算单元并通过 IP 网络连接，为用户提供各种计算及存储服务，具有规模大、易扩展、资源共享、动态分配、跨地域的特征。

解放军第四五四医院作为南京军区首批基于云计算的数字化医院建设工程的试点运行单位，于 2012 年 7 月建成了基于云计算的数字化医院信息基础设施平台，在该平台建成 3 个月内,新版电子病历、电生理等 20 个业务信息系统上线工作,实现了从传统的全程现场"排队—挂号—缴费—取报告"的线下模式,到"线上交易—线下诊疗"的新模式转型[6]。

移动互联网医院云平台的总体架构分为三个部分,分别是用户接入层、外网业务服务层、内网数据交互层。在用户接入层用户使用手机等移动终端通过微信或支付宝服务窗进入系统。而在外网业务服务层中,通过防火墙、入侵防御、网闸等设备的安全认证防护对内外网的数据交互安全进行保障。内网数据交互层主要负责通过业务接口服务中间件,实现外网与医院内部 HIS、LIS、PACS 等系统的交互。如图 9-5 所示,整个系统共有涵盖院前、院中、院后的医院信息、智能导诊和预约挂号等功能模块。

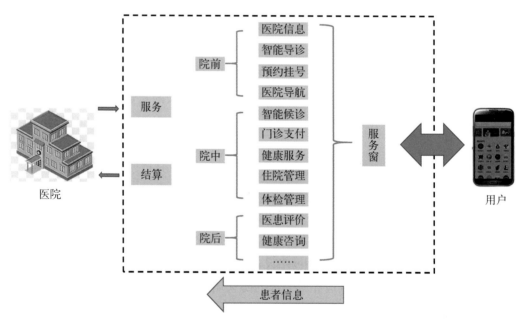

图 9-5　解放军第四五四医院移动互联网医院云平台系统功能模块示意图

通过使用移动互联网医院云平台,诊疗的流程得到了优化。传统诊疗模式中,患者对医院各科室路线不熟悉,看病缴费需要来回跑,同时还伴随着较长的排队时间,一方面对患者的就诊造成了不便,另一方面也降低了医院运营的流畅性。而通过移动互联网医院云平台,首次就诊的患者可以通过微信或者支付宝服务窗进入掌上医院,在线上进行挂号、缴费、申请流程等操作,这样大大减轻了医院窗口的服务压力,为患者解决了挂号、候诊、收费等待时间长,看病时间短的"三长一短"问题,有效地缓解了医患矛盾,显著地提高了效率,也节省了宝贵的工作时间。与此同时,移动互联网医院云平台也建立起了医患沟通的桥梁,传统就诊模式中,患者与医生只有在院内这个环节内才有医患互动,而借助移动互联网云平台,患者从院前的预约、院中的就诊和院后的咨询反馈都可以和医生进行沟通,从而全流程多方面地建立起了医患沟通的桥梁。

9.4.2　多中心智能医学信息平台

经过了十余年快速信息化的发展,在不同的医疗和科研机构中积累了大量的临床医学数据,而这些临床医学数据普遍存在着数据种类繁杂、融合分析技术薄弱,以及机构间数据异质性大、共享策略不完善、隐私保护下协同分析方法匮乏等实际问题,严重阻碍了大规模、多中心、高质量临床数据研究的开展,急需对多中心临床数据深度利用相关核心技术进行集中攻关突破,构建跨机构、多中心的医疗大数据平台来打破现有医疗数据单中心、集中式分析的壁垒,从而有效提升决策支持模型在真实临床应用的准确性和有效性。

9.4.2.1　观察性健康医疗数据科学与信息学组织

由哥伦比亚大学等机构牵头构建的临床研究协同平台观察性健康医疗数据科学与信息学(observational health data sciences and informatics,OHDSI)为以药物研究为主的医学大数据分析提供解决方案。OHDSI 通过一致的和标准化的方法进行高通量观察性研究,其数据网络包含了来自 20 多个国家的 100 多个医疗数据库。OHDSI 通过使用通用数据模型(common data model,CDM)和标准术语集,采用分布式网络的方式,收集整合了 10 亿患者的医疗记录。通过该数据网络,每个数据的合作伙伴在使用其患者层面的数据时都拥有完全的自主控制权,通过建立涵盖海量数据的精准研究队列,能够在极大程度上消除传统研究中由于数据量不足或是研究队列不够精准所造成的偏差,从而获得更加科学客观的研究结论[7-8]。

下面对 OHDSI 设计的 CDM 进行简要的介绍,它包含 16 个临床事件表、标准术语集的 10 个词汇表、2 个元数据表、4 个卫生系统数据表、2 个卫生经济学数据表、3 个标准化派生表和 2 个结果模式表,是一种“以人为中心”的模型,所有的临床事件表均与患者表相链接。除此之外,CDM 设置了覆盖疾病状况、医药费用、药物等在内的 30 个特定域。在 OHDSI 的 CDM 中,内容是由概念来进行表示的,以相同的概念作为唯一标准,对每个事件的记录都是完全规范化的,概念表中记录了每个概念详细的信息,而与其紧密相关的标准化术语包含了概念、概念关系和其他概念有关的详细信息。二者共同构成了 OHDSI 与研究者互操作性的基础,保障研究者能够获得可重复、可多方比较的结果[9]。

9.4.2.2　之江实验室多中心智能医学信息平台

为进一步打破医疗信息数据壁垒,实现多中心临床数据的共享及深度利用,2020

年,之江实验室网络健康大数据中心研发的"多中心智能医学信息平台"正式成为首个进入之江实验室数字健康成果转化基地的重大项目,这是国内首套最完整、可支持跨国研究的多中心临床数据协同利用平台。

"多中心智能医学信息平台"基于自主研发的半自动中文临床数据清洗、转化及映射工具,目前已记录浙江省内多家大型三级甲等医院 2 010 余万患者真实临床记录。提供临床队列构建、医学影像智能标记等 70 余种数据高效处理与智能分析工具,特别是超大规模完整电子病历知识图谱技术,它涵盖了 18 个临床术语集、479 万术语、3 500 多万医学关系和 9 600 万条医学文献知识,能够打破知识壁垒、充分挖掘各医疗机构中沉睡的海量数据。同时,它还拥有基于高性能同态加密技术的多中心临床数据安全及隐私保护方法,安全性等级是现有方案的 2^{48} 倍,有效解决了临床数据密文挖掘的实用性难题。

9.5 小结

随着医疗信息化、自动化水平的不断提高,我国的医疗大数据呈现爆发式的增长,对医疗大数据应用的需求也在不断提升。而要想利用好这种宝贵的基础性资源,一方面要对大数据的特征有着清晰的认识,推进大数据的存储、处理、分析和可视化技术的更新发展,另一方面要建立医疗大数据平台,对医疗大数据进行管理、分析和应用,打造良好的医疗大数据平台生态体系并出台相关的针对医疗大数据平台的国家及行业规范。国家目前也逐步出台了相关政策去推动医疗大数据的治理利用和医疗大数据平台的建设落地。

参考文献

[1] 方君,张更欣,柴华.百度实时计算系统[J].程序员,2014(2):5.

[2] 米淳,李翔,许星,等.基于 CUDA 的 GPU 技术快速处理海量数据应用探析[J].河南科技,2013 (9):1.

[3] 刘洋.深度学习改变人工智能?[J].环球财经,2014(6):4.

[4] 翟剑锋.深度学习在自然语言处理中的应用[J].电脑编程技巧与维护,2013(18):3.

[5] 周亚超,左晓栋.《云计算服务安全能力要求》国家标准解析[J].信息技术与标准化,2014(8):58-61.

[6] 朱元元,吴国玲,徐磊,等."医云工程"助推数字化医院建设转型转变[J].解放军医院管理杂志,2015,22(1):90-91.

[7] HRIPCSAK G, RYAN P B, DUKE J D, et al. Characterizing treatment pathways at scale using the OHDSI network[J]. Proc Nat Acad Sci U. S. A, 2016, 113(27):7329-7336.

［8］HRIPCSAK G, DUKE J D, SHAH N H, et al. Observational health data sciences and informatics (OHDSI): opportunities for observational researchers［J］. Stud Inform Control, 2015, 216: 574-578.

［9］XIN Z, LI W, MIAO S, et al. Analysis of treatment pathways for three chronic diseases using OMOP CDM［J］. J Med Syst, 2018, 42(12): 260.

10

互 联 网 医 院

近年来,医疗服务领域新形态不断涌现,互联网医院作为其中突出的一种,以实体医院为基础,借助互联网信息技术手段与医疗健康服务深度融合,使患者通过手机或其他移动终端便能获取并体验智能导诊、预约挂号、在线问诊、药品配送、预约检查检验、查看电子病历报告、缴费、反馈就医满意度等全流程服务,对促进分级诊疗、改善患者就医体验发挥了积极作用,展现出巨大的发展潜力。

10.1 互联网医院概述

10.1.1 互联网医院简介

互联网医院是通过互联网技术提供医疗服务的一种新型门诊医疗服务形式。由于互联网医院具有能够提供覆盖性的门诊服务交付的潜力,近年来,其已在中国成为一种流行趋势。通过互联网医院提供的网站或智能手机应用程序平台,患者可以直接在家或者当地诊所向一线城市的顶级医院的医生进行咨询。互联网医院打破了时间和地理障碍,在一定程度上减轻了"看病难"的问题。

互联网医院根据申办主体的不同分为以下两种。

第一类是由医院主导的实体互联网医院。这类互联网医院大多由实力较强的三级医院主导,由医院成立专门的科室负责互联网医院的运营,主要为本医疗机构人员提供预约挂号、分诊,部分常见慢性病复诊,开具检查和检验的线上预约、在线随访、远程会诊及双向转诊等服务。

第二类是由互联网企业主导搭建的依托实体医疗机构的互联网医疗平台,有良好的技术能力、运营管理能力及创新发展思维,与实体医院合作并邀请实体医院的医护人员为患者提供在线的医疗服务。

10.1.2 互联网医院发展历程

随着信息技术发展,计算机、信息技术(information technology,IT)开始应用于医院,医疗信息存储逐步实现信息化,也为互联网医院的形成打下坚实的基础。互联网医院自出现以来,经历了从单一的信息展示模式发展到多元化的业务模式,从只能提供预约挂号、线上缴费、报告查询、图文咨询等基础功能到实现线上预约问诊、线下检查治疗、处方流转、健康管理随访、诊前诊中诊后全流程覆盖的发展过程。

一方面,互联网医院作为传统医疗的补充,帮助满足公众日益增长的健康需求,大大提高了医疗效率;另一方面,互联网医院运营过程中存在的道德风险、信息泄露等问题又使得其发展前景备受质疑。因此,除了技术支持与保障,还需要充分发挥政府政策的引导作用、强化法律法规的系统建设、重视对社会各类资源的整合、加强对医院医疗应用的管理,互联网医院才能得到更大范围的普及和发展。虽然目前来看,互联网医院不能完全替代线下医院,但互联网医院已成为分级诊疗不可缺少的一环。随着公众生活水平的提高和对身体健康的重视,互联网医院终将走向常态化。

10.1.3 互联网医院国内外现状

互联网医院是"互联网+医疗"的必然产物,既符合当前中国大力推进分级诊疗的政策,也符合当前的市场生态。中国互联网医院的政策发展可分为两个阶段:第一阶段(2005—2017年)和第二阶段(2018年以后)。总的来说,第一阶段强调信息化基础建设、医疗资源整合和发展模式设计;第二阶段通过系统的服务模式涉及和付费模式涉及,优先将资源转化为有效的服务。

2005年,国家食品药品监督管理总局首次允许非处方药网络销售,推动了创新互联网药品服务的探索。2014年,国家卫生和计划生育委员会(现国家卫生健康委员会)允许远程医疗服务提供商创建医疗服务。2015年,国务院将"互联网+医疗健康"模式纳入国家医疗卫生服务体系,推动健康信息化服务和智慧医疗服务,以信息技术造福全民。此外,国务院印发了关于构建分级医疗服务体系的指导意见,利用信息技术和大数据,改革现有以医院为中心的模式。2015年12月,全国首个互联网医院——乌镇互联网医院成立,标志着"互联网+医疗"模式已经从概念走向了实体建设阶段。2017年,国务院推动医疗机构联盟建设,实施分级医疗服务模式,加强高等医疗机构通过数字技术对基层医疗机构的支持和培训。人口健康信息系统建设被国务院、国家卫生和计划生育委员会列为重点项目。此外,国家卫生和计划生育委员会允许医生进行多点执业,并正式允许医生为互联网医院等基于互联网的医疗机构工作。

2018年,互联网医院发展取得里程碑式进展。国家卫生健康委员会、国家中医药管理局发布了《互联网诊疗管理办法(试行)》《远程医疗服务管理规范(试行)》《互联网医院管理办法(试行)》等政策。这些政策明确了互联网医院的接入、实践和监管规则。2019年,全国人大颁布《中华人民共和国药品管理法》,明确支持"互联网＋医疗"医院发展,并在立法层面允许处方药网络销售。国家医疗保障局发布了"互联网＋医疗"医疗服务价格和医保支付政策指导意见,旨在支持互联网医院医保覆盖。

来自国家卫生健康委员会的数据显示,截至2021年2月,中国已有超过1 100家互联网医院,7 700家二级以上医院提供线上服务。三级医院网上预约诊疗率已超过50%,90%以上的三级公立医院实现了院内信息互通共享。全国已有30个省份建立了互联网医疗服务监管平台。中国新医改启动至今已有十余年,在提供平等获得医疗保健和改善金融风险保护机制方面取得了实质性进展。然而,由于中国人口众多,医疗资源分布不均,医疗资源的使用存在较大争议,在医疗质量、非传染性疾病控制、卫生支出控制、公众满意度、医疗资源分配等方面和发达国家仍存在差距。当前我国互联网医院仍存在诸多局限性和亟待解决的问题,如建设水平参差不齐、数据共享效率低、群众认可度不高、专业人才短缺、盈利能力不足、对应监管政策不够完善等[1]。

在互联网水平较为先进的国家,互联网医院的应用发展更早且更为普遍。如1997年诞生于美国的数据驱动的医疗保健系统Athena Health,其与各类医疗保健组织合作,通过完善临床记录和患者参与服务,向护理机构、提供商和其他合作伙伴开放网络,寻找和消除实现更智能医疗体验的障碍,在全美互联网医疗方面处于独特地位。2005年创立的WellDoc公司主要利用信息技术辅助慢性病管理,让人们更容易进行慢性病的自我管理,使患有慢性病的人能够获得更好的生活质量,其在人工智能驱动指导管理多种慢性疾病和共病方面处于全球领先地位。如该公司研发的糖尿病管理平台BlueStar能够基于智能手机应用程序定时提醒患者用药、追踪患者饮食睡眠和锻炼情况、为患者定制个性化健康指导服务、存储患者记录并能够将这些数据上传到云端,及时提醒医生和护士做好相关工作。

英国互联网医院系统发展已经较为成熟,其中最具有代表性的是1948年成立的国家医疗服务系统(national health service, NHS),现已发展成为世界上最大的公共医疗服务体系。它是由政府资助的医疗和卫生保健服务,每个生活在英国的人都可以使用而不被要求支付全额费用。Albasoft专注于为苏格兰医疗保健部门提供具有成本效益的解决方案,与现有的临床数据库集成并提供详细的患者记录分析以确保能够提供基础水平的医疗服务。EScro是Albasoft定制开发的一款医疗服务实践软件,它可以指导全科医生获得每次医疗支付的所需信息,能够提供个人治疗过程中的全部细节。Escro已经做到全面覆盖苏格兰医疗服务系统。除此之外,还有面向个人或特定疾病的互联网服务系统,如Cellnovo是世界上第一个移动糖尿病管理系统,它由胰岛素贴片泵、活动监测器和自动连接的无线智能手机组成。该系统为胰岛素注射提供最佳管理方案,同时确保糖尿病患者的广泛运动自由。Acutus Medical 是一流的房颤消融手术的测绘系统,它集成了超声波和专有的测绘平台,以前所未有的精度提供复杂心率失常的心电图,并能够实时指导消融治疗。

丹麦也拥有比较成熟和便捷的中央医疗保健数据网络系统,如 Sundhed. dk 和 MedCom。Sundhed. dk 在 2003 年由丹麦卫生部和地方当局推出,是丹麦公共卫生保健服务官方门户网站,它提供了一个在线平台,方便用户查找有关疾病、治疗和保健服务的信息,甚至包括医生访问获取健康期刊,获取实验室结果例如同意器官捐献。如今该平台已成为全国 IT 相关健康解决方案的供应商。Sundhed. dk 平台的愿景是帮助丹麦公民掌握自己的健康。MedCom 是在 2005 年推出的电子国家实验室检验订单解决方案,并在 3 年内在所有 2 100 个全科医生诊所和 1 000 个私人专科诊所全面实施。它还包括 42 个生物化学实验室、14 个微生物实验室和 16 个组织病理学和细胞学实验室。如今,每年有超过 6 000 000 个实验室检验订单(100%)通过电子方式处理。

10.2　互联网医院技术体系

10.2.1　互联网医院技术框架

互联网医院建设技术框架可以分为五个部分:用户入口、业务服务层、访问控制层、院内业务、省监管平台[2]。用户入口是指用户可以通过多种方式访问互联网医院,主要采用超文本标记语言 5.0 版(hypertext markup language 5,HTML5)和 BootStrap 技术进行入口设计,使程序只需要经过编译就能通过不同种类终端进行访问,并且能够自适应终端设备始终保持界面美观。业务服务层展示了互联网医院提供的具体服务,比如预约挂号、在线问诊、电子处方等功能。功能实现采用前后端分离模式,优点是给前后端解耦,使开发可并发进行,提升项目开发效率。前端需要支持跨平台运行,提升项目兼容性和开发效率,后端一般采用 Java 语言开发,通过 Spring 框架进行统一生命周期管理。访问控制层采用 3 层架构,更符合高内聚低耦合系统的设计思想,使其扩展性和安全性大大提升。院内各系统都需要与互联网医院交互数据,包括门诊收费和门诊自助系统的预约和缴费信息、检验信息系统和医学影像信息系统的结果报告与图像,以及电子病历系统的患者病历资料等。这些数据交互都由访问控制层来实现,一方面要保证院内系统安全性,另一方面要符合国家标准。同时,互联网医院还需要接受监督平台的监管,如采用统一的视频通道、电子健康卡服务和统一支付服务,要求互联网医院将生成的所有诊疗记录和医疗电子票据上传到监管平台。

10.2.2 互联网医院系统框架

根据互联网医院模式包含的内容,其系统框架一般分为三个部分:线上系统、线下主体和云端数据库。

线上系统是互联网医院最重要的组成部分,包括预约挂号子系统、在线诊断系统、电子病历子系统、线上结算及评价子系统。预约挂号子系统不仅需要包括简单的挂号、预约等功能,同时还需要提供必要的自诊功能以方便患者根据自己的症状进行简单的自我病情诊断,减少挂错号的麻烦。在线诊断系统目前主要提供针对常见病、慢性病和复发检查的线上诊断支持。电子病历子系统包括了患者在该平台问诊及医生对应处方的所有记录,同时在适当条件下可与医院本地的电子病历系统对接。线上结算及评价子系统提供挂号问诊、部分药物出售的支付功能。

线下主体是为了弥补线上系统的功能缺陷而设立的,包括医疗机构(实体医院、医疗检测机构、公共卫生部门)、患者、联网药店和医保机构等。由于许多疾病尤其是复杂病情的症状表现比较相近,只凭借患者自我判断或线上诊断很可能出现误诊等,需要进行直接的诊断和治疗工作。因此,设立线下主体是必要的。同时,线下主体的工作需要线上预约系统的支持。

云端数据库是保证互联网医院正常工作的关键,包括仅对患者本人公开的个人详细历史病历数据库和经过匿名、隐私化处理的公共病案数据库。以互联网技术为基础建立云端数据库可以实现一人拥有一个单独的子信息库。当患者再次需要进行病情诊断时,可以从该患者的子信息库中提取必要的信息进行参考,为患者的诊断治疗提供帮助。

根据诊疗过程的时间先后顺序,互联网医院的系统架构可分为诊前、诊中、诊后三个阶段。诊前包括患者在前往医院前进行在线咨询,收集相关专业的健康信息,然后基于自身病情决定是否就诊并参考服务评价和费用等各方面因素选择合适的医疗机构,然后通过预约挂号子系统进行挂号,挂号过程也包含了分诊。诊中包括医院或医疗检测机构将诊疗过程中获得的检验报告、影像数据、诊疗过程记录、治疗方案等录入电子病历系统,然后患者登录线上诊疗系统查看自己的过程记录和电子处方,药品可以由与医院合作的第三方物流企业配送,也可以到附近联网药店提取,如果涉及医保报销,则需要将电子处方上传到医保机构。诊后需要记录患者与医生、药店和实体医院之间的相互评价,为其他患者提供服务评价参考,也为医疗机构改善自己的服务收集意见和建议。

10.2.3 互联网医院主要功能及实现

现阶段的互联网医院主要功能可以包括在线医疗平台和社区、在线医疗服务、移动医疗服务三个部分。这些功能主要由互联网医护工作站、患者应用平台、医患互动框架、统一支付和对账平台实现。

互联网医护工作站提供统一的管理后台,支持医生、药师及护理相关人员实时沟通,提供图文、音视频即时通信能力,满足医护人员之间病历讨论协作功能,同时保留患者隐私的访问记录备查。患者应用平台一般基于移动设备,满足一人使用一个账号,支持患者获取在线互联网服务,如提供自助导诊、查询诊疗信息等。医患互动框架,支持医患进行沟通,沟通形式包括图文互动、视频互动、问卷系统、在线问诊日志等。统一支付和对账平台允许使用支付平台的业务应用接入,同时负责订单的支付、查询、操作日志等。

10.2.4　与院内系统互联互通

数据整合是实现医院核心医疗服务互联网化的关键,有必要通过分析医院现有主要信息系统的数据构成及一些外部数据,构建一套异构数据集成系统。互联网医院需要为每位院内就诊、在线复诊、在线咨询的患者建立唯一的患者信息主索引,实现基于各类标准字典的主数据管理体系。建立电子病历标准数据集和临床数据中心,所有诊疗数据集中存储于内网数据库。根据患者主索引,实现将患者当前与既往的全部诊疗信息整合在一个用户界面里,获得完整而单一的患者统一视图,实现患者诊疗数据在内、外网的整合共享。因此,互联网医院需要与 HIS、LIS、PIS、PACS 等多个系统进行数据对接。这些本地信息系统具有多样性,它们使用来自不同供应商的不同的硬件、不同的数据库管理系统以及不同的实用性软件。

HIS 是一组用于管理医疗保健数据的应用程序。它作为一个集中数据库,收集和存储与患者、医生和工作人员有关的所有信息,致力于信息流通的优化以支持医院的病人护理和管理等任务。医疗保健专业人员可以通过随时访问患者的健康信息来提供快速诊断。它还包括处理与医院运营管理或医疗保健政策决策相关数据的系统。HIS 是互联网医院实现预约挂号、在线问诊等功能不可缺少的一部分。

LIS 和 PIS 是实验室自动化、现代化、正规化管理的必然要求,使用户能够在生物化学、流式细胞仪、细胞遗传学和分子等其他实验室之间共享样本与结果,从而允许在多个实验室环境中集成结果和跟踪样本。互联网医院与 LIS 和 PIS 的对接使得医生可以根据患者信息查询各项检验结果判断患者的病情进展。

PACS 是近年来随着数字成像技术、计算机技术和网络技术的进步而迅速发展起来的综合系统,旨在全面解决医学图像的具有获取、显示、存储、传送和管理功能。PACS 的基本功能包括连接不同的影像设备、存储与管理图像、调用和后处理图像。PACS 包含了患者的医学图像信息,对医生向患者提供病情诊断和治疗至关重要。

医疗网络所有的数据交换与应用服务交互均通过医院集成平台进行。通过标准接口规范,医院数据集成平台支持不同异源异构系统之间的医疗数据互通,能够快速实施应用程序的部署及各个医疗子系统之间的协同通信。通过医院数据集成平台建设,可以规避单点接入多个不同系统造成数据孤立的问题,使得医院可以基于平台进行统一的业务管理,提高信息共享与效率,适应不断增加的互联网应用需求。

10.2.5 互联网医院的安全建设

信息化的发展和信技术的应用也面临着安全问题。与其他类型信息相比,医疗信息记录具有特殊的地位,需要严格的隐私保护以及安全的存储和处理。因此,互联网医院的安全建设至关重要。互联网医院的安全问题主要体现在以下几个方面:互联网应用的接入可能导致来自大数据和大流量的恶意攻击,进而威胁医院系统;可能存在恶意窃取医疗数据导致患者隐私泄露的情况;医院无法对整个数据访问过程进行可视化控制;互联网接入的多样化导致连接方式不统一、不规范;传统的医疗架构无法支持互联网的接入需求,面临扩展和性能提升的问题[3]。

医疗信息安全和隐私保护是全球关注的问题。由于监管不力、技术漏洞等原因导致医院信息和患者隐私泄露事件时有发生,造成了巨大的经济损失和社会影响。互联网医院网络建设一般需要满足以下几点:结合第三方云防护机制,基于流量牵引、DDOS 清洗、攻击拦截、流量回注等方式屏蔽来自互联网的恶意攻击;实现外部应用请求和访问过程管理,解决统一身份认证、访问授权、数据加解密和数据传输安全等问题,避免恶意窃取数据;为医院系统接口开发过度依赖厂商的问题,明确开放服务的技术标准,使得业务平台扩展灵活方便,与医院系统对接简单方便,保证业务与运维平台的正常运行;任何单点故障都不影响整个系统的运行,确保故障情况下不丢失数据;业务安全开放平台提供灵活的访问能力,支持在不改变软件架构的情况下扩展系统处理能力。

互联网医院安全建设总体架构一般包括终端用户、云防护、内部监控、服务安全开放平台和医院业务系统等模块。终端用户可以通过 App、微信、浏览器等方式,获得注册、咨询、排队、缴费、取药等便捷在线服务;平台基于云防护清洗来自互联网的恶意攻击流量,流量经过 DDOS 清洗和攻击拦截后重新注入互联网医疗保健服务安全开放平台,保护平台不受恶意攻击;利用内部监控及时发现漏洞,进一步保证平台的安全;服务安全开放平台作为互联网业务与医院系统交互的唯一入口,减少医院对互联网的暴露;在医院业务系统中数据通过网关和业务安全开放平台进行传输,确保数据传输的安全性和可靠性。

10.3 互联网医院服务模式

10.3.1 在线问诊

由于医疗资源分布不均,农村和偏远地区的患者难以获得高质量的医疗服务。而且,在实体医院就诊时,医生与每个病人沟通的时间是有限的,在大医院的门诊部,平均每个患者的沟通时长更是小于3分钟。糖尿病等慢性疾病的患者在如此短的时间内几乎没有得到有关其疾病的教育或信息,他们的医疗服务要求很难得到满足。在线问诊主要是指医护人员基于互联网通信技术使用图文、音频、视频等线上形式,为患者提供健康咨询和诊后随访等服务,突破了时间和地域限制,使得疾病筛查关口前移,能够尽早排查疑似患者,避免交叉感染。

多项研究表明,与传统医疗服务相比,互联网医院的在线问诊功能增加了医生在每个患者身上的时间,提高了优质医疗服务的可及性,一定程度上缓解了"看病难"的问题,促进了卫生资源的合理配置,改善了中国卫生资源的供需平衡[4]。

从现实来看,在线问诊并不能完全替代线下就医,该去医院时还应当去医院,但其完全可以成为分级诊疗中的一环。随着公众生活水平的提高,以及对身体健康的重视,在线问诊不仅有着现实需求,也有着更多探索创新的可能,期待它早日走向常态化,让现代医疗技术惠及更多百姓。

10.3.2 在线处方

在线处方是指注册的医师为患者开具作为患者用药凭证的电子医疗文书。电子处方同时由取得药学专业技术职务任职资格的药师进行审核、调配、核对。在线处方是相对传统的纸质处方而言的,为了能够和医院或药店数据库进行对接和检索,在线处方具有规定的录入格式。与当前医院的电子病历不同,患者可以自行查阅医生开出的在线处方。在线处方应该严格遵守《处方管理办法》等处方管理规定,医师应掌握患者的病历资料,确定患者在实体医疗机构明确诊断为某一种或某几种常见病和慢性病后才可以针对相同诊断的疾病开具在线处方。所有处方必须有医师电子签名,并且经药师审核合格后方可生效。医生开具电子处方后可选择在线购药或在线配送等。在线处方的药品价格应该与实体医院或合作药店线下购买保持一致。目前互联网医院药房服务模式主要依靠人工操作,仍存在操作繁琐、效率低、风险大等问题。

10.3.3 分级诊疗

由于中国人口众多,医疗资源分布不均,人们不愿相信基层医疗机构的医疗水平,一有轻微的疾病或症状就选择去大型医院,进一步加剧"就医难"的问题。尤其是在健康管理中扮演重要角色的社区卫生服务中心,缺乏与三级医院的协调合作,存在着服务内容简单、服务形式单一、医务人员能力不足等问题。不仅如此,调查发现,在传统的医疗模式下,有转院需求的患者往往考虑到转诊手续繁琐、患者信息不能共享、转诊过程存在着需要重复检查导致浪费时间、耽误病情等情况而不选择经过基层社区卫生服务机构或上级医院进行转诊,这导致了大量的医疗资源浪费,也加剧了大型医院患者的饱和。

自 2015 年来,中国政府推行了"分级诊疗"政策,将疾病按严重程度、发病方式和治疗难度进行分类以优化医疗资源。互联网信息技术的发展为解决这一难题带来了希望。构建互联网医院模式下的医联体内双向转诊模式,一方面,社区卫生服务中心或基层小型医院可借助互联网医院平台发起拟转诊申请;另一方面,二级、三级医院也可通过互联网医院平台将患者转诊信息发送至社区卫生服务中心或基层小型医院,双方互联网医院的医生收到转诊申请后对其进行评估,结合知识库提示选择接收或拒绝接收转诊患者。转诊申请中的信息包括患者电子病历、实验室检查报告和影像报告、电子处方、待转诊的科室等。互联网医院模式下的双向转诊模式不仅可以方便患者就医,同时也快速加强医联体内机构医师资源、医院床位资源、医院软硬件资源等共享,从而提升区域医疗机构整体医疗服务能力,加强医联体内机构协同高效的发展,缓解居民"看病难"的问题[5]。

10.4　互联网医院发展存在的问题

目前,受到网络医生稀缺、医疗保险覆盖面小等诸多因素的影响,互联网医院的发展还远未成熟,存在许多问题:互联网医疗市场标准体系尚未完全建立,行业规范尚未完全形成,互联网医院的准入门槛低,缺乏从业规范,监督管理机制松散。互联网医院的服务创新仍需要在相应政策干预的支持下进一步推进。

10.4.1　潜在安全风险

医院、企业是互联网医院的两个主体,也是利益相关者。医院作为互联网医院建设的基础,是线下医疗服务的提供者。以实体医院为发起者的互联网医院,主要目的是将医院的服务流程延伸到互联网上,将实体医院的医疗服务能力延伸到患者家中,为患者提供远程随访服务。企业是互联网医院搭建的技术支撑,维护平台的正常运行。当企业是互联网医院的主要发起者时,企业关注的重点是增加营业收入,实现盈利。如果政府对这类企业无法起到严肃监管作用,那将会引起重大的医疗事故和恶劣的社会影响。与传统医疗的监管不同,互联网医院采取"网络患者—网络平台—网络医生"的模式,患者、医生、平台、监管机构四者之间在空间上相互分离，不断突破传统医疗服务壁垒，也导致医疗风险监管更加复杂。传统的患者监督、医务人员执业证明、医疗范围和质量、行政监管职责划分等机制都难以奏效[6]。

除了监管问题，在互联网医院问诊的过程中还存在双方无法面对面沟通的问题。一方面，医生只能单方面接收患者提供的信息，无法直接面对患者观察，因此无法确保患者所述是否真实和准确；另一方面，患者无法直接面对医生，难以验证其真实身份和诊疗资质，对医生信任程度下降进而对病情有所隐瞒。两方面的因素都增加了误诊和延误病情的风险。不仅如此，互联网医院模式下的信息不对称加剧，双方通过文字或图像的间接交流更有可能引起医患矛盾[7]。

互联网医院面临最严重的安全问题就是隐私泄露。患者隐私泄露将会造成巨大的经济损失和极其恶劣的社会影响。互联网应用的接入或网络攻击都可能使医院信息系统受到威胁、医疗数据被恶意窃取。互联网网络建设必须着重强调安全问题，做好相应技术措施和应对策略。

除此之外，互联网医疗本身存在着一定局限性。互联网医疗本质上是一种医疗服务方式，互联网只是一种拓宽医疗服务业务范围的辅助工具，同样面临着医学伦理审查的问题。

10.4.2　运营困难

互联网医院的运营具有非常大的隐形成本。除了互联网医院的平台搭建和维护，每次运行过程中的人员管理、业务协调等都会产生额外的成本支出。不仅如此，互联网医院线上问诊模式医生的工作时间比线下问诊要高出几倍，人力成本大大提高。另外，互联网运营还存在定价是否合理的问题，服务价格和医保支付尚未明确。在线诊疗过程中，上下级医疗机构之间的诊疗服务费的收取标准是按照三级甲等医院标准还是按照基层医疗卫生机构标准，这一点尚不明确。如果线上诊疗单价定价过高，很多患者可能会认为线上服务的价值不如线下服务；反之，如果单价定价过低，医生和医院以及合作技术供应方会失去积极性，反而会限制互联网医院长期更大规模地发展。除此之外，互联网医院还必须解决医疗保障支付制度的问题。现阶段，在不同地区互联网医疗项目是自费项目还是被纳入基本医保仍存在较大差距，制定规范的医保标准和合理的医保报销比例至关重要。此外，互联网医院突破了地域限制，全国范围内的跨省就医在未来可能成为常态，如果医保支付仅局限在本省内，会反过来遏制互联网医院的发展。

10.4.3　人才稀缺

2014年，国家卫生和计划生育委员会（现国家卫生健康委员会）发布《关于印发推进和规范医师多点执业的若干意见的通知》允许符合条件的医生多点执业,2018年国家卫生健康委员会发布的《关于印发互联网诊疗管理办法(试行)等3个文件的通知》中明确在实体医疗机构执业3年以上有执业资质的医师可以申请在互联网医院执业,这为医生在互联网医院注册执业创造了条件。但大部分医生在线下除了诊疗还需面对医院的各类事务,工作量很大,很难有时间和精力开展互联网在线诊疗。此外,一些年龄较大的专家缺乏互联网使用经验,对线上操作不熟悉不适应,很难加入互联网医院的医师队伍。同时,医院管理者对互联网医院的价值和趋势的认可及了解程度差异较大,对运用互联网思维提升管理和服务效益的能力水平和认知水平也不统一。不仅如此,医疗卫生信息化人才的培养和使用严重脱节,医疗卫生机构信息技术部门的用人需求未能与时俱进,数据分析、运营管理能力成为医疗卫生信息人才队伍的短板之一。

在这方面,"互联网+医疗健康"背景下的中国医疗人才培养发展已有了初步的规模。高等院校纷纷开设医学信息管理相关专业,为我国医疗信息化的建设培养大批的人才,各地陆续将互联网医疗人才培养纳入互联网医院发展措施的范畴内,构建人才发展高地,整合资源搭建平台。

10.4.4 相关法律政策

互联网医院的推行事关人民的生命安全和身体健康,必须在规范轨道上运行,而实际有效的监督管理依赖于国家的相关法律政策。

2015年,国务院发布《国务院关于积极推进"互联网+"行动的指导意见》,提出要"推广在线医疗卫生新模式,发展基于互联网的医疗卫生服务,支持第三方机构构建医学影像、健康档案、检验报告、电子病历等医疗信息共享服务平台,逐步建立跨医院的医疗数据共享交换标准体系",同时要"建设完善网络安全监测评估、监督管理、标准认证和创新能力体系。重视融合带来的安全风险,完善网络数据共享、利用等的安全管理和技术措施,探索建立以行政评议和第三方评估为基础的数据安全流动认证体系,完善数据跨境流动管理制度,确保数据安全。"

2016年,国务院办公厅颁布了《关于推进分级诊疗制度建设的指导意见》和《关于促进和规范健康医疗大数据应用发展的指导意见》,提出要加快推进医疗卫生信息化建设,以常见病、多发病、慢性病的分级诊疗为突破口,提高基层医疗服务能力,完善服务网络、运行机制和激励机制,引导优质医疗资源下沉,逐步建立符合国情的分级诊疗制度。同时,要加强法规和标准体系建设、网络可信体系建设,要加强健康医疗数据安全保障,加强健康医疗信息化复合型人才队伍建设。

2018年,国务院办公厅印发了《关于促进"互联网+医疗健康"发展的意见》,提出允许医疗机构开展部分常见病、慢性病复诊等互联网医疗服务,为互联网医院明确了发展方向。同年,国家卫生健康委员会、中医药局组织制定了《互联网医院管理办法(试行)》《互联网诊疗管理办法(试行)》《远程医疗服务管理规范(试行)》文件,明确了"国务院卫生健康行政部门和中医药主管部门负责全国互联网诊疗活动的监督管理。地方各级卫生健康行政部门(含中医药主管部门,下同)负责辖区内互联网诊疗活动的监督管理",强调了互联网医院和互联网诊疗活动的准入原则和执业规则,明确了互联网医院的法律责任关系。《互联网医院管理办法(试行)》第四章第二十七条指出"互联网医院应当建立互联网医疗服务不良事件防范和处置流程,落实个人隐私信息保护措施,加强互联网医院信息平台内容审核管理",第三十条指出"省级卫生健康行政部门与互联网医院登记机关,通过省级互联网医疗服务监管平台,对互联网医院共同实施监管,重点监管互联网医院的人员、处方、诊疗行为、患者隐私保护和信息安全等内容。将互联网医院纳入当地医疗质量控制体系,相关服务纳入行政部门对实体医疗机构的绩效考核和医疗机构评审,开展线上线下一体化监管,确保医疗质量和医疗安全。"

2019 年,国家药品监督管理局发布了《中华人民共和国药品管理法》,进一步指明"互联网+医疗健康+药品流通"的行动方向和实施路径。同年,国务院办公厅出台《深化医药卫生体制改革 2019 年重点工作任务》,明确了国家医保局需要在 2019 年 9 月前制定互联网诊疗的收费和医保相关政策,紧接着中央出台了《国家医疗保障局关于完善"互联网+"医疗服务价格和医保支付政策的指导意见》,明确了"互联网+"医疗服务价格项目准入应符合的五条基本原则,对互联网服务定价及医保政策做出了指导,具体的价格、医保报销范围及比例仍需要各省市根据情况后续自行制定。

2020 年,在新冠肺炎疫情的影响下,互联网医院迎来了新的机遇与挑战。国家卫生健康委员会办公厅出台了《关于进一步推动互联网医疗服务发展和规范管理的通知》,明确了各地要进一步推动互联网技术和医疗服务融合发展,发挥互联网医疗服务的积极作用,同时强调了各地要坚守医疗质量和患者安全底线,在开展任何试验探索时不得突破现有法律法规的有关规定,不断规范互联网诊疗和互联网医院的准入和执业管理,加强监管。

互联网医疗监管是一个庞大的系统工程,一方面需要医疗行业的质量监管,另一方面又要保障互联网信息的安全性,这需要政府部门、医疗机构、互联网企业和患者的多方合作,完善互联网医疗相关法律,利用信息化手段创新监管系统,明确各个环节主体权责,保证医疗质量和医疗安全。

10.5　案例分析

10.5.1　实体社区互联网医院建设实践

2020 年,国家卫生健康委员会办公厅下发《关于进一步完善预约诊疗制度加强智慧医院建设的通知》，要求加快建立完善预约诊疗制度，创建完善智慧医院系统，并且大力推动互联网诊疗与互联网医院发展[8]。基层医疗卫生机构，尤其是社区医院可以成为互联网医院的最佳试点，基于互联网医院的通信技术开展网上远程会诊、双向转诊，使社区居民获得更好的医疗资源和更便捷的医疗体验，有助于推进分级诊疗制度建设。

上海市静安区彭浦新村街道社区卫生服务中心是国内首家实体社区互联网医院，于2020年4月26日正式上线。该社区互联网医院建设采用自行建设的模式，根据区卫生健康委员会的统一规划，平台居民、医生端使用了统一软件平台"健康静安"，避免了外网网络安全等级保护的投入。互联网医院业务产生的数据全部被保存在区级平台上，规避第三方合作可能产生的法律风险。社区互联网医院实行全流程闭环式管理，以线上、线下、线上＋线下的模式，涵盖了社区卫生服务中心所有医疗卫生服务功能，包括诊前的分诊环节，诊中的患者在线问诊，医生对患者进行在线诊疗、开具处方，药品配送到家以及诊后的线上随访调查、慢性病日常管理。整个业务流程设计融入了前置审方、医师认证、药师认证等确保医疗安全的环节，确保符合互联网医院管理办法的要求。

实体互联网医院突破了医患空间限制，为彭浦新村街道社区居民带来了巨大便利。该社区互联网医院2020年门诊量达86万人次，单日最高超过5 000人次，是静安区区属医疗机构门诊量最大的医院。社区互联网医院除了让居民享受到足不出户的优质医疗服务，还能够顺应广大居民需求，不断完善其功能。2020年，核酸检测预约和电子票据服务均在"健康静安"微信公众号上实现了应用。其中，首批通过核酸检测服务的医疗机构包括静安区内五家大小型医院，市民可以根据各家医院开放检测的时间进行预约检测。该电子票据服务是上海市第一个区域医疗电子票据服务平台，并快速覆盖了区域内所有26家公立医疗机构。随着医疗电子票据的全覆盖，医疗电子票据与医疗付费"一件事"将形成有效的闭环，付费、票据"一次办"，在静安区就诊患者的就医流程将会更加便捷。

但是，实体社区互联网医院仍然存在就医习惯难以"一朝一夕"就发生改变、用户体验需要进一步完善及在线诊疗有较大局限性等问题，但随着相关技术的不断成熟，社区互联网医院未来一定可以成为医疗领域的基础模式之一，为广大群众的医疗问题提供切实可行的解决方案。

10.5.2 三级甲等医院与互联网企业结合的创新型互联网医院

浙江大学医学院附属第一医院（简称浙一医院）成立于1947年，是一家集医疗、教学、科研于一体的大型三级甲等综合医院，同时也是浙江省医疗、教学、科研指导中心，拥有六大院区，总占地面积521亩（1亩≈666.67平方米），开放床位近5 000张。卓健科技作为互联网行业高新技术企业，自2011年成立起，为大中型医院及医疗生态链各环节提供多样化的互联网化解决方案。"浙一互联网医院"成立于 2016 年 2 月 16 日，是全国首个公立三级甲等医院线上院区，由卓健科技提供技术支持，以浙一医院的优质医疗资源为支撑，实现线上预约问诊咨询流程与线下检查检验、药物配送流程的无缝对接，打造医疗服务闭环，有效实现优化医疗资源配置、提升医疗效率、实现医患良性互动。

"浙一互联网医院"成立初期为患者提供的就医流程相对而言比较简单，但覆盖了患者就医的最常见流程：患者在线上预约科室后，可以与坐诊医生进行远程会诊；会诊完毕后，医生根据患者相关资料与会诊情况开具电子处方；患者获得电子处方后，可直接选择送药上门服务，或打印电子处方后以此为凭证到线下（医院药房或药店）取药。

据报道，"浙一互联网医院"成立时共开放了 12 个科室，包括全科门诊、糖尿病专科门诊、心血管疾病专科门诊等，共有 12 位专科医生坐诊。2016 年 2 月 17 日上线当天，截至 16:30 共有 1 045 名患者上线注册，其中 108 名患者成功与坐诊医生连线并进行会诊，最后医生共开具 8 张电子处方。

10.5.3 新冠肺炎疫情期间互联网医院的作用

新冠肺炎疫情期间，如何在疫情防控中充分发挥基层、社区全科医生的作用，如何引导居民有序就医、减少不必要的交叉感染成为重点关注问题。2020 年 2 月，国家卫生健康委员会先后发布了《关于加强信息化支撑新型冠状病毒感染的肺炎疫情防控工作的通知》《关于在疫情防控中做好互联网诊疗咨询服务工作的通知》和《关于进一步落实科学防治精准施策分区分级要求做好疫情期间医疗服务管理工作的通知》，积极开展远程医疗服务，规范互联网诊疗咨询服务，包括但不限于线上健康评估、健康指导、健康宣教、就诊指导、慢性病复诊、心理疏导等。

互联网医院在新冠肺炎疫情期间发挥的作用主要体现在两个方面。一方面，由于新冠肺炎的主要传播途径是呼吸道飞沫和密切接触传播，患者去实体互联网医院就诊反而会增加交叉感染的风险，而通过互联网医院，患者可以足不出户接受优质的医疗服务，大大减少了医患双方的直接接触，有效切断病毒传播途径，提高就医安全性，并通过发热门诊咨询和核酸检测预约等功能顺利开展发热患者的院前筛查工作。另一方面，受疫情影响，患者就医意愿明显下降，此时互联网医院发挥了巨大的积极作用，促进了患者就医习惯的改变，无接触就医成为医疗发展的新趋势[9]。

疫情期间，由医院主导的实体互联网医院，如武汉大学人民医院、四川大学华西第二医院、深圳南山医院等，迅速开通线上问诊服务，并增加人工智能导诊和针对新冠肺炎的线上咨询功能；同时，由互联网企业主导搭建的互联网医疗平台提供线上义诊，大大减轻了线下医院的就诊压力，并与全国药店合作，保障了慢性病患者药品的在线供给。

除此之外,部分互联网医院还搭建了针对新冠肺炎疫情的互联网平台,以广东省第二医院联合互联网医院部署的新冠肺炎网络服务平台为例,该平台的功能是为公众和非专业医护人员提供网上医疗服务,系统的重点功能包括新冠肺炎病毒的自动筛查、相关症状监测、网络咨询、心理咨询和新冠肺炎知识中心。截至 2020 年 6 月底,累计 96 642 人分别使用了新冠肺炎病毒自动筛查系统 161 884 次、症状监测系统 7 795 194 次。每天普通网络咨询服务的次数从疫情前时期的 30 次增加到疫情中时期的 122 次,又下降到疫情后时期的 73 次。疫情期间,心理咨询服务 636 人次。

互联网医院的建成打破了患者和医院、医生之间的空间距离,一方面拓宽了患者问诊及买药的渠道,减少了患者就诊的时间成本及费用开支,使得患者可以足不出户享受到优质的医疗资源。另一方面,传统实体医疗服务受到时间、空间的限制,尤其是在新冠肺炎疫情期间,使得一些慢性病患者的日常用药或诊疗需求得不到满足,无奈之下选择延迟治疗,耽误了治疗时机,损害了生命健康,互联网医院的上线突破了这些限制,为部分患者的生命健康提供了一定程度的保障。不仅如此,互联网医院还有效整合了实体医院内囤积的资源,提高了医疗资源的配置效率,进而提高了医院的经济效益。

总而言之,互联网医院不仅有效助力了疫情防控,还大力推动了医院精益化运营管理。在此次新冠肺炎疫情中,互联网医院的出现大大提高了医疗服务效率和资源利用率,提升了医院整体抗压能力,确保医院健康可持续发展。在今后应对类似突发公共卫生事件时,互联网医院将为保障人民健康提供一种新的应对模式。

10.6　小结

互联网医院是一种新型的互联网医疗服务模式,基于现实要求发展迅猛,在改善患者就医体验、提高医院智能化管理水平、推动分级诊疗等方面,相比于传统的医院模式拥有巨大的优势。但当前互联网医院仍处于发展和探索阶段,还存在就诊对象和就诊科室范围具有局限性、医疗数据安全风险较大、政策法规体系不完善等问题,有着很大的提升空间。但随着医院现代化、信息化建设的完善,"信息孤岛"的逐步瓦解,各级医疗机构之间信息互联互通程度的提升,以及诊疗流程进一步的优化和相关法律法规建设的完善,医疗服务质量和医疗信息安全得到保障,互联网医院将成为未来医疗行业发展的必然趋势。

参考文献

［1］张磊,张亚男,孙衍果,等. 互联网医院发展存在的问题与对策研究［J］. 中医药管理杂志,2020,28

（16）：229-231.

［2］徐晋.基于移动应用的互联网医院设计与实现［J］.医学信息学杂志,2021,42(2)：61-65.

［3］刘春玲,薛丹,龙为,等.大数据背景下的互联网医院安全分析［J］.网络安全技术与应用,2021(4)：131-132.

［4］朱海燕,张琳熠,杨骁俊,等.互联网医院模式下的医联体分级诊疗服务探索及初步实践［J］.中国卫生标准管理,2021,12(5)：9-13.

［5］束雅春,宁丽琴,陈列红,等.公立中医院建设互联网医院实践与思考［J］.中国医院,2015,25(4)：28-30.

［6］魏明月,崔文彬,王淑,等.互联网医院风险分析与管控策略［J］.中国卫生资源,2020,23(2)：99-101.

［7］杜学鹏,吴晓丹,贾宏明.互联网医院发展的问题识别与对策［J］.卫生经济研究,2021,38(1)：22-25.

［8］彭德荣,崔明,孙小婷,等.实体社区互联网医院建设的探索与实践［J］.中国全科医学,2021,24（16）：20032007.

［9］单芸."互联网＋"时代智慧医院建设的路径探究［J］.中国信息化,2021(2)：9091.

11

主动健康系统

主动健康这一概念是我国于 2015 年提出的,但其实主动健康的内在理念已经流行了很久。主动健康强调通过对个体长期连续的健康监测跟踪来实现对个体的身体状态进行健康状态辨识和评估,并综合利用各种医学手段,以改善健康行为为主对个体进行健康干预。随着大数据和人工智能的发展,主动健康系统的典型应用已发展为基于人工智能的健康管理系统,利用健康监测获得大量数据,通过风险预测模型等数据驱动的健康评估手段,辅以人工智能支持以提供健康管理与干预服务。目前已有的家庭医生健康管理系统和智能健康管理系统等都有主动健康理念的体现。

11.1　主动健康技术概述

11.1.1　主动健康概念

《科学技术辞典》中对"医学"的解释是"医学是旨在保护和加强人类健康、预防和治疗疾病的科学知识体系和实践活动"。《自然科学学科辞典》的定义是"医学,狭义可视为医学科学的同义语,广义则应理解为医学科学和医疗保健事业的综合称谓"。《大英百科全书》的定义是"医学是维持健康、预防、诊断和治疗疾病的实践活动"。狭义的医学强调疾病的治疗和机体有效功能的恢复,而广义的医学还包括中国养生学和由此衍生的西方的营养学,因此主动健康也被包括在医学的广义定义中。

主动健康是通过对人体主动施加可控刺激,增加人体微观复杂度,促进人体多样化适应,从而实现人体机能增强或慢性病逆转的医学模式。它强调通过对个体全生命周期行为系统进行长期连续动态跟踪,对个体状态、演化方向和程度进行识别和评估,以选择生活方式各要素为主,充分发挥其主观能动性,以改善健康行为为主,综合利用各种医学手段对人体行为进行可控的主动干预,促使人体产生自组织适应性变化,从而达到提高机能、消除疾病、维持人体处在健康状态的实践活动和知识体系。故可认为,主动健康是通过主动使人体处于可控非稳的"远离平衡态",从而激发人体自组织能力,以达到消除疾病促进健康的医学模式[1]。

现代医学是在精准分析工具支持下,试图通过药物、手术等治疗手段把人体各项指标维持在正常范围内。而主动健康医学则探索另外一条路径,尝试通过干预行为方式使人体远离非平衡态,从而激发人体自组织行为,进而获得人体机能的整体增强,达到防病治病的健康目的。主动健康认为人体是一个复杂系统,它具有强大的自我修复和进化能力,是基于新的科学范式和大数据技术建立的新型医学模式。它与现代疾病医学的不同之处在于主动健康偏向人体整体的健康促进和疾病预防,疾病医学偏向局部治疗和疾病预后。未来国民保障和"健康中国行动"的实施需要平衡两种医学模式,既要充分发挥主观能动性做好疾病预防,又要做好疾病治疗的工作。主动健康医学模式在本质上是一种新型智慧医学模式。物联网、新型材料、智能传感器、可穿戴设备、大数据技术、人工智能等科技的发展为采集和处理人体连续动态大数据提供了物质条件。疾病医学是指根据患者病情提供相应的治疗手段。作为单一治疗特定疾病的医学模式,疾病医学已不适应现在的慢性病发展趋势。主动健康是基于连续动态实时的监测和整体分析的新型医学。主动健康是人类从以被动治疗为主转向自我主动干预的健康医学模式的新探索。

实际上,"主动健康"这个概念在其他国家也存在类似的提法,比如美国运动医学学会于 2007 年 9 月提出了"运动是良医(exercise is medicine,EIM)"的概念,日本政府推出并实施了"国民健康促进运动",新加坡则提出了"健康公民"的概念。相对而言,主动健康不仅是中国的提法,也是更具有系统性的中国方法。主动健康是中国面向大数据时代,针对健康医学模式提出的未来方案,与西方发达国家在同步同期启动的新探索相呼应。我国在健康数据资源、市场规模、用户需求等方面具备先天优势,较有希望在该领域突破欧美竞争对手的限制。智能穿戴、大数据和人工智能为主动健康提供了技术支持,通过采集多维、实时的人体健康信号,实现全方位、全天候的连续检测和分析,将疾病防治的中心由医院转移到社区,乃至家庭,从而提高国民的健康意识和素养,推动健康技术进步。同时,健康产品、健康服务模式和健康产业的发展也能够为国民经济发展提供更多的资源与市场空间,促进健康产业与社会经济的发展。

11.1.2　主动健康系统概述

主动健康系统是将线上健康管理与线下健康监测相结合的系统,既可以是商业盈利性系统,也可以是非营利服务性系统。线上管理在用户就诊时可以全面系统地考察身体状况,以便医生进行诊断;线下日常检查与体检相结合,能够及时排查重大疾病,实现早发现早治疗。

一个完整且专业的主动健康系统由三个团队组成：核心团队、支持团队和辅助团队[2]。核心团队至少需要包括家庭医生、医生助理、健康管理师；支持团队包括药师、公共卫生医师、营养师、心理咨询师、检验师、专科医师、运动康复师、中医医师等；辅助团队主要包括社会工作者(如卫生志愿者、社会关怀团体)、药事服务者(如物流配送、药企等)、医事服务者(如预约、转诊事务、长期照护服务者，养老机、家庭病床照护服务、诊所等)。虽然信息化程度正在逐步加深，但是人的作用仍然不可替代，每个角色应该各司其职，做好分内工作。各地区因人力资源结构不同，核心团队的架构也不同，但可以借鉴的是，新的核心团队需要在健康管理的范畴内协同开展工作。也就是说，相比于传统的基本医疗和基本公共卫生服务，核心团队更多地从事与患者和外部资源的沟通、以患者为中心的需求识别、患者激活和患者参与的调动、签约人群的质量追踪和批量干预等工作任务，这需要由团队协同完成。

主动健康系统需要至少包括以下几个功能。

1) 契约管理服务

契约管理功能包括支持家庭医生对患者提供连续性的健康评估和管理服务，并可根据需求个性化配置健康评估和管理服务，维护各自特有服务内容，同时以健康卡、身份证或社保卡作为身份识别，建立患者完整连续的健康监测档案，为患者提供健康评估，制定个体化的健康计划等一系列服务。

2) 人群管理服务

人群管理对象包括签约人群和非签约人群，具体功能包含查看所有人群的健康风险状况，能够筛查到目标干预人群，并强制实施健康干预措施以实现对全人群的健康管理，健康干预措施有组织高风险群体定期体检等。对于签约人群，能够查看人群具体的健康监测数据，并据此提供个体化的健康管理服务，为每个签约人制定一个方案，实现主动管理签约人群。

3) 健康数据监测

通过对电子病历系统、医疗保险系统、人群健康等数据进行采集、统计与分析，自动完成常见慢性疾病的人口信息数据、疾病质量指标数据的治理工作；并提供大数据可视化和分析工具，为区域慢病人群的健康管理决策提供参考依据，为政府的医保开支及结余留用提供决策参考与效果监测。

4) 药品溯源系统

通过建立一物一码，可以实现每盒药品从生产线打码、赋码，到各级经销商、药店一系列流通环节，将每批次药品的入库、出库、检验都通过扫码对药品的流通信息进行记录，保证药品流通的全程可溯源性，保障患者用药质量和用药安全，更能保证患者严格遵守医嘱用药。

5）慢病诊疗系统

基于医学大数据分析得到的更精准风险预测模型可以对患者进行风险评估,筛查高危患者,管理可控风险因素并实现个性化的风险干预。融合从复杂医学知识库(包括临床指南、医学文献和专家知识)挖掘的最佳治疗路径,和从数据分析找到的最佳临床实践相融合,实现认知决策支持,为患者提供规范化和个性化诊疗。除此之外,慢病管理也是非常重要的一部分,常见的高血压、糖尿病等患者,需要从饮食习惯、生活作息习惯、医嘱用药等方面对患者做出相关的规范,提倡健康均衡的饮食方式并禁烟限酒,同时倡导适当运动,生活规律,减轻压力,做好自我检测,并时时管理和监督。

6）康复管理系统

康复管理不同于慢病管理,其侧重于患者的康复训练管理,目标是恢复或改善其身体机能。康复训练是指损伤后进行有利于恢复或改善功能的身体活动。除严重的损伤需要休息治疗外,一般的损伤不必完全停止身体练习。适当的、科学的身体练习个体在长期的体育锻炼中建立起来的各种条件反射性联系,一旦突然停止锻炼便可能遭到破坏,进而产生严重的机能紊乱,如神经衰弱、胃扩张、胃肠道机能紊乱等。伤后进行适当的康复性锻炼,可加强关节的稳定性,改善伤部组织的代谢与营养,加速损伤的愈合,促进功能、形态和结构的统一,对于损伤的迅速愈合和促进功能的恢复也有着积极的作用。

7）考核系统

对家庭医生团队的工作进行全面监管,支持家庭医生团队的绩效评价与绩效薪酬管理,通过客观、合理、有效的绩效指标体系促进家庭医生团队服务开展,引导家庭医生团队进行有效和有偿的签约服务,促进优劳优得、多劳多得,保障签约患者权利的施行,更好地支持签约业务模式健康发展。这是商业化主动健康管理系统的必要组成部分。

主动健康系统建设是一个长期持续的过程。一方面,需要根据当地人群的健康需要的变化和健康服务体系建设的实际情况,通过动态调整来促进系统的建设以满足不断变化的需要。另一方面,主动健康系统的建设,本身是医疗卫生服务体系的系统转型,是在健康领域建立新型制度的过程,这一过程需要循序渐进,进行顶层设计并分步推进。

11.1.3　主动健康发展历程

随着人类疾病谱的变化,生活方式疾病已经成为人类主要的致死病因之一,基于还原论的现代对抗式疾病医学模式面临巨大挑战。尽管现代科学技术大大推动了现代医学的发展,提高了人体物质的测量精度,但在解决生活方式疾病方面却收效甚微。通过对 2008—2017 年的国家统计局的数据分析可以发现,我国卫生总费用每年都在快速增长,预计在 2035 年,卫生总费用将超过 22 万亿元。当前,卫生从业人员也超过 1 100 万人。但患病人群仍在不断增加。

2015 年,科技部组织专家组进行"数字医疗和健康促进"十三五科技规划,具有前瞻性地以健康为中心布局我国人口与健康的科技计划[3]。体育总局相关专家李祥晨等提出把主动干预作为对抗慢性疾病暴发的重要方式,即将运动作为慢病干预的重要手段之一,得到了专家组的高度认同,并积极推动把运动纳入主动促进健康规划。随后形成的系列报告得到了时任国务院副总理刘延东的重视,她在批示中,将报告中的意见归纳为"主动健康"。"主动健康"这个概念得到了国家的支持,并被列为重点研发计划专项。"主动健康"一词也就此确定,成为中国为人类健康事业提出的原创概念。

2017 年 2 月 14 日,国务院办公厅印发了《中国防治慢性病中长期规划(2017—2025年)》,部署做好未来几年的慢性病防治工作,降低疾病负担,提高居民健康期望寿命,努力全方位、全周期保障人民健康,到 2025 年慢性病危险因素得到有效控制,实现全人群全生命周期健康管理。

2017 年 5 月 16 日,科技部联合国家卫生计生委、国家体育总局、国家食品药品监管总局、国家中医药管理局、中央军委后勤保障部印发了《"十三五"卫生与健康科技创新专项规划》的通知,把人民健康放在优先发展的战略地位,进一步建设完善的国家卫生与健康科技创新体系,提升我国卫生与健康科技创新能力,显著增强科技创新对提高公众健康水平和促进健康产业发展的支撑引领作用,正式将主动健康列入专项规划。

2019 年 6 月 25 日,国务院印发的《关于实施健康中国行动的意见》(国发〔2019〕13号)明确指出,加快推动从以治病为中心到到以人民健康为中心的转型,实施健康中国行动。国家层面成立健康中国行动推进委员会,制定印发了《健康中国行动(2019—2030 年)》,负责统筹推进其组织实施、监测和考核相关工作,将预防为主、防病在先融入各项政策举措中。这标志主动健康将成为我国未来健康保障体系的重要组成部分。

随着经济社会的发展,尤其是我国人口老龄化加速和疾病谱变化,我国国民对健康的需求快速增长,人们在希望"好看病、看好病"的同时,更加关注疾病的预防、个体功能的完善、健康状态的良好,以及健康寿命的延长。因此,在加强重大疾病防治技术研究的同时,要突出健康保障"战略前移、关口前移",建设新型健康促进理论体系,与当前以疾病诊疗为主的医疗体系有机结合、互为补充,积极探索国民健康保障体系可持续发展的新模式。同时,需要加强健康促进科技研究系统性布局,构建社区家庭为核心、院内外连续性服务的行为干预、疾病主动健康管理与服务的技术产品支撑体系,提升健康保障能力和自主性,减少对疾病医疗的过度依赖,提升全民健康素质,推动健康促进科技发展。

11.2　主动健康关键技术

11.2.1　主动健康监测技术

20 世纪 70 年代,国际卫生系统公司(International Health Systems Company, Inc.)首次将传感器应用于人体的诊疗监测领域,运动与健康监测的概念首次出现在医疗领域。得益于传感器技术的发展,如今的健康监测领域的技术在灵敏度、准确性和稳定性上表现更加出色,在功能拓展上也出现了更多形式的生物信号的采集方式,以完成不同类型的监测功能。

健康检测技术的发展依赖于传感器技术的发展,生物医学传感器分为电生理类、生化检测类、心肺监测类和运动监测类[4]。电生理信号的采集在传统上均采用电极与皮肤直接接触的方式,现在已经出现了电容型电极、易弯曲的干式表面电极和新材料碳纳米管或微米线阵列电极,可通过衣服采集心电信号。

心肺监测类传感器的创新是许多科学家的研究目标,欧盟"第五框架信息科技计划(5th framework program,FP5)"中的健康计划提出实现心电和呼吸等生命体征的实时监测,为用户研究开发穿在身上的织物传感器,以确保不会带来任何不适感。

目前,还出现了一些可穿戴的监测生化参数的传感器,隶属于欧盟"第六框架信息科技计划(6th framework program,FP6)"下的特别议题中的 BIOTEX 计划资助开发了一种基于织物的可穿戴生物传感器,用于监测汗水的 pH 值和 Na^+ 含量。运动检测传感器通常用于康复和常规保健领域,一些可穿戴的设备使用加速度计、陀螺仪等传感器,能够监测运动、步态和姿势。

主动健康监测设备根据使用方式不同,可以分为穿戴式、移动式、便携式、植入式、远程健康监测设备及终端。主动健康监测技术要求能方便采集居民的身体参数数据,因此基于家庭或社区的小型化、集成化、无线化的健康监测设备是较为合适的,例如近几年来已走入寻常百姓家的健康监测设备有智能手环或智能手表、体脂秤、体温计、血糖仪、心电仪、便携式电子血压计等,其中智能手环和手表是最流行的健康监测数码产品。此外,定期到医院体检也是一种健康监测方式。

随着技术的发展,预计主动健康监测设备将会有如下发展趋势。

1) 精确化

医疗检测技术壁垒降低,便携式电子血压计、血糖仪、体温计等设备的精度将逐渐趋于医疗级要求。

2) 便捷化

产品操作将更加便捷,操作方式趋于传统设备,学习成本低,老年人使用无障碍。

3）丰富化

更多医疗检测可在家完成，如尿常规、血常规检测。

4）集成化

现有设备多属单项检测，用户需要分别使用各种设备以检测多项指标，未来设备将会集成多种传感器，同时检测多项体征指标[5]。

5）穿戴化

未来的产品形态将趋于便捷，长期佩戴方便舒适，用户佩戴产品时数据将被自动检测、记录并上传云端。

健康监测过程中产生的大量数据将提供健康状态辨识和风险预警服务。这些数据可以分为居民健康信息（如身体指标、体征、行为、运动、饮食、睡眠、精神、心理、社会）和身体参数数据（如血压、血糖、心电、血氧、体脂率、呼吸信号、场景辨识等慢性病管控相关数据）。在这个过程中，用户的隐私保护和数据安全极为重要。目前健康监测设备的传感器网络应用通信正逐步变得智能化和无线化，因此需要特别注意数据隐私性、数据完整性、数据及时性、数据安全性等问题。

11.2.2 健康状态辨识与风险预警技术

健康状态辨识与疾病风险预警技术是使用检查检验得到的生理指标来对人体健康状况进行全面分析的技术。这些生理指标来源于不同的医疗设备，数据结构不统一，因此需要多维、动态、异构、多层次个人健康监测信息的集成、融合、存储、清洗和分析技术，将来自多个不同设备的健康信息进行集成，并清洗、转化为结构一致的数据，以方便后续进行数据分析。此外，还需要开放式数据接口访问技术、非结构化个人健康数据隐私保护机制技术以及健康数据服务安全管控机制和访问技术，用于保证用户数据的安全访问与存储。

健康状态辨识和疾病风险的自动预警需要根据大量的健康监测数据来进行风险预测，信息技术领域的分类技术能够根据大量的已知标识数据对未知类别进行预测，这与健康状态辨识和疾病风险自动预警技术的要求相符合。健康监测数据具有多样性、时间性、不一致性、冗余性、异质性和隐私性等特点，针对这些特点，可以选择支持向量机、决策树等适用于医学数据的分类方法。

临床预测模型，又称为临床预测规则或者风险评分，是指利用多因素模型估算患有某病的概率或者将来发生某结局的概率。临床预测模型包括诊断模型和预后模型。诊断模型关注的是基于研究对象的临床症状和特征，用于估计当前患有某种疾病的概率，多用于横断面研究；预后模型关注的是在当前的疾病状态下，未来某段时间内疾病复发、死亡、伤残及出现并发症等结局的概率，多用于队列研究。

诊断模型与预后模型也有相似之处,如结局多为二分类,少数情况下可能涉及血压、血脂、血糖、疼痛评分及生存质量评分等连续指标;研究的效应指标均为结局出现的绝对风险,即发生的概率,而非相对危险度(risk ratio,RR)、比值比(odds ratio,OR)或者风险比(hazard ratio,HR)等相对风险效应指标;在模型的技术层面都需面临预测因子的选择、建模的策略、模型性能的评价等方面。

临床预测模型的使用可以贯穿疾病的整个周期,包括预防、治疗和预后阶段。它能帮助健康状态识别和疾病风险预警,尤其在疾病的三级预防体系中发挥着关键作用。

1)疾病的一级预防

临床风险预测模型可以根据当前的健康状态,给患者和医生提供未来患有某病的量化风险值(概率),为健康教育和行为干预提供更直观的数据基础,此处同时涉及11.2.3节的主动健康干预。例如,基于心脏病研究的 Framingham 危险评分就明确了降低血脂、血压可以降低冠心病发生的概率。

2)疾病的二级预防

临床预测模型,尤其是诊断模型,常可借助无创的、低成本的、易采集的指标,例如从健康监测中获取的生理数据,给出高灵敏度和高特异度的诊断方案,以实现"早发现、早诊断、早治疗"的疾病预防理念,这在卫生经济学上有着重要的意义。

3)疾病的三级预防

预后模型可对疾病的复发、死亡、伤残及出现并发症的概率给出量化的估算,从而指导康复方案的制定并对症治疗,防止并发症出现或疾病复发,促进相关功能恢复,提高患者生存质量,降低疾病死亡率。

11.2.3 主动健康干预与管理技术

健康管理是指对个体或群体的健康进行检测、评价和干预的全过程,这是一种具有前瞻性的健康保障服务。健康管理一般建立在现代生物医学和信息数字化管理技术基础上,以个人或群体的健康为中心,通过对健康危险因素进行健康风险评估来提供针对性的干预与指导。

健康管理是20世纪50年代末最先在美国提出的概念,产生背景是医疗保险机构对其医疗保险客户(包括疾病患者或高危人群)或医疗服务客户开展系统的健康管理,通过有效控制疾病的发生或发展来显著降低出险概率和实际的医疗支出,从而减少医疗保险赔付的损失。我国在2016年开始实施的《"健康中国2030"规划纲要》以"大健康"建设为导向,把提高全民健康管理水平放在国家战略高度,提出群众健康将从被动医疗转向主动预防为主,不断提高民众的自我健康管理意识。这为健康干预和管理的发展提供了新的机遇[7]。

健康管理以控制健康危险因素为核心，需要基于前文提及的健康状态辨识和疾病风险预警，评价个人或群体的健康状态和疾病风险后，制定个性化的健康管理计划和干预措施。健康管理主张通过饮食、运动、心理调适等养生保健方法和手段维持健康平衡，达到疾病预防的目的，体现了一级、二级、三级预防并举的特点。

精准的健康管理要求对用户进行主动健康干预，主动健康干预的类型包括疾病预防知识、营养干预方案、运动干预方案、心理干预方案等各种解决方案，其内容涵盖了各种常见疾病和亚健康状态的解决方案等。服务对象可分为亚健康人群、康复人群等，并对不同管理人群进行分类管理。针对亚健康状态人群，需要给予及时有效的管理和干预，例如督促其通过早睡早起、锻炼运动、心情舒缓等手段缓解亚健康状态，并督促其定期体检以预防和控制潜在疾病发生或发展。针对康复人群，需要指导其谨遵医嘱，要尽量减少或消除精神、心理和不良习惯等不良因素的影响。

主动健康干预模式分为四类。

1）契约管理干预模式

契约管理干预模式是指以契约（健康合同）的形式固定健康管理者与被管理者之间的责任和义务。

2）自我管理干预模式

自我管理通过课程教学的方式为被管理者提供知识与技能，使其能够在有效指导下自主地进行干预。

3）家庭管理干预模式

家庭管理干预模式是指通过对患者的家庭成员进行知识教育或由健康管理者定期家访进行干预性训练相结合的方法，以提高管理对象的依从性和改善其生活质量。

4）社区干预模式

社区干预是指对居民社区内的被管理者进行有计划、有组织的一系列活动，以创造有利于健康的环境，改变人们的行为和生活方式，降低危险因素，从而促进其健康和提高其生活质量。

在计算机软件领域，目前应用于健康管理的软件主要有两大类。第一类以健康风险评估为主要目的，将健康数据通过风险评估模型形成健康报告与相关健康指导。国内相关产品有数字化精准健康管理平台——妙健康，该平台通过对运动、饮食、睡眠、压力等多方面的健康数据追踪，为用户提供多维度、定制化的健康行为干预方案，合理规划每天的健康任务，还提供健康档案管理、个人综合健康指数评分、异常指标解读、疾病风险预测等功能。第二类以干预为主提供健康管理服务，如运动健康类的 Keep 和咕咚、饮食健康类的薄荷健康、睡眠健康类的 Pillow 和 AutoSleep、心理健康类的 BigHealth、综合类的小米运动和苹果健康等。

11.3　案例分析

11.3.1　智能健康管理系统

随着经济的飞速发展,人们对健康的需求不断增加,大众的健康管理理念逐步从"有病治病"转变到了"未病预防",从而使得健康管理这一医疗大健康的细分领域逐渐得到重视。

医疗科技的进步日新月异,深度学习、机器学习、数据挖掘等数据智能技术将原本难以利用的疾病状况与疾病史数据、生理体征数据等各项多源异构数据进行整合和提炼并发挥巨大作用。智能健康管理系统能够对个体数据进行长期连续动态的监测,对人体健康状态及其演进风险进行评估,实现以生活方式为主的主动干预与健康管理。充分利用人工智能技术的智能健康管理系统能够为患者提供更加科学有效的健康指导,为患者的健康生活提供干预,能够充分调动患者的积极性和主动性,从而使患者能够更好地改善个人健康,真正达到预防疾病、监测身体指标、保护身体健康、提高生命质量、降低医疗费用的目的。

11.3.1.1　苹果健康

苹果公司通过整合 Apple 生态下的 iPhone、Apple Watch 以及常用的第三方应用中的数据,让使用者能够在一个地方浏览众多信息,不仅可以查看自己的长期健康走势,也可以深入了解各项健康指标的每日详情。

Apple Watch 作为数据采集终端,能够采集到众多的用户健康信息。在运动方面,可以采集到用户的运动锻炼数据,进行热量计算并根据需要进行激励,帮助用户更好地记录自己的锻炼信息。在身体指标方面,可以进行心率监测和血氧监测,实时的心率和血氧监测能够为用户提供更详细的健康数据记录,并在指标异常时提供预警。另外,它能够记录用户的睡眠数据,使用户能够更好地掌握自己的睡眠状况。

除 Apple Watch 外,iPhone 也配备了加速感应器、陀螺仪和 GPS,可跟测体能训练、步数和全天各种类型的运动情况。

此外,为了获取到更多的数据,健康 app 可以整合众多的第三方 app 的数据,构成了更加完整的生态。

11.3.1.2　妙健康

妙健康是数字化精准健康管理平台,为用户提供综合性健康服务一站式解决方案。妙健康通过智能穿戴设备收集和汇总用户的健康信息,为用户提供个性化的健康解决方案和健康风险评估,为存在健康隐患的用户提供接入第三方服务。

健康管理方面,妙健康以专业的医学模型为基础,通过疾病风险评估与入保规则进行匹配,输出核保结论和未来风险分析,并通过日常健康管理加强对投保人群的风险管控,实现健康管理与保险的有效融合。

手机运动健康方面,妙健康为智能硬件用户提供定制化健康工具,为用户提供专业的医学健康解读,并通过多维度的用户健康行为持续监测,智能化推送信息。

11.3.2　数字健康家庭服务系统

数字健康(eHealth)的概念最早出现在 2000 年,它指的是一系列医疗信息化系统,通过互联网和其他相关技术在医疗健康行业的应用,提高医疗机构向患者传递医疗服务的效率、效果和质量。eHealth 的出现为记录健康信息、个人参与疾病诊疗、健康管理提供了新的方案。

医疗行业和互联网行业正在逐步探索数字健康领域的发展潜力。近年来,我国老龄化人口越来越多,已经进入老龄化社会。目前常见的家庭结构是"421 模式",即一个家庭包含 4 个老人,2 个成年人和 1 个孩子,成年人外出工作,老人负责照看孩子,而老人和孩子属于易生病人群。因此,对老人和孩子的身体健康情况进行实时的监控非常重要。

综上所述,建立一套对慢性病患者、老年人和婴幼儿健康进行监护和测量的数字健康家庭服务系统非常有必要。

11.3.2.1　几何科技智能马桶

几何科技是一个家庭健康管理服务平台,利用互联网大数据技术,通过健康数据分析为用户提供家庭健康监测、健康指标实时监控、辅助慢病控制和治疗、健康管理等服务。

几何科技的首款产品——全自动智能健康监测马桶已经上市,该马桶以几何科技研发的检测装置和生物芯片为核心,兼容三大类检测技术,检测范围涵盖多项指标。市场上的智能马桶大部分具有臀部清洁、座圈保温、暖风烘干、自动除臭、静音落座等功能,然而这款智能马桶的特色是健康检测功能。

尿液作为人体最为重要的代谢产物,能够从多个角度反映人体健康状况变化。除了对于肾病、泌尿系统疾病、糖尿病、三高等疾病的提示、预警和早筛,连续的尿液监测还能应用于多个日常生活和工作场景。由于尿液中含有丰富的可检测物质和指标,有助于获取人体深度的健康信息,同时加上马桶是如今家庭的必备用品,几何科技以此为切入点,研发了这款智能马桶。该系统突破了传统尿检指标项,兼容主流检测手段——干化学、电化学和免疫亲和的手段,并且独特的结构设计使马桶能够采集到不同性别、不同年龄的人群的尿液。

该健康功能可供五个人以上的家庭成员使用。以指纹为特征,自动识别用户个体。

每个用户都会有自己的日常健康数据。同时马桶还可兼容多类芯片，可自动匹配和切换用户，从而形成家庭健康监测的入口。

该马桶可通过全自动尿液检测功能，获得来自个体的连续健康数据；这些数据经过后台人工智能系统和医学团队的共同分析，通过 app 向用户提供动态的健康评估和行动建议，从而让用户可以及时了解自己的身体状况。

11.3.2.2　阿里健康家庭医生

阿里健康以老年人为服务对象，推出了"父母关怀计划"，为家庭、为父母提供智能的慢病管理服务，旨在通过智能硬件和互联网、数据技术，在父母、子女和医生之间建立起实时的慢病管理互动。该计划能够帮助子女更好地了解父母的健康状况，避免父母隐瞒病情、回避治疗和有病乱投医的情况发生。"父母关怀计划"借助阿里互联网、技术和平台优势，打造阿里健康服务平台，根据血糖检测结果形成定期的健康分析报告，为老人及其家属进行血糖监控和管理提供科学建议。例如，服务平台未检测到老人的血糖数据，或者上传血糖数据存在异常情况，将及时通过应用提醒、短信、电话等多种方式提示老人及子女进行血糖检测。如需调整血糖管理方案，相应的签约家庭医生也会根据提示为老人提供电话问诊服务。此外，平台会通过智能设备提供全面的看护、监督服务，自动记录患者数据，并将其绘制成直观的图表。

11.4　小结

尽管主动健康的理念已经提出，但是无论是基础理论层面还是方法工具方面，其成熟度和现如今的疾病医学还相差甚远。主动健康不是其他医学经验、方法和技术的简单堆砌，而是需要构建一套区别于被动医学的完整的理论体系。

主动健康基于长周期的人体数据对人的整体功能状态进行识别干预，因此需要精度更高、功耗更低、实时在线的智能健康设备。随着互联网技术的发展，各种监测设备获取的数据精度越来越高，数量越来越多。同时，随着人工智能技术的发展，AI 将能够取代医学工作者进行大量的机械性、重复性的工作。未来要构建一套完整成熟的主动健康系统，还需要医疗、互联网等各行业的共同努力。

参考文献

[１] 李祥臣,俞梦孙.主动健康：从理念到模式[J].体育科学,2020,40(2)：83-89.
[２] 王小刚,杨梓钰,代晓怡,等.以人为中心的主动健康管理服务模式下签约服务核心团队配置研究[J].中国全科医学,2019,22(13)：39-44.
[３] 张栋.李祥臣：主动健康,必要且必然[J].团结,2020(5)：41-43.

［4］汪长岭,申倩,李治,等.移动医疗中生物医学传感器及电极研究进展[J].中国医学装备,2016,13
　　(3)：139-142.

［5］齐东楷,徐伟.家庭健康检测产品现状与趋势分析[J].林业机械与木工设备,2020,48(11)：9-12.

［6］窦富贤,张帅,周培凤,等.基于人体传感器网络的安全物联网医疗系统设计[J].中国医学装备,
　　2021,18(1)：2-6.

［7］赵燕.健康管理行业体制机制创新发展的重点[J].经济研究导刊,2020(28)：137-139.

12

医养结合智能系统

医养结合是 21 世纪最新提出的概念,是我国养老服务业的最新发展方向。医养结合智能系统可以有效辅助医养结合政策的落实,并促进我国养老服务业的持续发展。本章节分为四个部分,首先介绍医养结合和医养结合智能系统的概念、发展历程等;其次介绍医养结合智能系统中的主要单元模块,包括远程问诊、健康教育、社区看护等功能;之后介绍医养结合智能系统中的关键技术,包括适老化人机交互技术、老年人健康评估技术等;最后将以浙江老年关怀医院和医养结合康养系统为例进行分析。

12.1 医养结合智能系统概述

12.1.1 医养结合概念

"医养结合"就是将医疗资源与养老资源相结合,将专业的医疗技术检查和先进设备与康复训练、日常学习、日常饮食、生活养老等专业相融合。"医"指的是重大疾病早期识别和必要的检查、治疗、康复训练等,包括有关疾病转归、评估观察、有关检查、功能康复、诊疗护理、重大疾病早期干预和临终关怀等医疗技术上的服务。"养"包括生理和心理上的护理、用药和安全、日常饮食照护、功能训练、日常学习、日常活动、危重生命体征、身体状况分析、体重营养定期监测等服务。

提出医养结合的概念是基于中国现行实际情况的考量。目前,全国每 6 人中就有 1 位老年人,到 2040 年将达到每 3 人中就有 1 位老年人。一方面,老年人患病率高于普通人群,尤其是慢性疾病患者比例更高,对医疗服务依赖性更强;另一方面,多数老年人孤身在家且无人照料,社区诊所治疗水平低。大型医院无法为老年人提供精致细微的生活护理,老年人小病大治、长期压床也将导致大型医院资源更为紧张,但是与此相对的,大多数的养老机构仅提供简单的生活照料服务,没有太多的医疗服务,同时也存在养老院床位严重不足的情况。医养结合这一概念应运而生,出现了医养结合的新型养老模式。

在国家的大力推动下,医养结合已成为近期政策重点方向之一,目前已经产生了多种多模式的医养结合项目,按照定位区分,项目主要有以医为主、以养为主和医养并重这三种。以医为主型项目主要在大型医院内开设康复科、老年病科等附属护理机构,为失智、失能、半失能老人提供专业的照护功能;以养为主型项目主要将养老的公寓或者社区配套二级及以下的医院,为具备一定自理能力的老人提供日常看病和急救的功能;医养并重项目通常将一个持续护理的公寓或者社区和一家以老年病、病症康复为特色的三级专科医院相结合,"医"与"养"两者的功能可以互相补充,还具备较好的转诊机制。

12.1.2 医养结合智能系统概念

智能系统是指能够产生人类智能行为的计算机系统,智能本身所包含的意义很广泛,一般将人类大脑较高级的活动表现为智能,这样的系统可以自动地获取和应用知识,进行思考和推理,进而求解问题乃至自动学习。

医养结合智能系统是将智能化系统应用到医学及养老方面,主要依托基础医疗手段,以现代信息技术为平台,应用智能物联技术、人工智能技术及相关的先进设备,使用集成化模块设计理念,将智能监护、智能医养客房、智能问诊、智能护理等模块融为一个整体,从而形成了改变传统医养工作理念的模型化系统。医养结合智能系统包括多个模块,如医护工作站、药房管理、体检管理、医疗管理、费用管理、后勤管理、居住管理等模块。通过该系统平台,老人可以运用如无线传输的健康检测设备、老人机等智能设备,实现与医护人员、家人、服务中心的信息交互。

12.1.3 医养结合智能系统现状

现代互联网和智能电子产品的普及为医养结合智能系统提供了重要媒介和支持。互联网及智能电子产品中常采用的射频识别技术、传感器技术、网络通信技术、大数据处理技术等已经应用到各种医疗产品之中。随着移动通信程序的快速推广,人们也能通过小程序进行挂号、随访、开药、医患沟通等医疗行为。云计算、云管理和大数据等概念的提出和应用,为老年慢性病患者享受舒适的居家养老服务提供技术基础。此外,各种功能不断被添加到医养结合智能系统中,医养结合领域正发展得如火如荼。

黑龙江省的牡丹江市在国家和地方政策的积极推动下,成功研发了以医养结合为主题的"360医养智能系统"。该系统"主要包括室内与急救两个部分,在两个部分中加入感应器,实时监控老年人的体温、体重及相应的临床生理变化。首先,可通过对人群舒适度的预测,自动调节室内的智能硬件设备,可在不同时间、不同地点、不同环境下进行内网和平台网络的信息分析与传输。其次,可部署智能管理平台,并分析感知层信息,从而向相关部门提供大数据检索与分析功能,还能与加盟商及合作的医疗机构进行信息和数据交换。最后,智能信息系统能为老年人及其家属在操作相关功能及数据获取上提供便利。"[1]

在该系统的辅助下,老年人和家人可以通过平台快速了解相关的医疗和养老的信息,还可以通过推荐机制和医生的考核评价选定适合自己的家庭医生。对医生而言,他们可以在 360 医养智能系统中找到自己患者的健康档案,依据患者的身体数据对其进行准确的健康评估,并且为患者提供最适合的医疗服务,同时完善医疗服务的后续工作;对政府部门而言,360 医养智能系统具有丰富的数据,依托该平台的数据分析功能,政府部门可以在较短的时间内完成各个部门的数据报表,并且对这些报表进行全面细致的分析,从而为政府的工作人员在制定相关的规章政策时提供一定的数据支持。

12.1.4 医养结合智能系统发展历程

医养结合智能系统是在国家医养结合政策的不断推动下发展起来的,要讨论医养结合智能系统的发展历程,就离不开我国医养结合的政策。

医养结合政策的萌芽产生于 2011 年。2011 年 12 月,国务院办公厅印发了《社会养老服务体系建设规划(2011—2015 年)》,提出"社会养老服务体系建设应以居家为基础、社区为依托、机构为支撑,着眼于老年人的实际需求,优先保障孤老优抚对象及低收入的高龄、独居、失能等困难老年人的服务需求,兼顾全体老年人改善和提高养老服务条件的要求"[2]。这一政策虽然还没有明确地提出医养结合的概念,但是老年人的康复护理需求已经引起了国家的重视,关于老年人如何更好地养老的思考已经开始不断迸发。但这时还没有提出医养结合的理念,故也没有产生医养结合智能系统。

2013 年 9 月,国务院印发《关于加快发展养老服务业的若干意见》,正式将"积极推进医疗卫生与养老服务相结合"列为加快发展养老服务业的六个主要任务之一,其中明确指出"要探索医疗机构与养老机构合作新模式,医疗机构、社区卫生服务机构应当为老年人建立健康档案,建立社区医院与老年人家庭医疗契约服务关系,开展上门诊视、健康查体、保健咨询等服务,加快推进面向养老机构的远程医疗服务试点。医疗机构应当为老年人就医提供优先优惠服务。"该政策是我国医养结合政策的起点,是我国养老服务业上的一个里程碑,但仅提出要将医疗机构和养老机构进行合作,并没有将医养结合作为一个全新的专有名词进行阐述说明。

2015 年 3 月,国务院办公厅印发了《全国医疗卫生服务体系规划纲要(2015—2020年)》,该文件正式明确了医养结合的概念,并将其作为一个小标题详细阐述了医疗机构和养老机构合作的重要性。2015 年 11 月,国务院办公厅转发了民政部等八个部门联合发布的《关于推进医疗卫生与养老服务相结合的指导意见》，要求全面部署进一步推进医疗卫生与养老服务相结合，还明确了这一结合所需要完成的五个重点任务。这一文件对医养结合的许多概念进行了明确，是医养结合发展中的又一个重要的里程碑。从此之后，医养结合这一概念就开始被频频提起，但此时只是刚出现了医养结合概念，后续发展以政策方面的改进和推动为主，并没有涉及医养结合智能系统。

2016年以来，医养结合的相关政策开始从宏观设计不断向具体实施途径转变，有《2016年卫生计生委工作要点》《医养结合重点任务分工方案》《"十三五"卫生与健康规划》《健康中国行动（2019—2030年）》等文件将医养结合这一高远的目标落到实处、落到实地。医养结合开始慢慢地被大家所熟知，营养工作、医联体建设、慢病防治等工作也被引入到医养结合服务中去，相关的文件内容越来越精准，相关的手续也越来越细化，这时候以医养结合为目标的医养结合智能系统也慢慢地开始蓬勃发展。

在历年的政策推动下，医养结合智能系统的开发目标也在不断发生改变。随着近年来现代互联网和智能电子产品的普及，医养结合智能系统增加了更多的功能，并对各个环节进行了优化，慢慢地成为将健康档案、预约管理、家庭医生管理、药品管理、护理管理、费用管理、人事管理、仓库管理、老人银行、接待管理、变更记录、统计查询、健康管理、智能呼叫、基础管理等综合管理归为一体的信息化管理系统。

12.2　医养结合智能系统主要功能及应用

12.2.1　远程问诊

远程问诊的关键在于两个方面，分别是远程和问诊。远程目前而言指代的是网络信息平台等现代通信工具，这种工具具备快速准确的特点，即使身处远程仍可充当交流媒介；问诊是医院医生的一种工作手段，主要包括为患者进行病历分析、病情诊断，再根据诊断出的病情确定治疗方案。远程问诊是指利用现代通信工具实现医生和患者的远程沟通，这种方式可以打破地域限制，是一种方便的新型问诊方式。

远程问诊拥有很多优势，比如，在恰当的场所和家庭医疗保健中可以极大地降低患者的出行时间成本和经济成本；通过将照片传送到关键的医务中心可以对偏远地区的紧急医疗服务资源进行良好的管理和分配；可以使医生突破地域限制，将患者的病历和诊疗有关的图像进行共享，促进临床研究的进一步发展；还可以给偏远地区的医务人员提供更好的医学教育。

借助医养结合智能系统，医生可以在数据库中查找到该患者的基本信息，利用自己的专业知识和医疗辅助系统的指导，通过手术药物治疗等医学手段和日常饮食活动等养护手段从两个方面对患者进行远程康复指导。

12.2.2　健康风险评估和健康方案制定

健康风险评估主要是用于描述和评估某个个体在未来发生某种特定疾病或者因为某种特定疾病而死亡的可能性。这种评估的目的在于估计有关患者健康的事件在特定时间内发生的可能性,并不是要做出明确的诊断。简单来说,健康风险评估是对个人的健康状况及未来身患疾病或死亡风险的一种量化评估方式,主要包括健康状态、未来患病或死亡风险、量化评估。

健康方案是医疗保健行业为了提高就诊质量、预防与减少疾病发生、延缓病情进展、增加治疗效果、控制医疗成本、减轻相关机构和人员医疗开支而为个人和社会团体制定的健康管理服务计划。该计划具备良好的执行性和明显的成效性,并且具备规范化和个性化的特点,通过实施健康计划,可以达到及时干预病情、降低医疗费用、有效预防疾病、增强健康意识、促进健康恢复、提高生活质量等效果。

通过健康风险评估和健康方案制定,可以帮助个体全面了解健康危险因素,并鼓励和帮助人们对不健康的行为进行修正,还可以制定个性化的健康干预措施,对干预措施的有效性进行评价。

医养结合智能系统中的健康风险评估模块一般采用哈夫模型、回归模型等计算模型来评估患者目前存在的健康风险,并预测未来一段时间内身患某种慢性疾病的概率。医生可以以此为依据,为患者制定阶段性的管理目标、措施和计划,以防止疾病发生或进一步发展,具体包括饮食指导计划、运动指导计划、用药计划等[3]。

12.2.3　辅助慢性病管理

慢性病起病隐匿、不构成传染、病程长、病因复杂,并且具有长期积累形成疾病形态损害的特点,大多情况下会对脑、肾及心等重要脏器造成较大损害,容易影响患者的劳动能力和生活质量,并且医疗费用昂贵,容易增加社会和家庭的经济负担。

慢性病管理是一种医学行为及过程,主要是对慢性病及其风险因素进行连续监测、定期检测、评估与综合干预管理,具体过程包括慢性病管理效果评估、慢性病人群的综合管理、预警与综合干预、慢性病风险预测和慢性病早期筛查等。

对慢性病管理的管理者而言,慢性病管理是对慢性病人和高危人群进行膳食、健康心理、行为习惯等多方面管理和干预,以及向其宣传正确的慢病管理理念、技能、知识等。但慢性病大部分情况下是由生活方式不当引起的,患者不能仅仅依靠管理能力受限的医生,还要进行自我管理,形成"我的健康我负责"的意识。在大多数情况下,医生只起到教育和指引的作用。

借助医养结合智能系统,医生可以在数据库中查找到该患者的基本信息和所有记录的检查信息,明确慢性病管理对象,从而进一步在医疗辅助系统的指导下,利用自己的专业知识,采用对应的方法对患者进行有效的针对性管理,主要体现在生物医学的监测、用药和监督患者执行医嘱等方面。

12.2.4 健康教育

健康教育是一种有计划、有组织、有系统的社会教育活动,旨在让人们自觉地采纳有益于健康的行为和生活方式,减轻或消除影响健康的危险因素,预防疾病,促进身体健康,提高个人生活质量。健康教育可以使人们养成良好的卫生习惯,预防非正常死亡、疾病和残疾的发生,还可以增强人们的教育理念,从而理解、支持和倡导国家的健康政策,一同构建社会的健康环境。

医养结合智能系统能够根据区域、年龄、职业等具体标签对人群进行筛选,并提供对应的图文报表。医护人员在对特定人群进行健康教育时,可以根据系统提供的人群标签采取不同的方法。

12.2.5 饮食和用药指导

饮食指导是指在营养与健康学科知识的基础上,结合患者自身情况而制定的符合我国居民营养健康状况和基本需求的膳食指导建议。

用药指导是医生对医药学知识进行综合运用,向患者说明足量、按疗程、按时地使用药物对疾病治愈的重要性,并解释用药过程中可能会出现的一些不良反应及相应的应对措施,科学地指导患者如何正确合理地使用药品。

借助医养结合智能系统,医生可以在数据库中查找到患者的基本信息和所有记录的检查信息,进一步在医疗辅助系统的指导下采用对应的方法对患者的饮食和用药进行规范。

12.2.6 社区看护

社区看护将公共卫生学及护理学的知识与技能结合,既强调疾病的预防,又强调疾病的护理。它借助有组织的社会力量,以社区为基础,以人群为服务对象,为个人、家庭及社区提供服务,以达到促进健康、维护健康的目的。

社区看护的核心是维护和提高健康,重点是预防疾病。其面向社区全体人群,不仅包括患病人群,也包括健康人群。

在社区看护领域,大部分老人会配备一个智能终端设备,该设备可以连接各类不同的传感器,从中可以读取老人的身体数据,比如心率、呼吸、血压等,然后会将相关数据通过串口或者是无线连接的方式传送到远程的服务器端。医护人员可以远程查看、分析数据,家属也可以通过手机 app 等移动应用程序查看老人的健康数据和对应的健康分析报告。

借助医养结合智能系统和医院有相关合作的社会力量,可以在数据库中查找到该社区所有人员的基本信息和所有记录的检查信息,进一步以社区为基础为社区内的人群提供服务。

12.3 医养结合智能系统关键技术

12.3.1 老年人综合评估与慢性病风险评估

医养结合智能系统通过老年人综合评估技术和慢性病风险评估技术对老年群体的身体健康进行评估和风险预测。

老年综合评估(comprehensive geriatric assessment,CGA)是一个多维度、多学科的诊断过程,用于判定功能受损和虚弱的老年受试者的临床病况、病理风险、残留技能、短期和长期预后并制定个性化的治疗和护理计划。CGA 的有效性会受到 CGA 执行单位和年老体弱患者个人身体状况的影响。数十年来,CGA 和护理质量一直是巨大的挑战。从改善护理质量和减少住院事件发生的角度来看,大多数老年受试者都可以从 CGA 中受益。

老年综合评估是现代老年病护理的基石之一,于 20 世纪 30 年代末首次在英国使用,对体弱的老年人进行医疗、社会、功能或心理层面的全面评估。1988 年,CGA 被定义为一个多学科的诊断过程,在这个过程中发现、描述并解释老年人的多种问题,并制定一个可协调的护理计划。另外,由社区卫生工作者进行检查评估来确定老年人的问题,并由一个受过老年医学培训且有经验的多学科小组对这些问题进行诊断评估和管理。一项研究正在探索 CGA 方案在急诊科、老年矫形医学部门及癌症和认知障碍患者中的临床实用性[4]。长期护理(long term care,LTC)是指帮助满足慢性病或残疾患者的医疗和非医疗需求的各种服务。

CGA 有时也称为老年评估和管理。尽管老年综合评估程序中评估的具体标准尚未达成一致,但 CGA 的主要组成部分包括机能状态、活动能力、步速、认知能力、情绪状态、经济状况、营养状况、合并症和多重用药、老年综合征(神志失常、尿失禁、视力或听力障碍)的等级量表、特定疾病的等级量表(步态功能障碍、帕金森病和阿尔茨海默病)、护理目标和高级护理计划。CGA 使用老年医学量表和测试来编制一份健康问题清单,然后用它开发个性化的老年医学干预计划。大多数 CGA 都采用跨学科团队方法来评估患者、解释结果并汇集专业知识以实现共同目标。通常 CGA 依赖于一个核心团队,包括一名医生(通常是老年病医生)、一名护士和一名社会工作者。有时由物理和职业治疗师、营养学家、药剂师、精神病学家、心理学家、牙医、听力学家、足科医生和眼科医生组成的扩展团队可以参加基础评估，也可以将其作为顾问。

美国政府推出居民评估工具（resident assessment instrument，RAI）来进行老年综合评估，要求在进入养老机构后定期接受入院治疗。interRAI 是一个由 30 多个国家的研究人员和临床医生组成的非营利协作网络，致力于通过开发、评价和实施综合评估工具，改善对残疾人或疑难杂症人群的护理。每个 interRAI 工具都是为特定人群开发的，通过 interRAI 网络形成一个综合的卫生信息系统，共享一种共同的语言，从而在各种工具之间保证了临床概念的一致性。每个 interRAI 工具由项目、结果度量、评估协议、案例混合算法和质量指标组成，并经过严格测试以确定其可靠性和有效性。interRAI 工具能够检测居民的需求和潜在风险，为个性化护理计划和监测提供信息。

此外，老年综合评估工具还有很多，有美国老年人资源与服务多维功能评估问卷（older multidimensional functional assessment questionnaire，OMFAQ）和老年评估系统标准（EASY-Care Standard）等。OMFAQ 是一种出现时间较早的综合评估问卷，在我国常用于调查社区老年人的健康问题，并进行影响因素分析，但 OMFAQ 的要求问题较多，需要消耗较长的时间，EASY-Care Standard 则解决了这一难题。针对特殊老年人群的综合评估工具有血液学老年评估工具（geriatric assessment in hematology，GAH）、长期照护老年人综合评估工具（a long term care comprehensive geriatric assessment，LTCCGA）等。GAH 主要用于评估部分恶性血液病老年患者；LTCCGA 则主要用于评估需要长期照护的老年人，不仅可以明确老年人的照护需求，还可帮助医护人员做出照护决策。此外，还有简明老年综合评估（abbreviated comprehensive geriatric assessment，aCGA）、虚弱老年人筛查（the vulnerable elders survey13，VES13）、老年评估 8 项（the Geriatric 8，G8）、韩国老年肿瘤研究组评分（the korean cancer study group geriatric score 7，KG7）等。

另外，美国针对缺乏老年病学专家和循证医学专家的问题开发了基于遗传算法的快速筛查工具，以提高养老院医生识别和治疗老年综合征的能力。日本开发了 Kihon 指数来应对这个问题；法国研究了 Gerontopole 筛选工具；美国还开发了快速老年评估（rapid geriatric assessment，RGA）以作为医疗保险健康检查的一部分。目前，RGA 已经成功地应用于 1 500 多名老年人，表明简单的运动方案和营养干预可以改善骨骼肌减少和认知退化。

最近的另一项研究探讨了养老院居民使用 6 英寸平板和 3.7 英寸移动智能手机两种不同移动设备进行自我老年综合评估的能力[5]，这两种移动设备都经过优化，其中92.9％的参与者能够使用 6 英寸平板完成评估，有 20％的参与者能够使用 3.7 英寸移动智能手机完成评估。这项探索性研究表明，养老院居民可以使用移动设备进行健康状况的自我评估。

慢性非传染性疾病俗称慢性病,涉及多个系统,如心脑血管系统、内分泌系统、消化系统、呼吸系统等,最典型的有动脉硬化、糖尿病、高血压、椎间盘突出、骨质疏松症等,具有起病隐匿、病程较长的特点。慢性病风险评估技术首先收集健康风险因素集(包含生物医学指标、心理健康指标和社会生活指标),并根据这些指标构建慢性病风险评估模型,用于研究慢性病风险因素和发病率及死亡率之间的数量的依赖性与规律性。以下将从慢性病风险因素筛选、风险评估模型构建以及模型质量评估三个方面对慢性病风险评估的相关技术、方法和内容进行探讨。

(1)慢性病风险因素筛选。慢性病患病风险评估首先需要选择风险因素。由于慢性病的发生、发展与生物遗传、生活习惯、社会心理等因素密切相关,因此风险因素的选择应该综合考虑。大多数慢性病的风险因素获取是基于队列研究得到的,这是由于队列研究能够将患病时间因素纳入慢性病风险因素研究。

(2)风险评估模型构建。慢性病风险评估模型构建一般分为两种,即基于统计学模型的风险评估和基于人工智能方法的风险评估。在基于统计学模型的风险评估中,最常见的风险因素对疾病发生影响的分析方法是多元线性回归和多元逻辑斯谛(logistic)回归等回归模型。在确定潜在风险因素和患病情况后,统计模型中的回归系数体现了风险因素与患病情况的关联强度,当前危险因素状况对个体慢性病患病风险的影响强度也随着回归系数的确定而确定。例如,评估个体心血管疾病患病风险评估模型"Framingham Risk Score"[6]和乳腺癌患病风险评估模型"Breast Cancer Risk Assessment Tool(Gail model)"[7]。基于人工智能方法的风险评估一般使用神经网络或支持向量机等人工智能方法,基于先验知识构建模型,并将风险因素变量代入预测模型,从而对当前风险因素状况可能对个体健康带来的影响程度进行预测。

(3)慢病风险评估模型的质量评估。常用的质量评估方法有标度评估(calibration assessment)、全局模型拟合评估(global model fitness)、ROC 曲线等。

未来慢病风险评估应遵循循证医学的思想,充分发挥公共卫生大数据优势,注重多种风险因素联合作用的影响,也要考虑到慢性病患病风险预测可能涉及的伦理学问题。

12.3.2 适老化人机交互技术

老年人面对新的科技产品与服务时,由于个人特征的影响,以及产品研发过程中对适老化设计考虑的不足,使得老年人在使用新科技产品及服务时存在诸多困难。随着智慧养老产业的发展,越来越多的企业针对老年用户开展用户研究,各类以老年用户为中心的智慧健康养老产品被研发并推广应用。适老化人机交互技术也被广泛地运用到智慧健康养老产品中,该技术从老年用户个体出发,充分考虑老年用户的生理、心理特征,科学系统地探索人机交互适老化创新研究思路和设计方法,满足老年用户多种复杂的个性使用场景。

人机交互指的是用户与产品服务系统之间的交互,例如图像交互、自然交互(语音交互和触摸手势交互),以及基于情感计算、情境感知技术的自适应交互等,在智慧健康养老产品中均有应用。这就需要通过大量的实验和老人用户行为习惯的研究来准确获取用户的需求,可以从以下几个方面进行探索。

1) 图像交互适老化

图像交互是适老化的重要组成部分,图像能明确表示内容、性质、方向、原则及形象,主要由文字、图形、记号、符号、形态等构成。养老产品中的图像设计应结合老年群体视力下降、视觉感知能力弱等特点,做到简洁、易辨认,并使关键信息能够引起老年用户的注意。

2) 强化对比,看清信息

在适老化设计中,需要注意界面中的信息与背景的对比度是否足以让老年人清楚识别,这涉及对色域跨度的调整。例如,在颜色选择上,需要保证界面中的信息与其背景间的色域跨度至少为5,才能足以让老年人看清信息。

3) 传达共识,看懂内容

在让老年人能够看清界面中的信息之后,设计还需要有更清晰的表意信息,让他们能够看懂,其中的关键在于这些信息是否能够"传达共识"。在设计中想要"传达共识",需要尽量用纯文字或图文的形式表达,避免图形标识的单独出现。除了给图标加上文字,在图标本身的设计上也可以进行适当调整,可以结合年代、群体环境的因素,让图形表现形式是老龄年代惯用的和日常生活中固有的内容,让老年人也能轻松领会到图形所表达的含义。

4) 联系认知,找到点击区

在适老化界面中,需要导入更多能够联系生活经验的认知锚点,帮助老年人顺利在界面中找到点击区域。比如将界面中可点击的区域强化投影或高光,帮助老年人联系生活中对物理按钮的认知。除此之外,还需要把一些会对点击认知产生干扰的内容进行弱化,保证视觉重心最终落在可点击区域上。

5) 行为指引,完成点击

在适老化设计中,还可以运用潜意识作为界面中的隐形向导,帮助老年人顺利完成目标行为。比如在按钮的文案中包含行为动作、结果去向的内容,同时对一些非明确的可点击区域加上行为按钮,发挥潜意识的隐形引导作用,帮助老年人顺利地完成目标行为。

6) 语音交互适老化

"说"和"听"作为人机交互过程中最自然的交流方式之一,智能语音技术作为其体现,发展至今已在各类智能终端上得到应用。日常的人机交互可以简单地分为两个过程,一是我们向系统发出指令,二是系统向我们反馈结果。从"向系统发出指令"的角度看,语音指令是通过"说"出想要让系统完成的事项,再让计算机系统理解并执行。对老年人而言,相比于学会在狭小的屏幕上操作交互逻辑较复杂的智能终端 app 而言,语音指令让老年人可以更直接、简单地"说出自己的需求"来方便地获得相应的服务。从"系统向我们反馈结果"的角度看,语音技术也能为老年人提供一种更自然的接收信息方式。运用语音合成技术,将智能终端上原本需要阅读的信息通过语音播报的方式输出给视力衰退的老年群体,让老年群体用"听"替代"看"。"声纹识别"是一种通过语音来识别说话人身份的技术。声纹识别技术的基本原理是由于发声器官和结构的不同,所以任意两个人的声音在声纹图谱上都有着极大的区别。印尼有着全球首个大规模应用声纹识别的国家级社保机构,通过应用智能声纹识别技术,让退休老年人在领取养老金的过程中,可以足不出户地通过自己的语音远程完成身份认证与生存验证。

7) 多维度同步交互

老年用户进行图像交互时容易由于视力下降、反应速度下降等问题无法及时、正确地进行识别和反馈。以此为背景,自然交互在智慧养老产品中得到了广泛应用,如通过可穿戴式生理测量设备实时采集老年用户在交互过程中产生的生理数据,但生理信号容易受到外界环境等无关因素的影响。因此,在针对老年用户设计智慧健康养老产品的人机交互方式时,单一维度的交互方式往往不够客观准确。多维度同步交互是指在分析智慧健康养老产品的可用性时,通过采用脑电测量技术和心电、皮电、眼动测量技术,结合对老年人动作事件和面部表情行为的分析,在同一时间段同步记录多个参数数据,并根据不同的交互目标设计相关计算参数,以进行多个维度数据协同验证。这一方法能够挖掘老年用户隐性需求,从而获得更加客观准确的结论。

12.4 案例分析

12.4.1 浙江老年关怀医院

浙江老年关怀医院(杭州市拱墅区中医医院、拱宸桥街道社区卫生服务中心)成立于 1995 年,是浙江省首家集医疗、中医康复、护理为一体的三级乙等中医老年病专科医院。医院以"以医养老、医养结合"的理念,突破了传统医疗和养老分离的状态,集医疗、护理、康复和基础养老设施、生活照料程度、无障碍活动范围为一体,为老年人提供各类专业的医疗服务,并配有专业的疾病康复训练师和心理咨询师。医院为收治的脑卒中、阿尔茨海默病、癌症晚期、高龄卧床不起、生活失去自理能力的老年患者提供全天 24 小时的生活护理照料,在治疗上利用中医药特色优势,开展了中药、针灸、肢体康复训练等项目,形成了中医药康复特色。

医院在服务范围内建立了"自主检测+上门诊断+智能诊疗"三位一体的智慧医疗室,配备健康一体机、康复训练等医疗设备,老年人可在健康一体机上自助式完成身高体重、血压心电、脂肪血氧等20余项检测,并在体检完成后通过智能手机随时在线查询电子健康档案内容。同时,医护人员还可将云平台与大数据相结合,掌握老年人的各项检测数据的动态变化,通过云端医学模型进行指标分析和结果评估,及时识别病情隐患。对于行动不便的老年人,该智慧医疗室还配备了便携式智检箱,由医护人员直接上门进行检测服务及医疗服务。

12.4.2 老年健康干预与管理技术

随着新兴信息技术的发展,远程医疗、物联网、云计算等技术突破了时间、空间、人力的限制,促使传统健康管理与现代技术更为紧密地结合,凸显了"智能化"的广阔内涵。老年健康干预与管理的发展将有助于满足现实医疗资源缺口下,我国加速老龄化带来的巨大健康需求,改善医疗照护服务的高经济负荷,同时顺应自主养老模式,有助于实现健康养老、就地养老。随着智能产品的普及,老年人逐渐提高了对智能产品的接受度,使得健康干预与管理技术在老年健康服务领域发挥其广泛作用有了更多的可能性。

智能健康管理在老年健康管理领域中主要应用于远程监测、健康信息互联、慢性疾病管理、心理评估、生活方式改进和健康教育等[8],其中,慢性疾病管理、心理评估、生活方式改进和健康教育在12.2节和12.3节已有详细描述,以下将重点介绍智能健康管理在远程监测和健康信息互联方面的应用。

1) 远程监测

近年来,可穿戴设备的开发充分利用了无线传感器的特性,实时收集连续、完整的健康信息。如通过智能手环、戒指、项链、耳环、皮带扣、智能背心、T恤、鞋等来监测血压、心率、脉搏、体温、血氧饱和度、皮肤电反应、步态等。除了普通的生理、环境监测外,一些监测设备还可以识别食物种类、估算饮食量和营养;实时摄录,量化分析每日、每周运动和坐位时的活动;准确定位地理位置,监测、报警跌倒情况,尤其适用于患阿尔茨海默病和有跌倒风险的老年人。这些监测设备可通过蓝牙、Wi-Fi、Zigbee-GPRS无线传输网络将监测数据传输至远端服务器或软件客户端,医护人员可以及时为用户提供反馈和建议。

2) 健康信息互联

个人健康档案(personal health record,PHR)被认为是提高个体健康行为和健康结局的重要工具,有利于用户动态掌握自己的健康状况。用户可通过网站、软件、手机应用程序或监测设备等来传输、管理、维护自己及家人的健康档案,并可自行决定档案信息是否向第三方开放。除了老年人自身外,照护者可充分利用网络平台,授权自己信任的医护人员,共同管理老人的健康。

12.4.3　医养结合智能康养系统

在国家政策的支持和引导下,目前多家公司都研发了自己的医养结合智能康养系统,并与多家医院和养老机构合作投入运营,在一定程度上有效地减轻了我国医疗工作的压力。医养结合智能康养系统通过对接适老化智能终端、智能健康检测设备,打造集医、康、养、护为一体的管理系统,助力养老机构从单纯的生活照料转变为积极为老年人提供治疗期住院、康复期护理、稳定期生活照料及临终关怀一体化的健康和养老服务,解决老年人的健康养老问题。通过云平台、机构移动端 app、微信公众号等实现数据互通,便捷化操作,避免数据重复记录,提高机构人员工作效率,同时对机构运营数据进行实时统计,对接至民政系统,广泛应用于医养结合机构、养老机构、护理院、颐养中心、居家养老等机构。

医养结合智能康养系统由智能康养互联产品作为服务的"前端"和智慧养老数字平台作为的"后端"组成,是一种智能产品服务系统。通过医养结合智能康养系统,建立健康档案,并有效连接医院、养老服务机构、照护队伍等服务资源,通过精准分析康复服务需求,为失能、失智老人分类开展医疗康复、阿尔茨海默病早期非药物干预、居家上门和家庭支持等服务。

智能康养互联产品以老年用户为中心来设计产品的组成要素,通过内置各类传感器、处理器和软件,以实现与用户与环境的互通互联。同时,通过在老人用户家中安装各种类智能互联产品,为老人提供全天 24 小时无间断服务,如智能家居产品、健康管理类可穿戴设备、便携式健康监测设备、自助式健康检测设备、智能养老监护设备等,还可以配备专门的养老服务机器人,提供护理、陪伴、康复等服务。

智慧养老数字平台基于人工智能、知识图谱等技术,针对老年人的生活照料需求、慢性病管理需求、居家健康养老保健需求等为老年用户和相关用户提供服务。智慧养老数字平台功能涵盖健康档案管理、生命体征监测与预警、康养指导与辅助实施、室内环境调节与控制、室内事故预警与干预等功能。

健康档案管理功能提供智能化健康档案的存储、检索等服务,为养老服务机构系统掌握康养服务对象的身体健康情况并制定康养计划提供基础。生命体征监测与预警功能通过可穿戴设备实时监测康养服务对象的生命体征数据,出现异常情况时及时提醒医生采取应急措施。康养指导与辅助实施功能针对性地制定康养计划,并通过可穿戴设备的文字显示和振动等方式提醒并指导康养服务对象进行康养活动和作息。室内环境调节与控制功能根据服务对象的健康档案信息和生命体征数据,联动智能家居互联产品对环境温度、湿度等进行调节。室内事故预警与干预功能对具有安全隐患的设施和设备进行监测控制,在其工作发生异常时能够发出警报,提醒康养服务对象及时处理并通过物联网及时干预。

医养结合智能康养系统以信息化等手段提升服务管理水平,有效提高照护人员的工作效率、实现老年群体的个性化指导、降低机构运营成本、增强患者黏性,促进政务监管、机构、居家和社区养老服务相互衔接,实现智慧化、多样化的发展,赋予养老产业前进动力,达到疾病防变的目的,减轻社会和家庭负担,增强老年人自我养老的能力,有效减少国家医保支出、提高有限的养老资源利用率。

12.5　小结

医养结合智能系统是将智能化系统应用到医学及养老方面,主要依托基础医疗手段,将现代信息技术作为平台,应用智能物联技术、人工智能技术和相关的先进设备,并融入集成化模块设计理念,对智能监护、智能医养客房、智能问诊、智能护理等模块进行整体架构,从而形成了颠覆传统医养工作理念的模型化系统。

医养结合智能系统是一个将各个模块集成化的平台,用于解决医养结合政策落实的实际问题,从目前国家的医养结合政策中可以看出,目前的医养结合还面临着许多问题,比如社区医疗的水平比较低,具备较高专业技术的人员数量不足,部分护理人员对进行服务时所需要的流程不熟悉,医疗资源的配置相对而言不合理,以及部分护理人员的理念单一等,这些都是落实医养结合政策过程中急需解决的问题,也是医养结合智能系统接下来的优化方向。除此之外,医学信息学技术上的革新也会给医养结合智能系统带来全新的变化,让医养结合智能系统发挥更大的作用,进一步推动养老行业的发展。

参考文献

[1] 李琳,宁伟东,赵兴艳.牡丹江市360医养智能系统研讨[J].黑龙江科学,2019,10(6):160-161.
[2] 张涛,张华玲,褚湜婧,等.我国医养结合政策发展历程分析[J].中国医院,2018,22(6):35-38.
[3] 李晴辉.健康风险评估系统的实现与应用[J].中国数字医学,2013,8(11):25-27.
[4] NGANDU T, LEHTISALO J, SOLOMON A, et al. A 2 year multidomain intervention of diet, exercise, cognitive training, and vascular risk monitoring versus control to prevent cognitive decline in at-risk elderly people (FINGER): a randomised controlled trial[J]. Lancet, 2015, 385(9984): 2255-2263.
[5] PANZA F, SOLFRIZZI V, LOZUPONE M, et al. An old challenge with new promises: a systematic review on comprehensive geriatric assessment in long-term care facilities [J].

Rejuvenation Res，2018，21(1)：3-14.

［6］REDDY R，MAHENDRA J，GURUMURTHY P，et al. Identification of predictable biomarkers in conjunction to Framingham risk score to predict the risk for cardiovascular disease (CVD) in non cardiac subjects［J］. J Clin Diagnostic Res，2015，9(2)：23-27.

［7］VARGAS A C，SILVA L D，LAKHANI S R. The contribution of breast cancer pathology to statistical models to predict mutation risk in BRCA carriers［J］. Fam Cancer，2010，9(4)：545-553.

［8］高晨晨，周兰姝. 智能健康管理在老年健康管理领域的研究进展和启示［J］. 护理研究，2016，30(11)：1281-1284.

索　引